BEITRÄGE ZUR KLINISCHEN PSYCHOLOGIE

DEPRESSIVES VERHALTEN

NICOLAS HOFFMANN

DEPRESSIVES VERHALTEN

Psychologische Modelle der Ätiologie und der Therapie

unter Mitarbeit von

Michael Frese, Jane Hartmann-Zeilberger, Sabine Kaul,
Frank Rainer Krüger, Michael Linden, Wolfgang Schädrich,
Ursula Schiller, Rosi Schöfthaler-Rühl, Elisabeth Weiss

OTTO MÜLLER VERLAG SALZBURG

Herausgegeben von
MEINRAD PERREZ

ISBN 3-7013-0535-8

Umschlaggestaltung: L. Staudacher
Gesamtherstellung: Welsermühl, Wels

VORWORT

Die psychologische Forschung beschäftigt sich seit einigen Jahren in zunehmendem Maße mit dem Thema Depression. Der außerordentlich gravierende Charakter der Störung sowie ihre Häufigkeit, die neueren Schätzungen zufolge noch ansteigen soll, lassen jede Anstrengung gerechtfertigt erscheinen, die verspricht, nützliche Mittel zur Prävention und Therapie zu liefern. Psychologen wie Ferster, Lewinsohn und Seligman haben die ersten Versuche empirisch begründeter Modelle zur Entstehung von depressivem Verhalten geliefert. Sie gehen alle von der Grundannahme aus, daß Depression, psychologisch betrachtet, als ein komplexes Muster von Verhaltensweisen anzusehen ist, die, wie andere Verhaltensweisen auch, durch das Zusammenwirken vergangener und gegenwärtiger Faktoren zustande kommen, die sowohl innerhalb als außerhalb des Organismus lokalisierbar sind.

Sowohl Momente aus der Entwicklungsgeschichte als auch gegenwärtige Organismus- und Umweltbedingungen sind den diversen Modellen zufolge für die Entstehung depressiven Verhaltens von Bedeutung. Daß von diversen Modellen die Rede ist, zeigt, daß es noch keine einheitlichen Vorstellungen auf psychologischer Basis von der Entstehung depressiver Zustände gibt. Dies ist angesichts der Tatsache, daß man erst seit wenigen Jahren damit begonnen hat, das Problem Depression systematisch zu erforschen, nicht weiter verwunderlich; jedoch zeichnen sich in der Weiterentwicklung einzelner Modelle schon deutlich Konvergenzen ab.

Auch die psychologische Therapie, die sich als ein Versuch versteht, die Ergebnisse der Grundlagenforschung systematisch zu therapeutischen Zwecken anzuwenden, hat ermutigende Ansätze in der Depressionstherapie zu verzeichnen. Da aber exakt kontrollierte Effektivitätsnachweise an klinischen Patientengruppen weitgehend noch fehlen und diese Art von Therapie einen relativ großen Zeitaufwand erfordert, kann ihre zukünftige Bedeutung für die tägliche Praxis, besonders unter Berücksichtigung ökonomischer Gesichtspunkte, schwer abgeschätzt werden. Interdisziplinäre Forschung wird klären müssen, ob und auf welche Art und Weise, etwa im Rahmen von Gesamttherapieplänen, Somatotherapie und Psychotherapie sinnvoll kombiniert werden können.

Die Autorengruppe, die für die Beiträge dieses Buches verantwortlich zeichnet, besteht aus Psychologen, die im Rahmen ihrer klinischen Tätigkeit am Institut für Psychologie der Freien Universität Berlin mit dem Problem Depression konfrontiert wurden.

Um einen brauchbaren Therapieansatz zu entwickeln, haben sie die wichtige einschlägige Literatur gesichtet, z. T. neu geordnet und durch eigene Vorstellungen ergänzt. Es schien ihnen nützlich, die Ergebnisse dieser Arbeit interessierten Kreisen vorzulegen.

Berlin, im Oktober 1975 *Nicolas Hoffmann*

VORWORT ZUR 2. AUFLAGE

Seit dem Erscheinen der ersten Auflage dieses Buches hat sich das Interesse an den psychologischen Depressionsmodellen und den daraus abgeleiteten Therapieansätzen verstärkt.

Auch von psychiatrischer Seite werden aus dem Bereich der Psychologie stammende Überlegungen zu dem Thema in zunehmendem Maße berücksichtigt. So schreibt Pohlmeier, daß in den nächsten Jahren den Ergebnissen der experimentellen und lerntheoretisch orientierten Psychologie zu den Problemen der Depression wachsende Aufmerksamkeit zu schenken sei, und Tellenbach bezeichnet die therapeutischen Empfehlungen, die wir vorgestellt haben, als sehr akzeptabel.

Die Ergebnisse und mehr grundsätzliche Überlegungen, über die in den verschiedenen Kapiteln dieses Buches berichtet wird, haben ihre Gültigkeit behalten. Seit dem Erscheinen der ersten Auflage sind keine wesentlichen theoretischen Neuerungen zu verzeichnen, so daß wir es für vertretbar halten, die zweite Auflage unverändert, abgesehen von einigen Detailkorrekturen, herauszugeben.

Über neue Überlegungen, die sich zu einem besonderen Thema, dem der Analyse depressionsfördernder Lebensbedingungen, aus den rezenten Entwicklungen der psychologischen Forschung ergeben, berichten die Autoren in einer gesonderten Publikation, die unter dem Titel »Depression und Umwelt« in der Reihe »Beiträge zur klinischen Psychologie« demnächst erscheinen wird.

Berlin, im August 1978 *Nicolas Hoffmann*

I

DEPRESSIVES VERHALTEN UND UMWELTBEDINGUNGEN

NICOLAS HOFFMANN UND URSULA SCHILLER

1. Einleitung

In seinem schon 1956 erschienenen Artikel »Was ist psychotisches Verhalten?« vertritt Skinner die Ansicht, »... daß psychotisches Verhalten, wie jedes andere Verhalten auch, zu den beobachtbaren Ereignissen gehört, auf die die wirkungsvollen Methoden der Naturwissenschaften anwendbar sind, und daß diese Methoden eine adäquate Erklärung für diese Phänomene liefern werden« (Skinner 1967, S. 337, eigene Übersetzung).

Der damit erhobene Anspruch, psychopathologische Erscheinungen beim Menschen mit derselben rigorosen Methodik angehen zu wollen, die die behavioristische Psychologie im Laboratorium zur Analyse des Verhaltens subhumaner Organismen entwickelt hat, hat natürlich, wie auch Skinner im selben Artikel ausdrücklich betont, mehr den Charakter einer programmatischen Forderung als den einer in absehbaren Zeit realisierbaren Möglichkeit.

Dennoch haben gerade in den letzten Jahrzehnten einige auf den Methoden und Ergebnissen der Experimentalpsychologie, vornehmlich der Lern- oder Verhaltenstheorie, basierende Ansätze der Erforschung der Ursachen psychopathologischer Erscheinungen wertvolle Impulse gegeben (Wolpe, 1958; Ullmann u. Krasner, 1969) und zur Entwicklung einer Reihe von therapeutischen Strategien beigetragen (man faßt sie üblicherweise unter der Bezeichnung »Verhaltenstherapie« oder »Verhaltensmodifikation« zusammen), die sich zweifellos praktisch bewährt haben (Rachman, 1971; Ullmann u. Krasner, 1965).

Bevor wir uns in den nächsten Kapiteln dem Problem des depressiven Verhaltens aus psychologischer Sicht zuwenden, wird es notwendig sein, einige Probleme zu diskutieren, die sich gerade beim Thema Depression aus den Grundannahmen der verhaltenstheoretischen Betrachtungsweise ergeben.

Ihre zentrale Annahme ist, daß neurotisches oder psychotisches Verhalten ein Verhalten ist, das nach denselben Gesetzmäßigkeiten entsteht oder aufrechterhalten wird wie anderes Verhalten auch; dabei wird im Rahmen eines sozialpsychologischen Modells von psychischen Störungen (für eine ausführliche Darstellung siehe Ullmann u. Krasner, 1969), im Gegensatz zur Betrachtungsweise des traditionellen Krankheitsmodells, das Auftreten auffälligen Verhaltens nicht als »Symptom«, als »Anzeichen« oder als »Ausdruck« einer zugrundeliegenden Krankheit gewertet, sondern als das eigentliche Problem angesehen. Und eine adäquate Therapie hat letztlich zum Ziel, die kritischen Aspekte des Gesamtverhaltens des Individuums so zu verändern (etwa bezüglich der Auftretenshäufigkeiten einzelner Reaktionen), daß die dem entsprechenden Individuum und der Gemeinschaft abträglichen Folgen des vorherigen Zustands abgestellt werden.

Bezüglich der Entstehung dieses »unangepaßten« Verhaltens schreibt der verhaltenstheoretische Ansatz Lernprozessen die größte Bedeutung zu.

Lernen wird dabei definiert als der »Vorgang, durch den eine Aktivität im Gefolge von Reaktionen des Organismus auf eine Umweltsituation entsteht oder verändert wird. Dies gilt jedoch nur, wenn sich die Art der Aktivitätsänderung nicht auf der Grundlage angeborener Reaktionstendenzen, von Reifung oder von zeitweilig organismischen Zuständen (z. B. Ermüdung, Drogen usw.) erklären läßt.« (Hilgard u. Bower, 1973, S. 16.)

Die Verhaltenstheorie, die die Erforschung der Gesetzmäßigkeiten, nach denen die Lernprozesse ablaufen, zum Ziel hat, ist also bestrebt, die funktionalen Zusammenhänge zwischen zwei Arten von beobachtbaren Größen zu erfassen, nämlich zwischen dem Verhalten eines Organismus und verschiedentlichen Bedingungen und Ereignissen in der Umwelt dieses Organismus; oder anders ausgedrückt, sie hat zum Ziel, die Gesetzmäßigkeiten, nach denen sich Verhalten unter dem Einfluß von Umweltereignissen entwickelt und verändert, zu beschreiben.

Dabei wurde in den Anfängen der behavioristischen Psychologie der Begriff »Verhalten« sehr eng gefaßt; man verstand darunter hauptsächlich diskrete Muskelzuckungen oder Drüsensekretionen; heute bezeichnet man mit dem Begriff »Verhalten« alle beobachtbaren Äußerungen eines Organismus einschließlich sprachlicher Manifestationen, etwa als Ausdruck von Emotionen und Kognitionen.

Eine lerntheoretische Betrachtungsweise psychopathologischer Störungen wird also bestrebt sein, das Wechselspiel zwischen dem Verhalten eines Individuums und bestimmten Bedingungen seiner Umwelt zu analysieren und theoretische Modelle zu entwickeln, die erklären, wie vergangene und aktuelle Umweltfaktoren das Verhalten, das die entsprechende Störung ausmacht, gesetzmäßig hervorrufen. Deshalb wird es nötig sein, vor einer Darstellung der psychologischen Modelle, die im Laufe der letzten Jahre zur Erklärung der »Phänomene der Depression« (Beck, 1970) angeboten wurden, das Problem der Bedeutsamkeit exogener Faktoren für die Entstehung der depressiven Zustandsbilder anhand experimenteller Befunde und psychiatrischer Theorien zu diskutieren.

2. Lebensereignisse im Vorfeld depressiver Episoden

In der Literatur, etwa bei Schoenberg, Carr, Peretz und Kutscher (1970), bei Averill (1968) und bei Parkes (1974) werden verschiedene Reaktionsformen auf Verlustereignisse, besonders auf den Verlust von Ehepartnern oder anderen engen Bezugspersonen beschrieben; neben der als »normal« zu bezeichnenden Reaktion der Trauer werden vor allem psychosomatische und psychopathologische Reaktionen diskutiert. Um die Frage zu klären, ob Verlustereignisse besonders häufig im Vorfeld depressiver Episoden zu finden sind, wurden Vergleiche zu verschiedenen Gruppen gezogen, zu medizinischen Patienten ohne spezifische psychiatrische Symptomatik, zu anderen psychiatrischen Patienten und zu weder klinisch noch psychiatrisch auffälligen Personen. In den neueren, im folgenden referierten Arbeiten wird zum Teil neben der Bedeutsamkeit von Verlustereignissen auch die anderer Lebensereignisse im Vorfeld depressiver Episoden untersucht.

2.1 Vergleich nicht-psychiatrischer klinischer Patienten mit depressiven Patienten

Hudgens, Morrison und Barchha (1967) kamen zu folgenden Ergebnissen bei einem Vergleich von 40 depressiven mit 40 vergleichbaren nicht-psychiatrischen Patienten: Bei 16 der depressiven Patienten waren weder Beginn noch Steigerung der depressiven Symptome im Zusammenhang mit relevanten Lebensereignissen zu sehen, bei 10 Patienten ging ein relevantes Lebensereignis dem Beginn depressiver

Symptome voraus, bei allen übrigen depressiven Patienten standen relevante Lebensereignisse im Zusammenhang mit einer Steigerung bereits entwickelter depressiver Symptome. Die absolute Häufigkeit von Ereignissen war in beiden Versuchsgruppen gleich; die Autoren schließen daraus, daß zwischen dem Beginn depressiver Störungen und relevanten Lebensereignissen keine Beziehung besteht. Zwei der sechzehn Ereignisklassen, Umzug und interpersonelle Konflikte, traten bei den Depressiven signifikant häufiger auf als in der Kontrollgruppe, ein Ergebnis, dem von den Autoren allerdings keine Bedeutung beigemessen wird.

Birtchnell (1970) gibt an, nur bei schwerdepressiven Patienten unter 40 Jahren signifikant häufiger Todesfälle in der näheren sozialen Umgebung gefunden zu haben als bei nicht-psychiatrischen Patienten. Die Einschränkung bezüglich des Alters begründet er damit, daß der Tod der Bezugspersonen, besonders der Eltern, für junge Menschen besonders unerwartet komme.

Diese Annahme wird von Clayton (1974) unterstützt, die nach einem Überblick der neueren empirischen Ergebnisse feststellt, daß Todesfälle im sozialen Umfeld vor allem bei jungen Menschen psychische Störungen hervorrufen und sogar zu einer überhöhten Sterblichkeit führen.

Forrest, Fraser und Priest (1965) untersuchten elf Klassen von Ereignissen an einer Stichprobe von 158 depressiven und 58 nicht-depressiven, klinischen Patienten. Der Untersuchungszeitraum wurde auf drei Jahre vor Klinikaufnahme festgelegt. Drei der Ereignisklassen: Erfolgsreaktionen, andauernde eheliche Streitigkeiten und finanzielle Probleme [1] trennten nicht zwischen den beiden Gruppen. Sechs weitere, zusammengefaßt als medizinische Faktoren und Verlust von Personen [2] zeigten große, aber nicht signifikante Unterschiede, während die sozialen Faktoren [3] gut diskriminierten. Mögliche Einflüsse der Miterfassung des Zeitraums zwischen Depressionsbeginn und Klinikaufnahme sowie der lange Untersuchungszeitraum erlauben nach Brown (1972) den Schluß, daß die Ergebnisse für alle Faktoren unter besseren Versuchsbedingungen signifikant gewesen wären.

[1] »Success reaction, persistent marital discord, financial stress«, S. 248.

[2] »Medical factors (selected operations, illnesses, childbirth, addiction to drugs or alcohol)«; »Bereavement (loss of close relative or significant person)«, S. 248.

[3] »Social factors (social isolation, loss of social role)«, S. 248.

In den Untersuchungsberichten bleibt unklar, inwieweit auch die nicht-psychiatrischen Versuchspersonen für Depression typische Symptome aufwiesen (solche Personen wären als Kontrollgruppe ungeeignet gewesen) und in welcher Weise die Diagnose »Depression« und die Festlegung des Depressionsbeginns erfolgte. Eine allgemeinere Interpretation der Ergebnisse erscheint uns daher problematisch. Sie stützen die Hypothese, daß relevante Lebensereignisse im Vorfeld depressiver Episoden häufiger sind als im Vorfeld nicht-psychiatrischer Erkrankungen, lassen aber noch viele Probleme offen.

2.2. Vergleich psychiatrischer Patienten mit depressiven Patienten

Malmquist (1970) fand keine Häufung aktueller Verlusterlebnisse bei depressiven im Vergleich zu anderen psychiatrischen Patienten, allerdings ist dies Ergebnis aufgrund der geringen Anzahl depressiver Versuchspersonen (n = 29) kaum generalisierbar.

Im Gegensatz dazu konnten Beck und Worthen (1972) und Brown, Harris und Petro (1972, zit. nach Brown, 1972) signifikante Unterschiede zu als schizophren diagnostizierten Patienten nachweisen. Ihre Untersuchungen unterscheiden sich besonders in einem Punkt von der von Malmquist. Gewertet wurde nicht die absolute Häufigkeit von Ereignissen, sondern ihre Bedeutung anhand von »Streßgewichtungen«, die von Experten vorgenommen wurden. Besonders Brown et al. messen dieser Gewichtung große Bedeutung bei und weisen nach, daß die Ergebnisse der beiden Erfassungsmöglichkeiten (absolute Häufigkeit der Ereignisse oder Summe der Gewichtungen) sich stark unterscheiden können. Beide Untersuchungen weisen für Depressive höhere Streßgewichtungen nach, etwa 3,38 im Vergleich zu 2,58 bei Beck und Worthen, sowie eine besondere Häufung von negativen relevanten Lebensereignissen innerhalb der letzten drei Wochen vor Depressionsbeginn. Beck und Worthen berichten außerdem über signifikante Unterschiede im Vergleich zu einer unausgelesenen psychiatrischen Kontrollgruppe.

Die Ergebnisse lassen darauf schließen, daß auch nicht-depressive psychiatrische Patienten negative relevante Lebensereignisse erlebt haben, jedoch nicht so häufig und intensiv wie depressive Patienten. Offen bleibt, da die Untersuchungen nur Häufigkeitsdaten angeben, die Bedeutung, die den Lebensereignissen innerhalb der Ätiologie der depressiven (sowie der anderen psychiatrischen) Störungen zukommt. Im 4. Abschnitt wird das Problem ausführlich diskutiert.

2.3. *Vergleich depressiver Patienten mit weder klinisch noch psychiatrisch auffälligen Personen*

Für diesen Teil des Forschungsgebietes liegen bisher die methodisch sichersten und detailliertesten Ergebnisse vor. Wir wollen kurz über zwei Arbeiten berichten, um dann genauer auf die Untersuchungen von Paykel und seinen Mitarbeitern (1969, 1971, 1973) einzugehen.

Cadoret, Winokur, Dorzab und Baker (1972) untersuchten die Häufigkeit wirklicher und drohender Verluste von Bezugspersonen innerhalb eines Jahres sowie die schwerer körperlicher Krankheiten innerhalb eines halben Jahres vor Klinikaufnahme. Schwere körperliche Krankheiten spielten in der Gruppe der depressiven Versuchspersonen keine größere Rolle als in der der nicht-depressiven; drohender oder wirklicher Verlust von Bezugspersonen dagegen war bei den depressiven signifikant häufiger. Dies Ergebnis wird jedoch durch die Miterfassung des Zeitraums zwischen Depressionsbeginn und Klinikaufnahme relativiert: Nahm man als Stichtag für den Untersuchungszeitraum den – allerdings sehr vage definierten – Beginn der Depression, so blieben die Unterschiede groß, waren jedoch nicht mehr signifikant. Die Autoren bemerken dazu, daß noch zu klären sei, ob die Verlusterlebnisse wirklich mit dem Ausbruch einer depressiven Störung im Zusammenhang stehen oder nur zur Einweisung in eine Klinik führen.

Parkes und Brown (1972) verglichen zur Klärung dieses Problems eine Gruppe von Verwitweten mit einer Gruppe unverwitweter, der ersten Gruppe in demographischen Daten entsprechender Personen. Sie fanden signifikant mehr depressive Symptome in der Gruppe der Verwitweten. Daraus schließen die Autoren, daß der Tod des Ehepartners in engem Zusammenhang mit dem Beginn der depressiven Symptome steht. Clayton (1972) kam allerdings in einem ähnlichen Versuch zu einem gegenteiligen Ergebnis, erklärt dies aber in späteren Diskussionen (Clayton, 1974) aufgrund der ungünstigen Altersverteilung innerhalb der Versuchsgruppen für unbrauchbar.

Ein klareres und differenzierteres Ergebnis findet sich bei Paykel, Myers, Dienelt, Klerman, Lindenthal und Pepper (1969). Ihre Stichprobe von 185 Depressiven, die sowohl stationäre als auch ambulante Behandlung erhielten, wurde mit einer Stichprobe von ebenfalls 185 weder klinisch noch psychiatrisch auffälligen Personen verglichen, die nach Alter, Geschlecht, Ehestatus, Rasse und sozialer Schicht der Stichprobe der Depressiven entsprachen. Untersuchungszeitraum wa-

Ereignisse	Depr. Pat.	Kontr.-gruppe	Signi-fikanz
1. Steigerung von Ehestreitigkeiten	39	1	0,01
2. Trennung vom Ehepartner	23	2	0,01
3. Beginn einer neuen Arbeitsart	17	1	0,01
4. Veränderung der Arbeitsbedingungen	27	11	0,05
5. Schwere persönliche Krankheit	27	7	0,05
6. Tod eines engen Familienmitgliedes	16	4	0,05
7. Schwere Krankheit eines Familienmitgliedes	23	9	0,05
8. Auszug eines Familienmitgliedes	6	0	0,05
9. Umzug	36	25	N.S.
10. Neue Person im Haushalt	11	6	N.S.
11. Große finanzielle Probleme	8	3	N.S.
12. Schwangerschaft	7	4	N.S.
13. Arbeitslosigkeit	7	5	N.S.
14. Auftritt vor Gericht	6	2	N.S.
15. Geburt eines Kindes	6	2	N.S.
16. Gerichtliche Anklage	6	3	N.S.
17. Verlobung	0	4	N.S.
18. Beruflicher Abstieg	3	0	N.S.
19. Wechsel der Schule	3	30	N.S.
20. Verlobung eines Kindes	4	3	N.S.
21. Beruflicher Aufstieg	3	4	N.S.
22. Kündigung	3	1	N.S.
23. Verlassen der Schule	1	3	N.S.
24. Heirat	3	2	N.S.
25. Heirat eines Kindes	3	2	N.S.
26. Gefängnis	2	0	N.S.
27. Einzug zum Wehrdienst des Sohnes	2	1	N.S.
28. Geburt eines Kindes (für den Vater)	1	2	N.S.
29. Scheidung	1	0	N.S.
30. Mißerfolg in Geschäften	1	1	N.S.
31. Totgeburt	1	1	N.S.
32. Schwangerschaft der Frau	0	0	N.S.
33. Pensionierung	0	0	N.S.
	296	109	

Tabelle 1: Häufigkeit relevanter Lebensereignisse [4]

(Die zweite und dritte Spalte zeigen die Zahl der depressiven Patienten und der Kontrollpersonen, die mindestens einmal von diesen Ereignissen berichteten. Signifikanz über x, mit Korrektur nach Yates)

[4] Eigene Übersetzung nach Paykel, Mayers, Dienelt, Klerman, Lindenthal und Pepper (1969, S. 755).

ren die letzten sechs Monate vor Depressionsbeginn, der anhand von Symptomlisten genau erfragt wurde. Die Datenerhebung wurde erst durchgeführt, nachdem sich die depressiven Symptome gebessert hatten, um eine spezifisch depressive Interpretation der Ereignisse zu vermeiden. Erfaßt wurden 61 aus der »Social Readjustment Rating Scale« von Holmes und Rahe (1967) abgeleitete Ereignisse, deren Anzahl jedoch später zur Verrechnung auf 33 reduziert wurde, um mögliche Fehlinterpretationen und Überschneidungen auszuschließen.

Die Depressiven berichteten folglich fast dreimal soviel Ereignisse wie die Kontrollgruppe. Acht der Ereignisse waren signifikant häufiger, zwölf weitere waren viel, aber nicht signifikant häufiger und vier waren weniger häufig als in der Kontrollgruppe.

Die Zusammenfassung der Ereignisse in der beschriebenen Form trug jedoch der Unterschiedlichkeit der Ereignisse, etwa »Heirat eines Kindes« im Vergleich zu »Schwere persönliche Krankheit«, nicht Rechnung. Die Autoren versuchten deshalb, Kategorien zur Zusammenfassung ähnlicher Ereignisse zu finden, um den Unterschied zwischen der Gruppe depressiver Patienten und der Kontrollgruppe genauer beschreiben zu können: Signifikante Erhöhungen zeigten die Kategorien »Austritt aus dem sozialen Feld« [5] und »unerwünschte Vorkommnisse« [6] in der Gruppe der depressiven Patienten, während die Gegenkategorien »Eintritt in das soziale Feld« [7] und »erwünschte Vorkommnisse« [8] in beiden Gruppen etwa gleich häufig waren.

Personen, die später depressives Verhalten zeigen, erleben demnach mehr negative Situationen vor Beginn der Störung als im Vergleich zur Kontrollgruppe zu erwarten wäre.

Paykel, Prusoff und Uhlenhuth (1971) berichten von einer weiteren Analyse ihrer Ereignisliste. Zusätzlich zur Angabe der Häufigkeit, mit der das Ereignis innerhalb der sechs Monate vorgekommen sei, mußten die 373 Versuchspersonen (depressive Patienten und eine Vergleichsgruppe von »Normalen«) angeben, wie negativ sie sämtliche dieser Ereignisse einschätzen würden. In ähnlicher Weise untersuchten Schless, Schwartz, Goetz und Mendles (1974) eine andere Liste von Ereignissen. Es stellte sich heraus, daß die Depressiven die Er-

[5] »Exit from Social Field«, S. 755.
[6] »Undesirable Events«, S. 756.
[7] »Entrances to the Social Field«, S. 755.
[8] »Desirable Events«, S. 756.

eignisse negativer einstuften als die »Normalen«, sie fühlten sich also durch derartige Ereignisse stärker betroffen.

Uhlenhuth und Paykel (1973) konnten außerdem nachweisen, daß ein Zusammenhang zwischen der Intensität depressiver Symptome und dem negativen Gehalt der Ereignisse, die diesen Symptomen vorausgegangen waren, besteht; zur Gewichtung der Ereignisse wurden in dieser Untersuchung nicht die subjektiven Eindrücke der Versuchspersonen, sondern an einer großen Gruppe gewonnene Standardgewichte verrechnet. Der Vergleich mit einer normalen Kontrollgruppe, der an gleicher Stelle berichtet wird, zeigte außerdem, daß die Summe der erlebten (in gleicher Weise gewichteten) Ereignisse bei den depressiven Patienten höher lag als in der Kontrollgruppe, die Ereignisse im Vorfeld depressiver Episoden also durch starke Negativität gekennzeichnet sind.

Die Untersuchungen Paykels und seiner Mitarbeiter unterstützen also die Annahme, daß im Vorfeld depressiver Episoden überzufällig häufig negative Ereignisse vorkommen, daß ähnliche Ereignisse von Depressiven als stärker negativ erlebt werden als von Normalen und daß die Intensität depressiver Symptome im Zusammenhang mit der Negativität der erlebten Ereignisse zu sehen ist.

Durch das Aufzeigen von subjektiven wie objektiven Häufungen negativer Lebensereignisse im Vorfeld depressiver Episoden ist jedoch noch nichts über deren Bedeutung für die Ätiologie der Depression ausgesagt.

Die verschiedenen Standpunkte, die innerhalb der psychiatrischen Schulen zu diesem Punkt vertreten werden, sollen im folgenden Abschnitt eingehender diskutiert werden, da sie ein wichtiges Moment psychiatrischer Theorienbildung im Bereich der Depressionsforschung darstellen. Der Stellenwert, den negative Lebensereignisse innerhalb lerntheoretischer Depressionstheorien einnehmen, wird in den folgenden Kapiteln deutlich werden.

3. Die Bedeutsamkeit von Umweltfaktoren für die psychiatrische Klassifikation depressiver Zustände

In der Psychiatrie wird die Klassifikation depressiver Zustände allgemein nach zwei Gesichtspunkten vorgenommen (Kielholz, 1969): Einmal nach der phänomenologischen Ausprägung des Zustandsbildes und zum anderen nach der nosologischen Einordnung.

Eine oft zitierte Klassifikation nach dem letzteren Gesichtspunkt (Kielholz, 1971, 17) geht auf Hippius und Selbach (1960) zurück. Sie unterscheidet drei Hauptgruppen von Depressionszuständen: somatogene, endogene und psychogene, die jeweils in mehrere Untergruppen aufgeteilt sind.

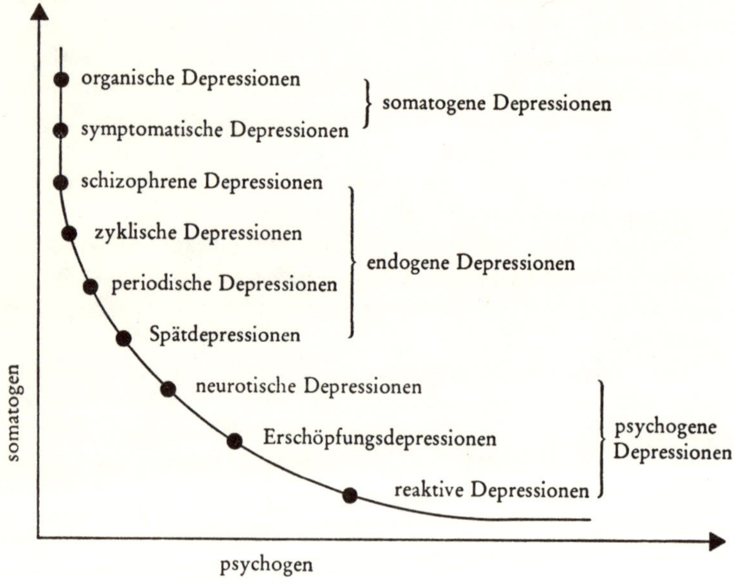

Schema 1: Nosologische Einordnung der Depressionszustände

Die Abbildung (Kielholz, 1971) verdeutlicht, daß die Klassifikation nach der relativen Bedeutung somatischer und psychischer Faktoren für die Entstehung der depressiven Verstimmung vorgenommen wird.

Dabei wird eine Gruppe von depressiven Zustandsbildern unterschieden, bei denen der Einfluß von Umweltfaktoren unbestritten ist (die »Psychogenen Depressionen«).

Kielholz (1971) schlägt für die drei Untergruppen jeweils folgende Definition vor:

»Unter *neurotischer Depression* verstehen wir eine durch ganz oder teilweise verdrängte Konflikte bedingte Störung der psychischen Erlebnisverarbeitung, die zeitweise oder dauernd mit einer vorwiegend depressiven Symptomatik einhergeht.« (S. 41.)

»Als *Erschöpfungsdepressionen* bezeichnen wir traurig-ängstliche oder apathisch-düstere Verstimmungen, die nach lange dauerndem quälendem Affektdruck, schweren wiederholten Psychotraumen oder immer wiederkehrenden affektiven Nadelstichen auftreten und mit einer Dekompensation des sympathischen Nervensystems einhergehen.« (S. 46–47.)

»Als *psychoreaktive Depressionen* bezeichnen wir traurige oder ängstliche Verstimmungszustände, die sich an ein umweltbedingtes, psychisch schmerzliches Ereignis unmittelbar anschließen, nicht sehr lange (nicht länger als Wochen) anhalten, und deren Inhalte im wesentlichen um das auslösende emotionelle Erlebnis zentriert bleiben.« (S. 55.)

Von dieser Gruppe von Depressionen, deren überwiegend psychogener Charakter allgemein anerkannt ist, werden einmal die *körperlich begründbaren Depressionen* (somatogene) abgegrenzt, nämlich »die mit strukturellen Veränderungen des Gehirns einhergehenden sogenannten organischen Depressionen« (Kielholz, 1971) sowie die »symptomatischen Depressionen, die als Begleitsyndrom bei körperlichen, extrazerebralen Erkrankungen auftreten« (Kielholz, 1971).

Zum anderen werden aber auch davon die *endogenen Depressionen* abgegrenzt, die Kielholz (1971, 22–23) folgendermaßen definiert: »Unter der Bezeichnung ›endogene Depressionen‹ verstehen wir die depressiven Phasen aller affektiven Psychosen, d. h. des manisch depressiven Formenkreises (bipolare Formen) und der periodischen oder monophasischen Depressionen (monopolare Formen). Sie können dementsprechend einmalig, periodisch oder mit vereinzelten manischen Phasen alternierend auftreten und sind nach der heutigen Auffassung vorwiegend konstitutionell bedingt. Sie werden in Deutschland auch als Melancholie, vitale Depression, von Kurt Schneider als depressive Phasen der Zyklothymie bezeichnet.«

Redlich und Freedman (1974, S. 761) versuchen die Unterscheidung folgendermaßen zu treffen: »*Reaktive Depressionen* sind schwere und anhaltende Reaktionen auf Reize, die normalerweise Kummer verursachen. Sie stehen im Gegensatz zu *endogenen Depressionen*, einer Bezeichnung, die sich auf innere Vorgänge bezieht, die die Krankheit hervorrufen«. Und die Autoren fügen hinzu: »In Wahrheit reflektiert dies nur unsere Unkenntnis ätiologischer Variablen.«

Während also bei den psychogenen Depressionen nach Kielholz (oder den reaktiven nach Redlich und Freedman) Umweltfaktoren allgemein eine entscheidende ätiologische Rolle zugeschrieben wird, wird deren Bedeutung bei den sogenannten »endogenen« Depressionen wesentlich geringer eingeschätzt.

4. Endogene Depressionen und Umweltbedingungen

Während bei den sogenannten psychogenen oder psychoreaktiven Depressionen die ätiologische Bedeutung von Umweltereignissen, etwa in Form von Verlusterlebnissen, vermehrtem Streß in relevanten Lebensbereichen usw., definitionsgemäß anerkannt ist und psychologische Modelle über das Zustandekommen der typischen depressiven Verhaltensweisen unter dem Einfluß dieser Umweltbedingungen von unmittelbarem Interesse sind (siehe die folgenden Kapitel), liegen die Verhältnisse bei den sogenannten endogenen Depressionen anders [1].

Sie werden in der psychiatrischen Literatur von den meisten Autoren als vorwiegend konstitutionell bedingt angesehen; die Schätzungen über die Häufigkeit, mit der exogene Faktoren bei der Entstehung einer Phase »mitbeteiligt« sind, liegen weit auseinander, und über die exakte Rolle, die bestimmte Umweltereignissen, falls sie in der Vorlaufsphase nachgewiesen werden können, bei der Entstehung spielen, werden recht unterschiedliche Standpunkte vertreten.

4.1. Häufigkeit von Vorfeldereignissen bei endogen-depressiven Phasen

Die endogene Depression galt lange Zeit als eine außerordentlich »umweltstabile« Störung. Diese Sichtweise kommentierend, schreiben Matussek, Halbach und Troeger (1965, S. 123): »Zum Beginn der

[1] Die von Kielholz als »somatogen« bezeichneten Depressionen, die Erkrankungen, die mit evidenten organischen Veränderungen einhergehen, interessieren uns in diesem Zusammenhang weniger.

endogenen Depression gehörte lange Zeit geradezu die Vorstellung, daß die Phasen anlaßlos, gleichsam von selbst auftreten.« Als Dokumentation für diese Auffassung zitieren Matussek u. a. (1965, S. 124) Bostroem (1933): »Wir sind alle überzeugt, daß bei den sogenannten endogenen Psychosen (Schizophrenie, manisch-depressives Irresein) der für die Entstehung wichtigste Faktor die Krankheitsanlage ist. Nun fragt es sich aber: Ist mit dieser vorhandenen Anlage auch der Zeitpunkt bestimmt, an dem die Psychose ausbricht? Ich glaube in vielen Fällen, ja.«

Und auch Weitbrecht verteidigt diesen Standpunkt folgendermaßen (Weitbrecht, 1969, S. 428): »Es wird gelegentlich behauptet, und man gibt sich dabei gern ironisch-überlegen, die Psychiater denken beim Ausbruch endogener Psychosen an eine Art Wecker-Uhr-Prinzip: Das soll heißen, daß eine Psychose aus endogen-biologischer Verursachung heraus schicksalsmäßig eben dann beginne, wenn ihre Zeit gekommen sei. Ich glaube in der Tat, daß das für die Mehrzahl der endogenen Psychosen zutrifft ...«

Während die meisten Autoren die Auffassung vertreten, daß endogen-depressive Phasen oft ohne erkennbaren äußeren Anlaß auftreten *können,* streitet niemand ab, daß bei einer Anzahl von Fällen die einzelnen Phasen in einem engen zeitlichen Zusammenhang mit schwerwiegenden psychischen oder körperlichen Belastungen stehen [2].

Versucht man sich aus der Literatur einen Überblick darüber zu verschaffen, bei welchem Prozentsatz der von ihnen untersuchten Fälle die einzelnen Autoren einen psychischen (oder somatischen) Anlaß feststellen oder gelten lassen, so stößt man auf außerordentlich große Diskrepanzen.

Das geht auch aus einer tabellarischen Übersicht von Kornhuber (1955) hervor, auf die sich Matussek et al. beziehen.

Matussek et al. kommen bei ihrer eigenen Untersuchung, die eine Kerngruppe von 254 Fällen von »reinen endogenen« Depressionen umfaßt, bei einer Gesamtzahl von 578 Phasen zu folgenden Zahlen:

Phasen mit Anlaß	196 (34 %)
Phasen ohne Anlaß	225 (39 %)
Anlaß unentscheidbar	157 (27 %)

Ein amerikanischer Autor wiederum (Rennie, 1943, zit. nach Ma-

[2] So schreibt Kielholz (1971, S. 28): »Alle Depressionsforscher anerkennen, daß exogene Faktoren depressive Phasen produzieren können.«

Autor	Jahr	Psychische Auslösungen	Bemerkungen
Schott	1903	38 %	Begriff der Depression noch unscharf
Lipschitz	1905	54 %	nur bei erstmaligen Depressionen
Dreyfus	1907	35 %	nur bei Melancholien
Ziehen	1911	70 %	nur bei erstmaligen Depressionen
Rehm	1919	17 %	
K. Schneider	1937	3,1 %	
Bumke	1948	5,6 %	ohne klimakterische Depressionen
Bleuler	1949	10 %	Schätzung
Hege	1951	7,5 %	
Kinkelin[3]	1954	ca. 16 %	

Tabelle 2: Übersicht über die Häufigkeit von psychischen Anlässen nach Kornhuber

tussek et al., 1965) konnte bei 79 % seiner Patienten im Vorfeld der depressiven Phase »schwerwiegende Störungen der Lebenssituation« feststellen.

Es hat wenig Sinn, die Aufzählung ähnlicher Arbeiten fortzusetzen (für eine ausführliche Übersicht siehe Walcher, 1971); man sieht, daß die Anzahl zwischen 3 % und 80 % »anerkannter« Anlässe bei endogen depressiven Phasen schwankt[4].

Beginnt man sich über die möglichen Gründe dieser immerhin bemerkenswerten Diskrepanzen zu befragen und zieht dabei die Meinung derjenigen psychiatrischen Autoren zu Rate, die sich zum selben Problem geäußert haben, so stößt man auf zwei scheinbar diametral entgegengesetzte Ansichten. Man ist sich zwar noch relativ einig

[3] Ca. 16 %, einschließlich eines Teiles der von Kinkelin beschriebenen somatogen-psychogen provozierten Depressionen, besonders durch Umzug oder Versetzung.

[4] Zwei Arbeiten, die die Häufigkeit und Qualität von Vorfeldereignissen bei endogen-depressiven und reaktiv-depressiven Patienten verglichen, fanden keine signifikanten Unterschiede zwischen beiden Gruppen, d. h. endogen-depressive berichteten über ebenso viele und gleichartige Ereignisse im Vorfeld der Phase wie reaktiv-depressive Patienten. (Leff, Roatch und Bunny, 1970; und Thompson und Hendrie, 1972.)

darüber, daß die Differenzen nicht vollständig auf Unterschiede innerhalb der verschiedenen Patientenstichproben zurückgeführt werden können, sondern daß andere Variablen von entscheidender Bedeutung sein müssen, wovon die wichtigste sicher die Modalitäten der Erhebung und Registrierung von möglichen Anlässen ist.

So gibt es z. B. die Möglichkeit abzuwarten, ob der Patient im Laufe eines Interviews spontan berichtet, daß er irgendwelche in seinem Leben vorgefallenen Ereignisse mit seinem jetzigen Zustand in Verbindung bringt. Man kann aber auch ihn (oder Kontaktpersonen) explizit nach möglichen Anlässen explorieren und ihm sogar eine Verbindung zu seinem Zustand nahelegen. Darüber hinaus kann der Psychiater dabei einen mehr oder weniger ausgedehnten Zeitraum abfragen.

Es besteht die Möglichkeit, Ereignisse, über die der Patient oder andere berichten, zu ignorieren oder aber, im anderen Extremfall, ganze Listen von möglichen auslösenden Situationen vorzulegen, bei denen der Patient sich praktisch genötigt sieht, das eine oder das andere anzukreuzen.

Wenn dabei die unterschiedlichen Häufigkeiten von Anlässen, die von den einzelnen Psychiatern »gefunden« werden, zum erheblichen Teil auf ihre unterschiedlichen Befragungstechniken zurückzuführen sind, so sind diese wiederum mit Sicherheit von der theoretischen Grundeinstellung der einzelnen Autoren zum Problem der Umweltstabilität von endogenen Psychosen beeinflußt.

Und hier scheiden sich die Meinungen: Eine Gruppe von Forschern wirft der anderen vor, durch voreingenommene Erhebungsmethoden den »wahren« Anteil von exogen ausgelösten endogen-depressiven Episoden zu verfälschen (darauf, wie man sich diese auslösende Wirkung vorzustellen hat, soll im nächsten Abschnitt näher eingegangen werden).

Die eine Richtung spricht davon, das »Motivationsbedürfnis« (Bochnik, 1969) des Patienten veranlasse ihn, irgendwelche Ereignisse in seinem Leben mit dem Ausbruch seiner depressiven Phase in Zusammenhang zu bringen oder als Ergebnis seiner typisch depressiven negativen Sichtweise relativ harmlose Ereignisse als gravierende Traumata zu interpretieren, und dies veranlasse den dem »Endogenitätskonzept« eher kritisch gegenüberstehenden Arzt nur zu schnell, das berichtete Ereignis als »Anlaß oder Auslöser« zu registrieren. Im selben Sinn schreibt Kielholz (1971, S. 28): »Infolge starker Rationalisierungstendenzen der Kranken selbst und ihrer Angehörigen, aber auch des Arztes, werden die depressiven Manifestationen viel zu häufig mit psychischen und somatischen Traumen zu erklären versucht.«

Eine Art Kausalitätsbedürfnis auf seiten des Patienten oder des Arztes wird in der Regel von den Forschern, die in eigenen Untersuchungen einen hohen Prozentsatz ohne Anlaß rein endogen entstandene Phasen finden, dafür verantwortlich gemacht, daß andere mehr Anlässe zutage fördern.

Oder es wird argumentiert, daß der Patient über einen längeren Zeitraum, in dem die Psychose schon angelaufen, aber eben noch nicht manifest war, durch erhöhte Konfliktbereitschaft sich in Konflikte verwickelt, die dann im nachhinein fälschlicherweise vom Arzt oder vom Patienten als Anlaß der Episode interpretiert werden (Bochnik 1969, S. 443).

Andere Autoren, für die hier stellvertretend Matussek et al. (1965) stehen mögen, sind wiederum der Meinung, daß die hohen Zahlen der ohne Anlaß ausgebrochenen Episoden, über die andere Arbeiten berichten, auf ganz charakteristische Fehlerquellen zurückzuführen sind, die wiederum »schulspezifisch« sind.

So schreiben Matussek et al. (1965, S. 194), daß K. Schneider und O. Bumke, die in ihrem Material die niedrigsten Ziffern von psychisch ausgelösten Phasen aufweisen, besonders engagierte Repräsentanten eines reinen »Endogenitätskonzeptes« gewesen seien. »Für sie ist das Auftreten depressiver Phasen primär etwas seelisch Unverständliches, vorwiegend erbmäßig Bedingtes« (Matussek et al., 1965, S. 124).

Sie meinen, daß Ärzte mit dieser theoretischen Orientierung wenig nach Anlässen gefragt hätten. Oder daß ». . . die Atmosphäre, . . . die durch die theoretische Überzeugung von der Psychose als einer körperlichen Krankheit die Explorationssituation bestimmt hat« (Matussek et al., 1965, S. 127), wenig dazu angetan war, die Patienten über persönliche, oft als schmerzhaft empfundene persönliche Erlebnisse berichten zu lassen.

Schließlich sei es möglich, daß der Patient sehr wohl über subjektiv empfundene Anlässe für seine Störung berichte, diese aber vom Arzt nicht als solche anerkannt werden. So informieren uns Matussek et al. (1965, S. 125) über die diesbezüglichen Usancen K. Schneiders: »K. Schneider zählt in seiner Übersicht als auslösende Anlässe nur den Tod von Angehörigen und den Umzug auf. *Andere Erlebnisse werden als Anlaß nicht gelten gelassen*« (Heraushebung durch die Autoren dieses Beitrags).

Die Kontroverse darüber, mit welcher relativen Häufigkeit endogen-depressive Phasen »nach dem Wecker-Uhr-Prinzip« dann ausbrechen, wenn »die Zeit dafür reif ist«, und mit welcher relativen Häufigkeit sich in engem zeitlichem Zusammentreffen damit Ereignisse im Leben des betreffenden Individuums aufzeigen lassen, die in irgendeiner Form am Einsetzen der Phase mitbeteiligt sind, läßt sich z. Z., unserer Ansicht nach, aus dem empirischen Material nur schwer entscheiden. Die Erfassungsmethoden sind in der Regel so evident mit der theoretischen Ausgangsposition des betreffenden Forschers »geladen«, daß man an den Ergebnissen eher die Geschicklichkeit ablesen kann, mit der es ihm gelingt, seine Lieblingshypothese über die Runden zu bringen, als gesicherte Aussagen über die Realität.

Dennoch will uns scheinen, daß Matussek u. a. (1965) in ihrer Untersuchung einige Ergebnisse aufzeigen, die sich als Argumente für die von ihnen vertretene Auffassung ins Feld führen lassen.

So konnte eine statistisch sehr signifikante Reduktion der Anlaßangaben mit steigender Anzahl der Phasen und gleichzeitig ein Anstieg der Phasen ohne Anlaßangaben nachgewiesen werden; der Prozentsatz der spontan mitgeteilten Anlässe ist also bei der ersten Phase weitaus am höchsten und sinkt bei der nachfolgenden Phase immer weiter ab.

Matussek u. a. versuchen dieses Ergebnis folgendermaßen zu interpretieren: Der Patient hat im Laufe seiner »Karriere« als Kranker gelernt, das mitzuteilen, wofür Interesse gezeigt wird. »Der Patient – besonders in der damaligen Zeit – hat bei wiederholten Erkrankungen gelernt, daß der Arzt kein besonderes Interesse für seine Erlebnis- und Gefühlsituation kurz vor der Phase hat.« (Matussek et al., 1965, S. 132)[5]. Oder der Patient hat, wie die Autoren das Ergebnis weiter

[5] Es ist bemerkenswert, daß einige Autoren den von Matussek et al. aufgezeigten Effekt – Reduktion der Anlaßangaben mit steigender Anzahl der Phasen – genau in der entgegengesetzten Richtung interpretieren. So schreibt Bochnik (1969, S. 433): »Je mehr Phasen auftreten, desto mehr tritt das Motivationsbedürfnis in den Hintergrund« und Hoff und Hofmann gehen sogar so weit zu behaupten, »Matussek hat zeigen können, daß das MDK (manisch-depressives Krankheitsgeschehen) nach mehreren durchgemachten Phasen ein Eigenleben zu entfalten beginnt. Es ist nicht mehr abhängig von äußeren Bedingungen« (1969, S. 16).

zu begründen versuchen, im Lauf der Zeit seine Einstellung zu seiner Störung verändert; er legt in zunehmendem Maße Wert darauf, »an einer ›richtigen Krankheit‹ gelitten zu haben, also an einem Geschehen, das ohne Zusammenhang mit ihrer seelischen Situation aufgetreten ist und etwa mit einem internen Leiden verglichen werden könnte« (Matussek u. a. 1965, S. 132).

In dieser Richtung kann auch das Ergebnis Matusseks (1969, S. 61–63) interpretiert werden, daß sich mit steigender Phasenzahl die Symptomatik immer mehr von vorwiegend psychischen Manifestationen (wie Grübeln, Schuldgefühle) in Richtung körperlicher Symptome (wie Vitalgefühle, Agitation) verändert.

Auch Brown (1972), der sich ausführlich mit der Methodik der Untersuchungen zum Nachweis von Vorfeldereignissen im Zusammenhang mit psychiatrischen Erkrankungen auseinandergesetzt hat, neigt zu der Annahme, daß der »wahre Anteil« an Vorfeldereignissen in den meisten Arbeiten eher unterschätzt wird.

4.2. Der Stellenwert von Umweltmomenten bei der Entstehung endogener Depressionen

Es wird also in der psychiatrischen Literatur von allen Autoren, die sich zu dem Thema geäußert haben, eingeräumt, daß im Vorfeld endogen-depressiver Phasen typische Bedingungen herrschen und oft Ereignisse auftreten können, von denen man nicht umhin kann, ihnen eine gewisse Bedeutung für den Ausbruch der Phase zuzugestehen [6].

Prüft man, welche Vorstellungen über die Natur des Zusammenhangs zwischen diesen Momenten und dem anschließenden Zustand des Patienten vertreten werden, so stößt man sehr oft auf die Aussage, daß bestimmte Ereignisse den Anlaß der Phase darstellten, sie auslösten oder provozierten.

Weitbrecht (1969, S. 428) versucht diesen Vorgang folgendermaßen zu beschreiben: »Auslösung soll bedeuten, daß somatische oder erlebnis- und situationsbestimmte Faktoren mit hinreichender Wahrscheinlichkeit dafür in Anspruch genommen werden, eine Erstmanifestation einer heute noch nicht körperlich begründbaren, also kryptogenen

[6] Man kann sich bei Durchsicht der Literatur des Eindruckes nicht erwehren, daß dieser Umstand einige Autoren mit Unbehagen erfüllt. Pauleikoff spricht sogar davon, daß dieses Problem den Psychiater immer noch in Unruhe versetze (1971, S. 9).

oder endogenen psychotischen Episode oder ein Rezidiv einer solchen in Gang gesetzt zu haben.«

Diese Auffassung besagt also im Kern, daß umweltbedingte Erlebnismomente (oder körperliche Krankheiten) einen krankhaften organischen Prozeß in Gang bringen, *der dann weitgehend eigengesetzlich abläuft.*

So schreibt Weitbrecht (1969, S. 428), daß die phasenhaft verlaufenden endogenen Depressionen »diesen überwiegend umweltunabhängigen, sinnfremd in der Biographie des Individuums stehenden, autochthonen Verlauf« aufweisen, und Schulte (1971, S. 16 f.) meint, daß ».. . *wenn* erst einmal eine Phase – aus welchen Ursachen auch immer – aufgetreten ist, sozusagen ein griffbereites Reaktionsmuster vorliegt, das, nach relativ häufigen Anstößen, in auffallender Einförmigkeit beibehalten wird.«

Während also diese Autoren durchaus bereit sind, den »auslösenden Faktoren« eine ursächliche Wirkung in dem Sinn einzuräumen, daß die Phase, um es mit Pauleikoff (1971, S. 12) auszudrücken, ». . . ohne sie weder zu diesem Zeitpunkt, noch in diesem Zeitraum und möglicherweise sogar einmal im Leben überhaupt nicht aufgetreten wäre . . .«, ist man im allgemeinen nicht bereit, eine direkte, psychologisch begründbare Kausalbeziehung zwischen den psychischen Auswirkungen der Umweltbedingungen beim betreffenden Individuum und seinem anschließend in der depressiven Phase gezeigten Verhaltensmuster gelten zu lassen.

Man beruft sich dabei noch gern gelegentlich auf Jaspers (1910), der die Unterscheidung zwischen »verstehbaren« und »nichtverstehbaren« seelischen Zusammenhängen eingeführt hat. Jaspers hat vier Kriterien aufgestellt, die bei der Beurteilung, ob es sich bei bestimmten psychischen Phänomenen um »verstehbare« Reaktionen auf Umweltereignisse handelt oder nicht, helfen sollen.

Sie besagen, daß es einen für die Störung auslösenden Faktor geben muß, daß zwischen seelischem Erleben und auslösenden Faktoren Einheitlichkeit bestehen muß (daß sie einander also nach Ausmaß und Inhalt entsprechen müssen), daß der Krankheitsverlauf in Abhängigkeit von der äußeren Situation stehen muß und schließlich, daß bei Beseitigung des traumatischen Faktors die Symptome verschwinden müssen. Ein solcher »verstehbarer« Zusammenhang zwischen Vorfeldereignissen und anschließender depressiver Episode wird nun, besonders bezüglich der Frage, ob die Reaktionen dem Ereignis nach Ausmaß und Inhalt entsprechen, von vielen Autoren negiert. Kurt Schneider (1968) hat diese Auffassung, daß kein nachvollziehbarer Zusammenhang zwischen Umweltereignissen und anschließendem Verhalten des Patienten besteht, am pointiertesten vertreten, indem er den Vorgang der Auslösung oder Provokation einer endogen-depressiven Phase als »sinnblinden Affektschlag ins Vegetative« bezeichnete. Diese Sichtweise geht, wie Glatzel (1973, S. 58) bemerkt, davon aus, daß die provozierenden Anlässe generell unspezifisch seien, das heißt von entscheidender Bedeutung sei lediglich ihre Intensität, etwa in dem Sinn, daß sie fähig sind, das organische Geschehen zu beeinflussen, nicht aber ihre Qualität.

So häufig diese These, nämlich daß ein oder mehrere Ereignisse, wie mit einem Schlag, ein konstitutionell bedingtes und vorprogrammiertes Krankheitsgeschehen auslösen, auch vertreten wird, man erfährt meist im Anschluß daran, daß eigentlich keinerlei halbwegs klare Vorstellungen darüber herrschen, wie dieser Vorgang vor sich gehe (Pauleikoff, 1971). Und Weitbrecht (1969, S. 430) schreibt über dasselbe Problem: »Die Fülle der Redensarten, die hier im Schwange sind, zeigt die Katastrophe unseres Nichtwissens, obgleich wir das Faktum, vor dessen Funktionieren wir ratlos stehen, keinen Augenblick bezweifeln [7]. Natürlich hängt das letzten Endes damit zusammen, daß wir nicht wissen, was endogene Psychosen eigentlich sind. So spricht man von Polyätiologie, von Ursachenbündeln, von maßgebenden Teilursachen, von Partialfaktoren – und das alles ist bei Licht betrachtet in den Wind geredet. Niemand hat bisher präzise sagen können, was er damit eigentlich meint und auf welche Tatsachen sich seine Vermutungen stützen.«

Man kann sich, bei aller Achtung vor der Unverblümtheit, mit der Weitbrecht zugibt, wie wenig über den Vorgang der »Provokation« bekannt ist, schlecht der Frage erwehren, warum denn eigentlich mit einer solchen Hartnäckigkeit von den meisten Autoren weiterhin relevante Erlebnisse im Anschluß an Umweltereignisse, deren Auftreten im Vorfeld endogen-depressiver Phasen in sehr vielen Fällen gesichert ist, in ihrer möglichen ätiologischen Bedeutung heruntergespielt werden.

[7] Das Faktum, von dem Weitbrecht hier spricht, ist die psychoreaktive Auslösung eines endogen-psychotischen Krankheitsprozesses, der, wie er schreibt, »hernach seinen eigenen autochtonen Verlaufsgesetzen folgt« (1969, S. 430).

Auch von psychiatrischer Seite wird neuerdings gelegentlich »das latente Unbehagen an den tradierten Vorstellungen« (Glatzel, 1975, S. 143) artikuliert. Glatzel (1975, S. 143) schreibt: »Der Tatsache, daß bisweilen Phasen – manische ebenso wie depressive – in unmittelbarem zeitlichem Zusammenhang mit gravierenden seelischen oder körperlichen Belastungen auftreten, wurde von der dominierenden Lehrmeinung ihre provozierende Problematik mit Hilfe der Feststellung genommen, es handle sich um die Auslösung oder Ausklinkung des eigengesetzlichen Krankheitsgeschehens. Bereits die Wahl der Begriffe impliziert die Ablehnung einer Kausalbeziehung zwischen Vorfeldereignis und manifester Phase.«

Die These von Ereignissen als »blinden Schlägen«, die ein Krankheitsgeschehen »ausklinken«, ohne daß eine Kausalbeziehung zwischen den psychischen Wirkungen der Ereignisse und dem anschließenden depressiven Zustand des Patienten anerkannt wird, wird um so problematischer, wenn man die Ereignisse, deren Auftreten im Vorfeld depressiver Phasen nachgewiesen ist, inhaltlich differenziert. Es sind in der Regel nicht irgendwelche Ereignisse, die sich lediglich durch eine bestimmte Intensität auszeichnen, sondern solche, die charakteristische inhaltliche Merkmale aufzeigen. So wundert sich ein Teilnehmer des Berliner Depressionssymposiums (Heinrich, 1969, S. 436): »Merkwürdigerweise wird kaum jemals darüber gesprochen, daß es eigentlich immer negativ getönte Anlässe sind, die zur Dekompensation eines vorher bestehenden labilen Gleichgewichtszustandes führen und die Manifestationen eines depressiven Syndroms endogener oder exogener Ätiologie nach sich ziehen. Der ›Affektschlag‹ erfolgt offenbar nicht blind, eine starke euphorische Gemütsbewegung löst so gut wie nie eine endogen-depressive Phase aus.«

Auch Matussek, Halbach und Troeger (1965) konnten zeigen (ebenso wie Untersuchungen, die im 2. Abschnitt kurz referiert sind), daß sich bestimmte qualitative Merkmale der Vorfeldereignisse immer wieder häufen: So fanden die 3 Autoren, daß bei Männern die Bedeutung der beruflichen Welt sich in der Häufung von einschlägigen Vorfeldereignissen niederschlägt, bei der Frau hingegen Störungen der Genital- und Fortpflanzungsfunktionen vorherrschen (Matusseks Patienten waren von 1926 bis 1942 in Behandlung!). Schließlich kann, wie auch Matussek (1969, S. 156) betont, schwerlich angenommen werden, daß die Phase als seelisch ganz unverständliches, rein körperlich bedingtes Leiden in das Leben der Kranken einbricht, wenn man bedenkt, daß sich charakteristische Altersverteilungen der Ersterkrankungen feststellen lassen, die aber nicht in Lebensabschnitten, die durch biologische Krisenzeiten gekennzeichnet sind, ein Maximum an Krankheitsausbrüchen aufweisen, sondern gerade in entwicklungspsychologisch schwierigen Phasen (Matussek et al., 1969, S. 156).

Schließlich ist auch das »Argument«, der Zusammenhang zwischen Umweltbedingungen und anschließender depressiver Phase sei nicht »verstehbar« (und deshalb könne keine Kausalbeziehung angenommen werden) besonders fragwürdig: die Fähigkeit, Zusammenhänge zu verstehen oder nicht, hängt von den theoretischen Modellen ab, mit deren Hilfe dieser Versuch unternommen wird (ob sie nun expliziert sind oder nicht). Erfolgreiche Bemühungen, entgegen der noch immer vorherrschenden Meinung, den Zusammenhang zwischen Vorfeldereignissen und depressivem Verhalten auch psychologisch nachzuvollziehen, haben gerade in allerletzter Zeit auch seitens psychiatrischer Autoren eingesetzt (Matussek et al., 1965; Tellenbach, 1974; Glatzel, 1973; Glatzel, 1975). Auch die psychologische Forschung hat in den letzten Jahren den Versuch unternommen, anhand genuin psychologischer Modelle das Problem der Entstehung depressiven Verhaltens in den Griff zu bekommen.

Daß diese Modelle für die von der Psychiatrie als »psychoreaktiv« klassifizierten Depressionen von Interesse sein mögen, ist unbestritten; es besteht aber unserer Meinung nach kein Grund, ihren Geltungsbereich a priori auf diese Typen zu beschränken und die »endogenen« Depressionen als etwas »ganz anderes« (Jaspers, 1910) zu bezeichnen. So wenden sich auch Matussek et al. gegen eine »Vereinfachung des Problems durch den Gebrauch des Begriffs ›endogen‹« und schreiben: »Wir halten den Begriff keineswegs für überflüssig, falls er zur ausschließlichen Kennzeichnung der ererbten Faktoren bei den Depressionen verwendet wird. Zur Problemverdunkelung kann seine Anwendung aber überall dort beitragen, wo er zur Klärung auch solcher Fragen benutzt wird, für die er *allein* nicht zuständig ist, z. B. für Manifestationstermin, Symptombild, Phasenhäufigkeit oder Phasendauer.« (Matussek, 1965, S. 155)

Den Beitrag, den psychologische Modelle zur Lösung dieser Probleme beizubringen vermögen, prüfen wir in den folgenden Kapiteln.

II

VERHALTENSTHEORETISCHE ANSÄTZE IN DER DEPRESSIONSFORSCHUNG

NICOLAS HOFFMANN UND SABINE KAUL

Es ist mehrmals darauf hingewiesen worden, daß die lerntheoretisch orientierte Psychopathologieforschung erst relativ spät damit begonnen hat, sich mit depressiven Zuständen zu beschäftigen. Lewinsohn, Weinstein und Shaw (1968) äußern die Vermutung, daß dies darauf zurückzuführen sei, daß wesentliche Anteile des depressiven Syndroms aus subjektiven Gefühlszuständen bestehen, daß der Begriff »Depression« unscharf und mehrdeutig sei und schließlich, daß depressive Patienten nur schwer dazu zu bewegen seien, über ihre Probleme in Verhaltenskategorien zu reden. Blöschl (1975, S. 1) meint, daß »... depressive Zustandsbilder durch ihre Globalität einer verhaltenspsychologisch orientierten Analyse zunächst nicht selten große Schwierigkeiten entgegensetzen«.

Ferster hat als erster in einer Reihe von theoretischen Beiträgen (1965, 1966, 1973, 1975) die Grundstrategie eines verhaltenstheoretischen Erklärungsansatzes für depressives Verhalten abgesteckt; er bediente sich dabei einer schon traditionsreichen Methode Skinnerscher Forschung, der funktionalen Verhaltensanalyse, und hat damit entscheidende Impulse geliefert, die andere Autoren veranlaßten, das Problem der Entstehung depressiven Verhaltens empirisch anzugehen und erste brauchbare Therapieansätze daraus abzuleiten.

Die wichtigsten Versuche dieser Art werden im folgenden im Anschluß an Fersters Analyse dargestellt und diskutiert.

1. Fersters funktionale Analyse depressiven Verhaltens

»Um Verhalten zu klassifizieren, müssen wir sowohl statische als auch dynamische Faktoren berücksichtigen, oder, anders ausgedrückt, eine topographische und eine funktionale Analyse durchführen«, schreibt Ferster (1965, S. 9). Beide Betrachtungsweisen sind notwendig: die topographische, in der die Verhaltensereignisse objektiv beschrieben werden, und die funktionale, die dynamische Verbindung zwischen den Verhaltensäußerungen und den sie kontrollierenden Bedingungen der Umgebung herstellt.

1.1. Schritte einer funktionalen Analyse depressiven Verhaltens

Die Analyse beinhaltet die 3 folgenden charakteristischen Schritte:

1. Die für Depression typischen Verhaltensweisen werden objektiv definiert. Dabei werden die Einzelelemente des depressiven Syndroms berücksichtigt, die aus der bisherigen klinischen Erfahrung heraus als relevant erscheinen. Basis der Analyse sind demnach weitgehend die klinischen Daten der üblichen phänomenologischen Beschreibung. Doch ihre Klassifikationsweise ist verschieden. Im Vordergrund stehen nicht topographische Aspekte; diese Betrachtung ist nur der erste Schritt. Topographisch gleiches Verhalten kann verschiedene Funktionen haben, in unterschiedlichen Sinneszusammenhängen stehen: Durch die Straße zu schleichen mag bei einer Person ein für deren depressives Gesamtverhalten typisches Verhalten darstellen, in einem anderen Fall mögen Ermüdung, in einem dritten »noch Zeit vertrödeln müssen bis zum Rendez-vous« ausschlaggebende Bedingungen sein. Informationsreicher ist laut Ferster eine Klassifizierung gemäß Funktionsklassen. Klagen, Jammern, um Hilfe bitten wären z. B. eine Verhaltensklasse, denen die – wenn auch uneffektiv realisierte – Funktion zukäme, aversive Stimulation zu beenden oder zu mildern.

2. Zweiter Schritt ist die Auszählung der Verhaltenshäufigkeit. Was den Depressiven vom Normalen unterscheidet, ist nicht so sehr das Vorhandensein topographisch einzigartiger Verhaltensweisen. Mit Ausnahme der Verhaltensklasse »Selbstmordhandlungen« zeigt wohl auch jeder Normale hin und wieder depressionstypisches Verhalten, wie z. B. Klagen, Weinen, Selbstkritik. Was den Unterschied zwischen Normalen und Depressiven ausmacht, sind die Häufigkeitsunterschiede dieser Verhaltensweisen sowie deren relativer Anteil im gesamten gezeigten Verhaltensrepertoire des Individuums. Die Frequenz einzelner Verhaltensweisen als kontinuierliche Variable spiegelt also am geeignetsten die realen Gegebenheiten bzw. Unterschiede zwischen verschiedenen Individuen wider.

3. In einem dritten Schritt der funktionalen Analyse sollen die Prozesse festgestellt werden, die die aufgefundenen Verhaltenshäufig-

keitsverteilungen erklären, d. h. man versucht in Anlehnung an die psychologische Grundlagenforschung die Bedingungen zu eruieren, die für die beobachteten Verhaltenshäufigkeiten verantwortlich sind.

Durch eine solche Vorgehensweise können nach Ferster klinische Phänomene objektiv und valide bestimmt werden. Darüber hinaus hat eine funktionale Analyse den Vorteil, daß aus ihr therapeutische Strategien direkt ableitbar sind. Hat man die Bedingungen erfaßt, die für bestimmte Verhaltenshäufigkeiten [1] verantwortlich sind, ist damit auch der Ansatzpunkt für Veränderungen gegeben.

Im weiteren sollen nun die für Depression typischen Häufigkeitsverteilungen näher analysiert und anschließend die Prozesse diskutiert werden, die gemäß den Ergebnissen der Verhaltenstheorie dafür verantwortlich sein können.

1.2. Charakteristika des typisch depressiven Verhaltensrepertoires

Nach Ferster (1966, 1973, 1975) ist das typische Verhalten in der Depression durch folgende Besonderheiten gekennzeichnet:

– Durch eine übermäßige Häufigkeit von Meide- und Fluchtverhalten vor aversiver Stimulation, meist in Form von Klagen, Hilfeersuchen u. ä. sowie durch eine Überhäufigkeit von irrationalem und unüblichem Verhalten.

– Durch eine geringe Häufigkeit von aktiven, positiv oder negativ verstärkten Verhaltensweisen, die direkte Kontrolle über die Umweltbedingungen ausüben.

Die beiden Charakteristika depressiven Verhaltens, die in Exzessen in bestimmten Klassen von Verhaltensweisen und in Defiziten bezüglich anderer bestehen, sollen im folgenden näher analysiert werden.

1.2.1. Verhaltensexzesse:

Meide- und Fluchtverhalten vor aversiver Stimulation stellen einen großen Anteil der von Depressiven gezeigten Verhaltensweisen dar. Meist äußern sie sich in Form von Klagen, Hilfebitten u. ä. Hauptcharakteristikum dieser Verhaltensklasse ist, daß es sich zum Großteil

[1] Ferster versteht wie fast alle heutigen Verhaltenstheoretiker Verhalten in einem weiten Sinne. »Offenes« und »verdecktes« Verhalten (etwa Gedanken) sind gleichermaßen gemeint und beide sind Objekte der Verhaltensanalyse. Die angeführten Zitate aus Werken in englischer Sprache wurden von den Autoren dieses Kapitels selbst übersetzt.

um – zumindest langfristig – wenig effektives Verhalten handelt. Der aversive Stimulus wird nicht durch aktives Handeln aus dem Weg geräumt oder effektiv vermieden. Ein negativ verstärkter Operant liegt im Grunde nicht vor. Es ist eher eine Zurkenntnisnahme der aversiven Bedingungen.

Skinner (1957) hat derartige verbale Reaktionen analysiert und »abergläubische mands« genannt. Er versteht darunter verbale Verhaltensweisen operanten Charakters, d. h. solche, die durch positive Konsequenzen oder durch Wegfall von negativen aufrechterhalten werden. Er erklärt ihr Auftreten durch den Umstand, daß ähnliche Reaktionen in der Vergangenheit erfolgreich waren. Sie stellen also die quasi-abergläubische Übertragung von Reaktionen, die in ähnlicher Form in der Vergangenheit erfolgreich waren, auf Situationen dar, in denen dieses Verhalten nicht erfolgreich sein kann.

Das Auftreten dieser verbalen Reaktionen ist nach Ferster (1973) wahrscheinlich, wenn folgende Bedingungen gegeben sind: Einmal liegt eine Situation vor, in der die aversive Stimulation stark genug ist, um Flucht- und Vermeidungsverhalten hervorzurufen. Zum anderen verfügt der Mensch, der mit dieser Situation konfrontiert ist, über kein Verhalten, das zur Beendigung der aversiven Stimulation führen kann, oder aber eine solche Beeinflussung der Situation ist grundsätzlich unmöglich. In diesem Fall wird auf ein Verhalten (die abergläubischen »mands«) zurückgegriffen, das eine gewisse Ähnlichkeit mit Verhalten hat, das in der Vergangenheit effektiv war, insoferne es zur Beendigung negativer Reize geführt hat (also negativ verstärkt wurde) [2].

Klagen und ähnliches Verhalten ist in der Depression oft von scheinbar sinnlosem, agitiertem Verhalten begleitet, wie Hände reiben, zwanghaftes Reden usw. Diese Verhaltensweisen haben eine ähnliche Funktion wie die Klagen; sie dienen dazu, andere aversive Bedingungen wie Schweigen oder Nicht-Verhalten zu beenden; sie stellen also eine Art Fluchtverhalten vor diesen anderen aversiveren Bedingungen dar.

[2] Ferster (1973) gibt folgendes Beispiel: Die relativ ineffiziente verbale Reaktion »Wenn's nur aufhören würde zu regnen« ist ein abergläubisches ›mand‹, das emittiert wird, weil eine Reaktion wie »Hör auf, mich mit Wasser zu bespritzen« in der Vergangenheit erfolgreich war.

Wichtig ist, daß nach Ferster dieses gesamte Flucht- und Meideverhalten nur deshalb auftritt, weil kein wirksameres Verhalten zur Beendigung der aversiven Stimulation zur Verfügung steht. Bizarres und irrationales Verhalten, das in der Depression übermäßig häufig vorkommen kann (besonders bei sog. agitierten Depressionen), steht nach Ferster so sehr im Vordergrund, weil kein angemessenes Verhalten zu dem Zeitpunkt zur Verfügung steht und Nicht-Verhalten höchst aversiv wäre.

Es scheint also, daß jeder Faktor, der eine zeitweilige oder langdauernde Reduktion positiv (oder auch negativ) verstärkten Verhaltens zur Folge hat, sozusagen als Beiprodukt solche merkwürdigen atavistischen Verhaltensweisen produziert.

Das Verhalten des Depressiven ist also vorwiegend passiv. Er reagiert reflexartig auf seine Umwelt, nicht spontan und *reziprok* wie der Normale. Sein Verhalten wird in sozialen Interaktionen hauptsächlich durch Aufforderungen o. ä. hervorgerufen, d. h. es steht zum Großteil unter negativer Kontrolle. Dadurch ergeben sich langfristig unbefriedigende Beziehungen, denn selten herrschen zwischen beiden Sozialpartnern positive gegenseitige Verstärkungskreise vor.

Das starke Überwiegen negativ verstärkter Verhaltensweisen hat einen weiteren großen Nachteil: Der Umstand, daß jemand häufig negativ verstärktes Verhalten emittiert, führt dazu, daß er zur gleichen Zeit wenig Verhalten zeigen kann, das durch positive Verstärkung aufrechterhalten wird.

1.2.2. Verhaltensdefizite:

Die Haupteigenart des depressiven Verhaltensrepertoires ist nach Ferster eine Reduktion desjenigen Verhaltens, das eine »normale« Interaktion mit der Umgebung garantiert (instrumentales Verhalten).

Nach ihm gibt es vor allem 2 Möglichkeiten, sich in Gegenwart aversiver Stimulation zu verhalten: 1. Direkte Aktion, die dazu angetan ist, die aversive Stimulation im Sinne einer Reduktion der aversiven Elemente aktiv zu verändern. 2. Indirekte Aktivität, wie Klagen (abergläubisches Meide- und Fluchtverhalten), die die aversive Situation nur zur Kenntnis nehmen. Dieses Verhalten ist vorwiegend passiv, da es sehr wenig Aussicht gibt, die aversive Situation wirklich zu verändern.

Ein anderer Aspekt der Passivität des Depressiven zeigt sich an seinem Verhalten in sozialen Interaktionen.

Solche Interaktionen sind oft dadurch gekennzeichnet, daß jeder Partner die jeweiligen Aktionen des anderen positiv verstärkt. Der Depressive verhält sich in solchen Situationen durchwegs passiv, d. h., er leitet wenig Interaktionen ein und reagiert oft nicht auf die Aktionen des Partners, der dadurch verleitet wird, die Kommunikation einzuschränken – die Folge für den Depressiven ist eine immer geringer werdende Menge an sozialer positiver Verstärkung.

Fersters Fazit aus seiner Analyse depressiven Verhaltens lautet also: Der Depressive unterscheidet sich vom Normalen in der relativen Häufigkeit bestimmter Verhaltensklassen, d. h. die wichtigsten Daten sind Häufigkeitsangaben.

Das Verhalten, das der Depressive übermäßig häufig zeigt (Klagen usw.), kommt auch beim Normalen vor, und das Verhalten, das er relativ selten zeigt (direkte Aktion zur Veränderung der Umwelt, adäquates, positiv verstärktes Sozialverhalten), ist potentiell in seinem Repertoire vorhanden, wird aber wohl zur Zeit durch die besonderen Bedingungen seiner aktuellen Umgebung nicht aufrechterhalten.

1.3. Ansätze zur Erklärung der charakteristischen Verhaltenshäufigkeiten

Als dritter Schritt der funktionalen Analyse sollen gemäß den Ergebnissen der psychologischen Grundlagenforschung die Prozesse eruiert werden, durch die die typischen Häufigkeitsverteilungen, besonders die Reduktion des operanten Verhaltens, erklärt werden können.

Eine Anzahl von Prozessen scheint erklären zu können, wie die typischen Häufigkeitsverschiebungen, die das Verhalten Depressiver von dem Normaler unterscheiden, entstehen. Ferster meint, daß in der Regel eine Kombination dieser Prozesse am Werk ist, deren Zusammenfallen schließlich die Depression hervorruft.

1.3.1. Einschränkendes Beobachtungsrepertoire:

Von Depressiven wird in vielen klinischen Beschreibungen behauptet, daß sie ihre Umgebung unvollkommen und verzerrt wahrnehmen (Beck 1967, Chodoff, 1973). Sie mißdeuten ihre körperlichen und anderen Fähigkeiten, unterschätzen ihre Kompetenz, überschätzen persönliche Fehlleistungen und mißdeuten das Verhalten, das andere Personen im Umgang mit ihnen zeigen. Diese Sichtweise schlägt sich in einem Verhalten nieder, das selten positiv verstärkt wird, weil es oft den objektiven Gegebenheiten der Umgebung ungenügend Rechnung trägt.

Der Depressive weist also ein Wahrnehmungsdefizit auf, das zu einer beschränkten Aufnahme der Umgebung führt. Er faßt schlecht sich verändernde Gegebenheiten in seiner Umwelt auf, und seine starre und unplastische Auffassungsweise hindert ihn daran, die Umgebung normal zu erkunden und ein ihr angepaßtes Verhalten zu äußern, das positiv verstärkt wird.

1.3.2. Verhinderung einer kumulativen Entwicklung des Verhaltensrepertoires:

Normale Entwicklung und Wachstum können als eine dauernde Annäherung an ein komplexes Repertoire angesehen werden. Kommt es zu einer Unterbrechung in dieser Entwicklung, weil die Verstärkungskontingenzen in der Umwelt das aktuelle Verhalten in einem bestimmten Lebensabschnitt nicht genügend aufrechterhalten, so kann eine absteigende Spirale entstehen: mangelnde Verstärkung führt zu einer Reduktion bestimmter Verhaltensweisen, daraus resultiert eine noch schlechtere Anpassung an die Umgebung, die wiederum noch ungünstigere Verstärkungsbedingungen mit sich bringt, woraus eine weitere Reduktion des Verhaltens folgt usw.

Solche Blockierungen in der Entwicklung des Verhaltensrepertoires treten vornehmlich im Säuglingsalter und in der frühen Kindheit auf, weil in diesen Perioden das Repertoire stark an Komplexität zunimmt.

So kann ein Kind, das nicht gelernt hat, sein Verhalten in eine sehr intime Interaktion mit dem Verhalten seiner Mutter zu bringen, ein bleibendes Defizit entwickeln: Es wird später unfähig sein, sich an subtilen Reizen in sozialen Interaktionen zu orientieren und sein Verhalten daran anzupassen; die Folge kann ein verarmtes und inadäquates soziales Verhalten sein, das in sozialen Interaktionen wenig positive Verstärkung erfahren wird.

1.3.3. Besondere Verstärkerpläne:

Verstärkerpläne, die große Mengen an Verhalten erfordern, damit wichtige Veränderungen in der Umwelt bewirkt werden, führen zu einem besonders störanfälligen Verhalten (Skinner 1938; Ferster u. Skinner 1975). Typisch als Ergebnis solcher Verstärkerpläne, die eine große vorher festgelegte Anzahl von Reaktionen [3] erfordern, sind

[3] ›Festintervallverstärkung‹ im Sinne Skinners (Hilgard und Bower 1973, S. 136).

lange Inaktivitätsperioden nach der erfolgten Verstärkung. Ferster und Skinner (1957) konnten zeigen, daß Tauben, deren Verhalten unter der Kontrolle solcher Verhältnisverstärkerpläne steht, oft verhungern würden, weil sie zeitweilig ein solch niedriges Aktivitätsniveau zeigen, daß sie die Menge an Verhalten, die für die Verstärkung erforderlich wäre, nicht aufbringen.

Ein variabler Verstärkungsplan, der ungefähr die gleiche Verhaltensmenge für einen Verstärker verlangt, ist hingegen in der Lage, das Aktivitätsniveau besser und stabiler aufrechtzuerhalten.

Ferster (1975) spekuliert, daß solche variablen Verstärkerpläne für berufliche Aufbauphasen charakteristisch sein könnten (d. h. eine variable Menge an Arbeit ist für die Erlangung der Verstärker erforderlich), relativ starre Verhältnisverstärkerpläne hingegen für die daraufhin einsetzende Routinetätigkeit; diese Übergangszeit wäre also eine kritische Periode für die Entstehung von Depressionen.

1.3.4. Umweltveränderungen:

Ferster geht davon aus, daß das beim Depressiven seltene aktive (operante) Verhalten im Repertoire des jeweiligen Individuums durchaus potentiell vorhanden ist bzw. sein kann, sein Auftreten aber an bestimmte Kontingenzen und bestimmte diskriminative Stimuli (also Stimuli, die die Angebrachtheit eines Verhaltens und dessen wahrscheinliche Verstärkung signalisieren) gebunden ist. Das Verhalten tritt also nur unter einer Reihe spezifischer Bedingungen auf. Liegen diese Bedingungen nicht oder nicht mehr vor, wird auch das Verhalten unwahrscheinlicher und tritt letztlich nicht mehr auf.

Übliches, alltägliches Verhalten findet statt, solange die Umweltbedingungen günstig sind, d. h. solange das Verhalten durch Verstärkung aufrechterhalten wird.

Plötzliche bedeutende Veränderungen in der Umgebung können zu einem Kollabieren des Verhaltens führen. (So kann z. B. beim Tod eines Lebensgefährten, unter dessen Kontrolle nahezu das gesamte Verhalten stand, eine starke Häufigkeitsreduktion eintreten. Ein anderes Beispiel ist die Pensionierung: Das jahrelang produzierte Verhalten wird nicht mehr verstärkt, und neues Verhalten, das in der Umgebung verstärkt werden würde, hat keine ausreichende Verstärkungsgeschichte, um mit einer gewissen Stabilität versehen zu sein.)

Solche plötzlichen Umweltveränderungen können als Verlust von wichtigen Verstärkerquellen beschrieben werden, aber auch als Verlust von wichtigen diskriminativen Reizen mit sekundär verstärkendem Charakter – der Effekt auf das operante Verhalten ist der gleiche und besteht in der Reduktion seiner Häufigkeit.

1.4. Kurze Diskussion des Ferster'schen Ansatzes

Fersters Versuch einer objektiven Bestimmung der depressiven Verhaltenseigenarten hat sich theoretisch als sehr fruchtbar und von großer therapeutischer Relevanz erwiesen. Sein Hauptverdienst liegt darin, nicht bei der üblichen topographischen Beschreibung der depressiven Verhaltensäußerungen stehengeblieben zu sein, sondern die Vielfalt der Einzelelemente des depressiven Syndroms zu funktionalen Verhaltensklassen zusammengefaßt zu haben, dadurch, daß er die Einzelverhaltensweisen in einem dynamischen Zusammenhang mit vorangegangenen und nachfolgenden Umweltbedingungen sieht.

Ferster schreibt: »Ob ein Mensch, der sich langsam bewegt, ›depressiv‹ ist oder sich lediglich langsam bewegt, kann nicht einfach und reliabel dadurch bestimmt werden, daß man allein sein Verhalten beobachtet. Der Bezug dieses Verhaltens zu Ereignissen in der vorangegangenen gegenwärtigen Umgebung ist das kritische Element der Beschreibung« (1965, S. 9).

Die funktionale Analyse liefert eine systematische Beschreibung, in der die Bedeutung der Aktivitäten einer Person durch die Weise bestimmt wird, wie sie sich auf die Umgebung »beiderseits der Haut«, wie Ferster sich ausdrückt, auswirken.

Dabei ist es durchaus möglich, daß topographisch verschiedene Verhaltensmuster zur selben funktionalen Klasse gehören und topographisch identische Verhaltensweisen verschiedenen Klassen angehören, je nach ihrer Verbindung mit Umweltbedingungen.

Auch Fersters These, daß Depressive sich von Nicht-Depressiven hauptsächlich bezüglich der Häufigkeiten einzelner Verhaltensklassen unterscheiden, ist von großer Bedeutung. Dadurch wird es möglich, die Brücke zu Ergebnissen der psychologischen Grundlagenforschung zu schlagen; es können systematisch die Prozesse mit depressivem Verhalten in Verbindung gebracht werden, die in Laboratoriumsversuchen ähnliche Häufigkeitsverschiebungen hervorgebracht haben, wie sie bei depressiven Patienten beobachtet wurden.

Es können nun theoretische Überlegungen darüber angestellt werden, durch welche therapeutischen Manipulationen die bei typisch depressiven Häufigkeitsverteilungen beteiligten Prozesse so zu beeinflussen sind, daß dadurch eine Verhaltensänderung in Richtung »Normalität« eingeleitet werden kann; darüber hinaus können die Ergebnisse der Therapie etwa anhand von Grundratenvergleichen der Häufigkeiten einzelner Verhaltensklassen objektiviert werden.

Ein problematischer Aspekt der Fersterschen Betrachtungsweise ergibt sich allerdings aus der unterschiedlichen Bedeutung, die er den übermäßig häufigen Verhaltensklassen und den Verhaltensdefiziten verleiht. Ferster weist mehrmals (1966, 1973, 1975) darauf hin, daß für ihn das wesentliche Merkmal depressiven Verhaltens die Reduktion der Häufigkeit derjenigen Reaktionsklassen ist, die eine aktive Auseinandersetzung mit der Umgebung gewährleistet. Es handelt sich, funktional gesehen, um solche Verhaltensweisen, die durch positive oder negative Verstärkung aufrechterhalten werden.

Es ist sicher sehr nützlich, auf diesen Aspekt des depressiven Syndroms, der wie Blöschl (1975, S. 4) bemerkt, »... klinischerseits als Apathie, Interesselosigkeit, Verlangsamung etc. ...« beschrieben wird, die zentrale Aufmerksamkeit zu richten und zu analysieren, durch welche umweltabhängigen Umstände eine Reduktion dieser Verhaltensklasse erklärbar ist.

Bezüglich der Anteile des depressiven Verhaltensrepertoires, die durch übermäßige Häufigkeit auftreten, vertritt Ferster die Auffassung, daß sie lediglich an prominenter Stelle (bezüglich ihrer Häufigkeit) stehen, weil andere, adäquate Verhaltensweisen fehlen oder nur selten auftreten.

Klagen und ähnliche »abergläubische Vermeidungsversuche« sind danach lediglich so häufig, weil keine effektiveren Verhaltensweisen zur Beendigung der aversiven Stimulation zur Verfügung stehen, und bizarres, irrationales Verhalten (wie sinnlose Agitation) kommt so häufig vor, weil andere aversivere Bedingungen, wie Schweigen, Nicht-Verhalten, Angst-produzierende Aktivitäten, dadurch »überspielt« werden.

Er schreibt (1975, S. 32): »Die Häufigkeit solcher Verhaltensweisen mag hoch sein, weil sie nicht in Konkurrenz mit anderen, wichtigen Aktivitäten stehen ...« Wenn das normale Verhaltensrepertoire besser aufrechterhalten würde, würden solche trivialen Verhaltensweisen weniger häufig vorkommen.

Mag man auch die Ansicht Fersters akzeptieren, daß derlei Verhalten auf die von ihm beschriebene Art und Weise zustande kommt und weitgehend ineffizient ist (etwa bei der Vermeidung aversiver

Stimulation), so kann man doch nicht eine sekundäre Funktionalität, besonders in Sozialkontakt zwischen Depressiven und anderen absprechen. Eine Verhaltensklasse wie Klagen, Hilfebitten usw. sollte in ihrer Wichtigkeit nicht unterschätzt werden. Gerade die zumindest intermittierende Verstärkung dieser Verhaltensweisen seitens der sozialen Umwelt kann oft wesentlich zur Aufrechterhaltung des ganzen depressiven Syndroms beitragen. Oft wird der Depressive nur noch für diese Verhaltensklassen gleichsam differentiell verstärkt.

Solche Verhaltensweisen können damit letzten Endes zur effektiven Strategie werden, mit der sich der Depressive im Sozialkontakt immer wieder kurzfristige Vorteile verschafft. Und dabei kann das Erlernen anderer Verhaltensmuster, die effizienter sind im Sinne Fersters, d. h. langfristig gesehen die größeren Vorteile bieten, verhindert werden. Von daher ist es sicher nicht korrekt, diesen Verhaltensweisen keinerlei kausale Bedeutung zuzumessen; zumindest für die Aufrechterhaltung der Depression gilt dies nicht (auf dieses Problem wird noch eingegangen).

Es bleibt Fersters Verdienst, einen lerntheoretischen Rahmen geliefert zu haben, innerhalb dessen einzelne verhaltenstheoretische Hypothesen bezüglich der Entstehung depressiven Verhaltens einer empirischen Überprüfung unterzogen werden können. Die Versuche in dieser Richtung behandeln wir im folgenden.

2. Depressives Verhalten als Folge mangelnder positiver Verstärkung

Die Annahme, daß Verluste eine wesentliche Determinante vieler Formen depressiven Verhaltens darstellen, ist in der klinischen Literatur häufig vertreten worden. So schreibt Freud (1916, S. 430) von der Melancholie: »In einer Reihe von Fällen ist es offenbar, daß auch sie Reaktion auf den Verlust eines geliebten Objektes sein kann«, und Parkes (1974) faßt Depression als eine atypische Form von Gram über einen Verlust auf. Auch die schon behandelten empirischen Untersuchungen über wichtige Lebensereignisse im Vorfeld depressiver Episoden deuten, trotz des relativ undifferenzierten Charakters der verwandten Erhebungsmethoden, darauf hin, daß viele Ereignisse, über die häufig berichtet wird, als »unerwünschte Austritte aus dem sozialen Feld« (Paykel et al., 1969), also als Verlusterlebnisse angesehen werden können.

Diese Ereignisse werden Ferster zufolge als Bedingungen angesehen, die zu einer Reduktion der Häufigkeit verhaltenskontingenter positiver Verstärker führen. Dabei werden unter positiven Verstärkern diejenigen Konsequenzen von operanten Verhaltensweisen verstanden, die deren Auftretenswahrscheinlichkeit erhöhen (Skinner, 1953).

Ein erster systematischer Versuch, eine Reihe von Hypothesen über Verstärkerverlust oder -mangel als kritische Bedingungen für die Entstehung depressiven Verhaltens zu formulieren, wurde von Lewinsohn und seinen Mitarbeitern geleistet.

2.1. Lewinsohns Annahmen über die Entstehung depressiven Verhaltens

Wie Ferster definiert Lewinsohn (1974) Depression als ein Syndrom von Verhaltensweisen, die in deskriptiven Studien klinischer Fälle identifiziert wurden (Grinker, Miller, Sabshin, Nunn u. Nunelly, 1961). Dabei sieht er dieses Syndrom sowohl als überdauerndes Merkmal eines Individuums (trait) als auch als vorübergehenden Zustand, der einen verschiedenen Ausprägungsgrad (state) haben kann, an.

Folgende Annahmen wurden über die Entstehung dieses Verhaltenssyndroms aufgestellt (Lewinsohn, 1974):

A. Eine geringe Rate an verhaltenskontingenten positiven Verstärkern wirkt auslösend für eine Reihe von depressiven Verhaltensweisen, wie dysphorische Empfindungen, Klagen über somatische Symptome, Niedergeschlagenheit etc.

B. Eine geringe Rate an verhaltenskontingenten positiven Verstärkern ist auch eine hinreichende Erklärung für andere Teile des depressiven Syndroms wie eine geringe Verhaltensrate. Bezüglich dieses Aspekts kann man den Depressiven als jemanden ansehen, der sich unter lang anhaltenden Löschungsbedingungen befindet.

C. Die Gesamtmenge der positiven Verstärker, die ein Individuum zu einem bestimmten Zeitpunkt erlangt, ist eine Funktion von drei Variablenkomplexen:

a) Von der Anzahl von Ereignissen und Aktivitäten, die potentiell verstärkend sind; diese Gesamtmenge der potentiellen Verstärker ist eine Variable, innerhalb der es individuelle Differenzen gibt, die auf die Lerngeschichte, aber auch auf die körperliche Ausstattung wie auf Alter, Geschlecht etc. zurückgeführt werden können.

b) Von der Menge der verfügbaren Verstärker, also von der Anzahl

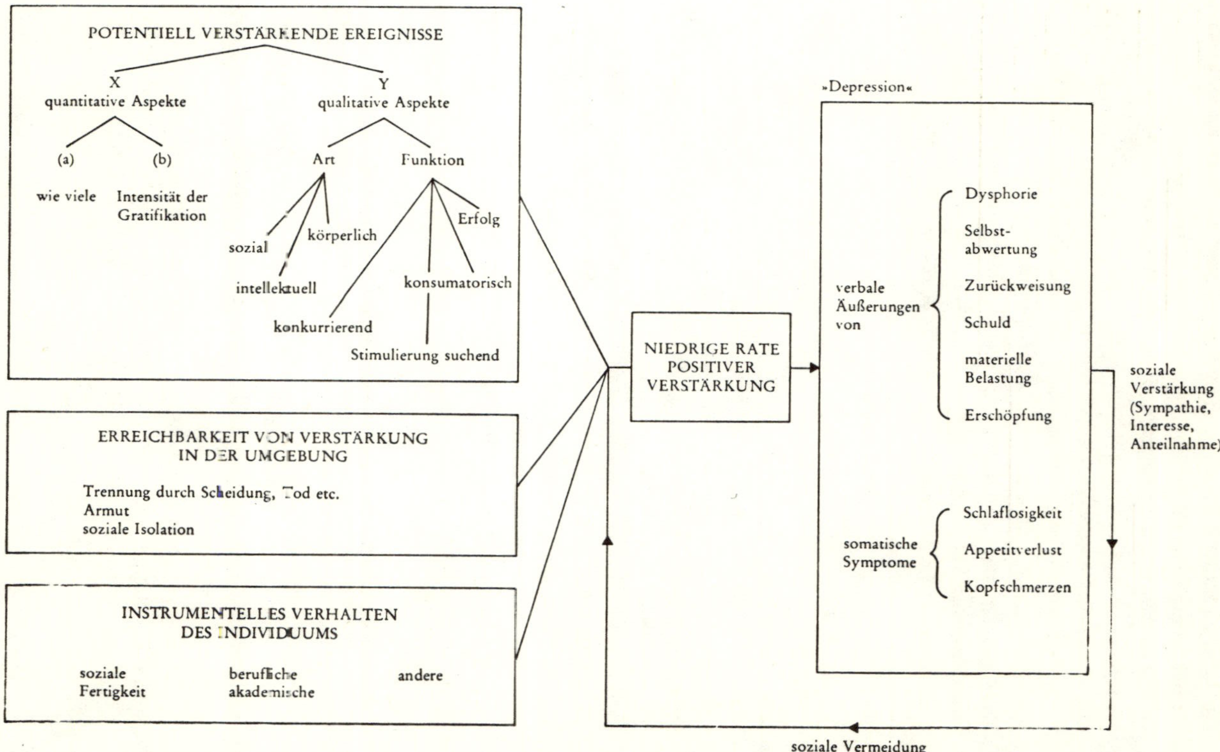

Schema 1: Schematische Darstellung der Entstehung und Aufrechterhaltung von »Depressivem« Verhalten (Lewinsohn, 1974, S. 159).

der verstärkenden Ereignisse, die zu einem bestimmten Zeitpunkt unter bestimmten Umweltbedingungen erreicht werden.
c) Vom instrumentellen Verhalten des Individuums, d. h. von seiner Fertigkeit, sich so zu verhalten, daß in der jeweiligen Umgebung auf das Verhalten die Verstärker folgen.

D. Das auf die oben beschriebene Art zustandegekommene depressive Verhalten wird kurzfristig durch kontingente positive Verstärkung aus der sozialen Umgebung (etwa in Form von Sympathie, Hilfeangebote etc.) aufrechterhalten.

Das umseitige Schema nach Lewinsohn soll diese Zusammenhänge noch einmal verdeutlichen.

2.2. *Empirische Ergebnisse*

Aus diesen Annahmen lassen sich eine Reihe von Hypothesen ableiten, die einer empirischen Prüfung zugänglich sind (Lewinsohn, 1974).

1. Die Gesamtmenge an verhaltenskontingenten positiven Verstärkern, die Depressive erhalten, ist geringer als die, die Nicht-Depressive erhalten. Bezogen auf ein Individuum ist diese Menge geringer, wenn es depressiv ist, als wenn es nicht depressiv ist.

2. Der Beginn einer Depression geht einher mit einer Reduzierung der verhaltenskontingenten positiven Verstärker, eine Verbesserung hingegen mit einer Steigerung.

3. Die Intensität der Depression kovariiert mit der Menge der verhaltenskontingenten positiven Verstärker.

Bei einer Bestätigung der oben genannten Hypothesen können die Unterschiede in der Menge der zu einem bestimmten Zeitpunkt erlangten positiven Verstärker zurückgeführt werden auf
a) Unterschiede in der Anzahl und Art der potentiell verstärkenden Aktivitäten und Ereignisse,
b) auf unterschiedliche Umweltbedingungen, die als Grad der Erreichbarkeit dieser potentiellen Verstärker beschrieben werden können,
c) auf unterschiedliche Verhaltensweisen des betreffenden Individuums, die mehr oder weniger geeignet sind, die potentiell erreichbaren Verstärker unter den jeweiligen Umweltbedingungen wirklich zu erreichen,
d) auf eine Kombination dieser Faktoren.

Die wichtigsten empirischen Überprüfungen dieser Hypothesen, die bisher von Lewinsohn und seiner Gruppe und von anderen Autoren erfolgten, sollen nun kurz dargestellt und anschließend diskutiert werden. Doch zuvor sei darauf hingewiesen, daß Lewinsohn in seinen Untersuchungen drei Vergleichsgruppen heranzieht.

Die Gruppe der Depressiven wird einer psychiatrischen Kontrollgruppe und einer Normalkontrollgruppe gegenübergestellt. Zuordnungskriterien zu den verschiedenen Populationen sind zumeist die erhaltenen Werte in der Byrne-Skala des MMPI (Byrne, 1964) und die aus dem Grinker-Interview (Grinker et al., 1961) entnommenen Daten.

Dieses Vorgehen, das eine psychiatrische Kontrollgruppe miteinbezieht, hat den Vorteil, daß depressionsspezifische Unterschiede ermittelt werden können. Ohne die psychiatrische Kontrollgruppe könnten sich – eventuell ergebende – Unterschiede zwischen den Depressiven und Normalen zweideutig entweder als reale Unterschiede zwischen diesen beiden Populationen oder aber als Unterschiede zwischen psychisch Kranken allgemein und Normalen interpretieren lassen.

Hinzuzufügen wäre noch ein weiteres Charakteristikum der Lewinsohnschen Untersuchungsreihen. Die Gruppe der depressiven Versuchspersonen setzten sich meist aus leicht bis mittelschwer Depressiven zusammen. Zu einzelnen Untersuchungen wurden vorwiegend Studenten hinzugezogen.

2.2.1. Zusammenhänge zwischen Depression und Rate der verhaltenskontingenten Verstärker:

Um den Zusammenhang zwischen Depression und der Menge der von einem Individuum über einen bestimmten Zeitraum erhaltenen verhaltenskontingenten positiven Verstärkung zu untersuchen, muß ein Meßinstrument zur Verfügung stehen, das diese Menge zu erfassen vermag. Eine direkte Erfassung dieser Variable würde langwierige, systematische Beobachtungen implizieren. Das würde eine äußerst aufwendige Arbeit darstellen und dürfte für den Praktiker im Therapeutenalltag (der ja zu diagnostischen Zwecken beispielsweise auch an der Erfassung dieser Variable interessiert sein muß) nicht im Bereich des Durchführbaren liegen. Lewinsohn et al. (1972) entwickelten deshalb ein Meßinstrument, das zwar nur mehr eine engverwandte, dafür aber zugänglichere Variable erfaßt. Es handelt sich um den PES (Plesant Events Schedule). Dieser paper-pencil-Test besteht aus 360 Items, die potentiell verstärkende, d. h. angenehme Aktivitäten oder Ereignisse beinhalten. Der Proband nun hat bei jedem Item zweierlei einzuschätzen:

a) Wie oft ist diese Aktivität bzw. dieses Ereignis im letzten Monat vorgekommen?

Bei der Beantwortung können 1 bis 3 Punkte verteilt werden: 1 Punkt: nicht passiert, 2 Punkte: einige Male (1–6mal) in dem Monat vorgefallen, 3 Punkte: oft passiert (7 und mehr Male). Lewinsohn et al. gehen davon aus, daß der erhaltene Punktwert auf dieser Skala (Skala I) in etwa die Häufigkeit der erhaltenen Verstärkungen im angesprochenen vergangenen Monat widerspiegelt.

b) Die zweite für jedes Item zu beantwortende Frage lautet: Wie angenehm ist diese Aktivität bzw. dieses Ereignis durchschnittlich gewesen (bzw. wäre gewesen)?

Auch hier wieder hat der Proband die Möglichkeit, den Annehmlichkeitsgrad auf einer 3-Punkte-Skala einzuschätzen: 1 Punkt: nicht angenehm (neutral oder unangenehm), 2 Punkte: einigermaßen angenehm, 3 Punkte: sehr angenehm. Die Werte dieser Skala (Skala II) sollen die subjektiv empfundenen Verstärkerwerte oder -valenzen der einzelnen Aktivitäten oder Ereignisse wiedergeben. Es soll das potentielle Verstärkungsrepertoire eines Individuums erfaßt werden.

Die Multiplikation dieser beiden Skalenwerte, d. h. die Häufigkeit bestimmter Aktivitäten und Ereignisse innerhalb eines Zeitraums multipliziert mit den entsprechenden empfundenen Annehmlichkeitswerten, soll in etwa die Menge der von dem Probanden erhaltenen positiven verhaltenskontingenten Verstärker über einen bestimmten Zeitraum ergeben (Skala III). Der PES ist also ein Meßinstrument, mit dessen Hilfe man den Zusammenhang zwischen Depression und der Menge der verhaltenskontingenten Verstärker zu untersuchen vermag.

Im folgenden sollen nun einige der durchgeführten Untersuchungen geschildert werden, die den Zusammenhang zwischen Depression und – mittels der PES gemessener – verhaltenskontingenter Verstärkungsrate untersuchen.

Die erste Untersuchung (MacPhillamy und Lewinsohn, 1972) hatte die Überprüfung folgender Hypothesen zum Ziel:

a) Depressive zeigen eine geringere Aktivitätenfrequenz als die beiden Kontrollgruppen.

b) Ihr potentielles Verstärkerrepertoire ist weniger umfangreich als das der anderen beiden Gruppen.

c) Daraus ergibt sich, daß die Gesamtmenge erhaltener verhaltenskontingenter Verstärker innerhalb eines Zeitraums bei Depressiven niedriger als bei den beiden Kontrollgruppen ist.

Alle drei Hypothesen konnten bestätigt werden. Depressive hoben sich von den andern beiden Populationen signifikant in der vermuteten Richtung ab. Sie hatten eine geringere Aktivitätenrate (Skala I des PES), schätzten weniger Items als angenehm ein (Skala II des PES) und die von ihnen erhaltene Menge positiver verhaltenskontingenter Verstärkungen innerhalb des erfragten Monats war ebenfalls signifikant geringer als die der beiden Vergleichsgruppen (Skala III des PES-Wertes der Skala I multipliziert mit denen der Skala II).

Eine andere Untersuchung (Lewinsohn und Libet, 1972) hatte die Prüfung einer anderen der Lewinsohnschen Grundannahmen zum Ziel. Postuliert war ein Zusammenhang zwischen der Menge der verhaltenskontingenten Verstärker und der Stimmung eines Individuums, und zwar in dem Sinn, daß bei Depression die verringerte Verstärkerrate auslösend für die depressionstypische Dysphorie sei.

Die Probanden dieser Untersuchung hatten nach Ausfüllen des Gesamt-PES 30 Tage lang die täglich ausgeführten Aktivitäten festzuhalten. Für die täglichen Aufzeichnungen wurde eine auf 160 Items reduzierte PES-Liste verwandt, die für jedes Individuum die von ihm als am angenehmsten eingeschätzten Aktivitäten beinhaltete.

Zusätzlich hatte jeder Proband täglich einmal seine Stimmung einzuschätzen. Meßinstrument hierfür war die DACL (Depression Adjektive Check List, Lubin, 1965).

Untersucht wurden speziell folgende Fragestellungen:

– Besteht ein korrelativer Zusammenhang zwischen den ausgeführten Aktivitäten und den Stimmungsratings?

– Welche zeitliche Richtung hat dieser Zusammenhang, falls er sich ergeben sollte: Hat die Aktivitätenrate des Vortrags, des nachfolgenden Tages oder desselben Tages den engsten Zusammenhang zur Stimmung dieses Tages?

Weiterhin war zu ermitteln, ob die Ausführung bestimmter Aktivitäten einen individuell besonders starken Einfluß auf die Stimmungslage besitzt.

Die Untersuchung erbrachte folgende Ergebnisse:

a) Richtung des Zusammenhangs: Die höchsten Korrelationen ergaben sich zwischen der Aktivitätenrate und der Stimmung *desselben* Tages. Das bedeutet also noch keine endgültige Falsifizierung der Hypothese, daß die verhaltenskontingente positive Verstärkermenge die entsprechende Stimmung (zeitlich verschoben) auslöse.

b) Insgesamt konnte der vermutete korrelative Zusammenhang zwischen Stimmung und Aktivitätenrate bestätigt werden. Die diesbezügliche Hypothese geht aus dieser Untersuchung also zumindest als unwiderlegt hervor. Das Ausmaß der Korrelation jedoch variierte von Proband zu Proband. Höchste Korrelationen ergaben sich zwischen der Stimmung und der nach Annehmlichkeitswertung gewichteten Aktivitätenrate (Skala III).

c) Es ergaben sich eine Reihe von Items, deren Ausführung bei einem Großteil der Individuen einen besonders engen Zusammenhang zur Stimmung besaßen. Es ist nicht überraschend, daß viele dieser Items soziale Verstärker beinhalten. Interessant ist zusätzlich der Befund, daß in *beiden* psychiatrischen Gruppen – also sowohl für depressive wie für nichtdepressive Patienten – eine größere Zahl dieser für die Stimmungslage signifikanten Items vorlag. Eine erste vorsichtige Interpretationsmöglichkeit wäre, daß psychiatrische Gruppen allgemein »labiler« sind und ihre Stimmung abhängiger von bestimmten Ereignissen ist als die »Normaler«.

In einer Untersuchung (Dietz u. Meussen, 1975) an Studenten, die sich für eine Therapie angemeldet hatten und mittels des bei Lewinsohn üblichen Auswahlverfahrens der depressiven Versuchsgruppe zugeordnet wurden, konnten die wichtigsten Ergebnisse Lewinsohns repliziert werden:

Es zeigte sich, daß Depressive eine niedrigere Aktivitätsrate aufweisen als Nicht-Depressive, wenige positive Verstärker erlangen und einen niedrigeren potentiellen Verstärkerwert angeben, d. h. weniger Aktivitäten des PES als verstärkend empfinden als die Vergleichsgruppe. Zugleich konnte gezeigt werden, daß ein negativer Zusammenhang zwischen dem Aktivitätsniveau bzw. der erhaltenen Verstärkermenge und Depressivität besteht: Je depressiver ein Individuum, desto weniger aktiv ist es und desto weniger positive Verstärker erhält es.

Die Ergebnisse dieser Untersuchungen unterstützen die zentralen Annahmen der Lewinsohnschen Theorie: Depressive erhalten weniger positive Verstärker als die Probanden beider Vergleichsgruppen, und die Schwere der Depressivität (gemessen durch Stimmungsselbsteinschätzung) kovariiert mit der Menge der erreichten Verstärker. Dabei konnte – wie schon bemerkt – die Richtung der Kausalität nicht geklärt werden. Lewinsohn und Libet (1972, S. 291) schreiben: »Es ist a priori gleich plausibel, daß eine Person weniger deprimiert ist, nachdem ihre angenehmen Aktivitäten zugenommen haben, als es plausibel ist anzunehmen, daß ein Zuwachs an angenehmen Aktivitäten dem Umstand folgt, daß sie weniger deprimiert ist.« Bezüglich des Zustandekommens dieser geringen Verstärkermengen geben die Untersuchungen Hinweise, daß sowohl eine geringere Aktivitätsrate als auch ein reduzierter Verstärkerwert der einzelnen Aktivitäten dafür verantwortlich sind.

Vor einer Diskussion dieser Ergebnisse sollen wichtige Untersuchungen der dritten, von Lewinsohn postulierten Bedingung, die zu einer Verstärkerdeprivation führen kann, geschildert werden.

2.2.2. Untersuchungen zur Hypothese der sozialen Fertigkeiten

Nach den Lewinsohnschen Grundannahmen ist die von einem Individuum über einen bestimmten Zeitraum erhaltene positive Verstärkung von drei Faktoren abhängig:

Vom potentiellen Verstärkerrepertoire, von der Erreichbarkeit der Verstärker und von den instrumentellen Fähigkeiten des Individuums, diese Verstärker auch zu erlangen.

Innerhalb dieser dritten Variable wird der Klasse der sozialen Fertigkeiten (social skills) besondere Bedeutung zugemessen. Libet u. Lewinsohn (1973, S. 304) definieren soziale Fertigkeit »als die komplexe Fähigkeit, Verhalten zu emittieren, das durch andere positiv oder negativ verstärkt wird, und kein Verhalten zu emittieren, das bestraft oder gelöscht wird«.

Dabei ist es möglich, daß eine bestimmte Verhaltenssequenz positive Reaktionen in der Situation A, aber nicht in der Situation B hervorruft. Eine zweite Verhaltenssequenz mag positive Verstärker in der Situation B, nicht aber in der Situation A hervorrufen. Ein Individuum, das in hohem Maße soziale Fertigkeiten besitzt, würde also die Verhaltenssequenz 1 in der Situation A und Verhaltenssequenz 2 in der Situation B zeigen (Lewinsohn, 1974).

Ein Mangel an sozialen Fertigkeiten bewirkt also definitionsgemäß eine geringe Rate an positiven Verstärkern besonders sozialer Art.

Um die Hypothese zu überprüfen, daß soziale Fertigkeiten bei Depressiven in geringerem Maße vorhanden sind als bei Nicht-Depressiven, wurde das Sozialverhalten der Probanden und ihrer Partner systematisch beobachtet. Hierbei kodieren zwei unabhängige Beobachter über einen festen Zeitraum hinweg die verbalen Aktionen der zu beobachtenden Person sowie die Reaktionen seines bzw. seiner Sozialpartner auf das Verhalten der zentralen Person mittels eines speziell zu diesem Zweck entwickelten Kodierungssystems (Lewinsohn et al., 1968). Die Beobachtungen werden entweder im häuslichen Milieu der Probanden (Shaffer u. Lewinsohn, 1971; Lewinsohn u. Shaffer 1971) oder in Kleingruppen mit therapeutischem Charakter (Lewinsohn et al., 1970; Libet u. Lewinsohn, 1973) vorgenommen.

Lewinsohn und seine Mitarbeiter haben Maße für soziale Fertigkeiten vorgeschlagen und systematisch untersucht, ob sich Depressive darin von Nicht-Depressiven unterscheiden. Die einzelnen Maße sollen verschiedene Aspekte des verbalen Sozialverhaltens erfassen, sie sind aber insofern verwandt, als sie alle die Operationalisierung der Verhaltenselemente zum Ziel haben, die dazu führen, daß ein Individuum positive Verstärker in seiner Umgebung hervorruft.

In Untersuchungen wurden folgende Ergebnisse erzielt:

Aktivitätsrate: Als wichtige Komponente der sozialen Fertigkeiten wurde das Aktivitätsniveau als Gesamtsumme der verbalen Aktionen, die ein Individuum emittiert, gemessen. Es zeigte sich, daß Depressive etwa halb soviel verbales Sozialverhalten emittieren wie Nicht-Depressive (Shaffer u. Lewinsohn, 1971; Libet u. Lewinsohn, 1973).

Gebrauch von positiven Reaktionen: Depressive machen signifikant weniger Gebrauch von positiven Reaktionen (Lob, Zustimmung usw.) bezogen auf das Gesamtaktivitätsniveau als Nicht-Depressive, d. h. sie verstärken das Verhalten ihrer Sozialpartner weniger als die Vergleichspersonen (Libet u. Lewinsohn, 1973).

Breite der sozialen Interaktion: Bezüglich der Anzahl von Personen, mit denen Depressive, etwa in Kleingruppen, interagieren, konnte die Hypothese, daß Depressive eine eingeschränkte Interaktionsbreite zeigen, für weibliche Probanden, nicht aber für männliche bestätigt werden (Libet u. Lewinsohn, 1973).

Aktionslatenz: Dieses Maß von sozialen Fertigkeiten bezieht sich auf die Zeitspanne, die zwischen der Reaktion eines Sozialpartners auf eine verbale Äußerung des Probanden und einer erneuten Aktion dieses Probanden verstreicht. Es konnte gezeigt werden, daß Depressive eine signifikant größere Aktionslatenz aufweisen als Nicht-Depressive, und zwar im Verhältnis 3 : 1 (Stewart, 1968; Libet u. Lewinsohn 1973).

Interpersonale Effizienz: Diese Variable spiegelt etwa die Anstrengung wider, die ein Individuum investieren muß, um beim Partner eine Reaktion hervorzurufen. Lewinsohn und Mitarbeiter (Shaffer u. Lewinsohn, 1971; Libet u. Lewinsohn, 1973) haben zwei Indices vorgeschlagen, um diesen Aspekt sozialer Fertigkeit meßbar zu machen. Den einen bezeichnen sie als *interpersonale Effizienz aus der Sicht des Agierenden*. Er ergibt sich aus dem Verhältnis der Aktionen, die auf ein Individuum gerichtet sind und der Anzahl der Aktionen, die dieses Individuum an andere richtet.

Wenn also zwei Personen A und B jede 100 verbale Aktionen innerhalb eines bestimmten Zeitraums emittieren und A das Objekt von 80 Aktionen ist, B hingegen von 120, dann ist B effizienter in seinem Sozialverhalten als A, weil er bei gleicher Anstrengung mehr zurückerhält.

Ein anderer Versuch führt zu einer Verrechnung, die Lewinsohn als interpersonale Effizienz aus der Sicht des Partners bezeichnet. Wenn B (der Partner) 10 Aktionen auf A (einen Nicht-Depressiven) und 10 auf C (einen Depressiven) richtet, dafür aber 20 Aktionen von A »zurückerhält«, aber nur 5 von C, dann ist es für Person B effizienter mit A zu interagieren als mit C oder anders ausgedrückt, Person C's interpersonale Effizienz aus der Sicht des Partners ist geringer als die von A.

In keinem der beiden Indices konnten systematische Unterschiede zwischen Depressiven und Nicht-Depressiven gefunden werden, die Depressiven waren also nicht durchgehend weniger effizient – in dem oben beschriebenen Sinne – als Nicht-Depressive (Libet u. Lewinsohn 1973; Shaffer u. Lewinsohn, 1971).

Was sich aber auch hier, wie in anderen systematischen Beobachtungen natürlicher Interaktionen (Lewinsohn u. Shaffer, 1971) zeigte, war, daß bei Depressiven die Beziehungen weniger reziprok, d. h. nicht gegenseitig ausgewogen sind. Es konnten sehr oft Beziehungen gefunden werden, in denen der eine Partner wesentlich aktiver war als der andere, wobei es bisher noch nicht möglich war vorherzusagen, ob der Depressive der aktivere war oder aber sein Partner.

Diese Untersuchungen lassen also den vorläufigen Schluß zu, daß das Lewinsohnsche Konstrukt der sozialen Fertigkeit als eine der mitbestimmenden Bedingungen der Rate der verhaltenskontingenten Verstärker eines Individuums nützlich ist, weil sich eine Reihe von systematischen Unterschieden zwischen Depressiven und Nicht-Depressiven finden ließ.

3. Die Hypothese des Verlusts von Verstärkereffektivität

Die Hypothese einer Reduktion der positiven Verstärker als kritische Bedingung für die Entstehung von depressivem Verhalten hat eine ganze Reihe von empirischen Arbeiten inspiriert, deren Ergebnisse sich als Stützung dieser Auffassung interpretieren lassen.

So konnte gezeigt werden, daß Depressive in einem bestimmten Zeitraum weniger Aktivitäten ausführen und eine geringere Verstärkermenge daraus erfahren als Nicht-Depressive (Mac Phillamy u. Lewinsohn, 1972; Dietz u. Meeussen, 1975). Auch über die Bedingungen dieses Verstärkermangels liegen Ergebnisse vor, die mit Lewinsohns Theorie in Einklang gebracht werden können. Depressive Probanden haben ein geringeres Verstärkerrepertoire, sie zeigen in sozialen Interaktionen eine Reihe von Verhaltensmerkmalen (mangelnde soziale Fertigkeiten), die dazu führen können, daß die Menge der sozialen Verstärker, die sie in der natürlichen Umgebung erfahren, reduziert ist.

Auch eine Anzahl von Ergebnissen der Untersuchungen über Umweltveränderungen in Perioden, die dem Ausbruch manifester depressiver Episoden vorangehen, lassen sich im Sinne der von Ferster und Lewinsohn entwickelten Vorstellungen deuten (s. Kapitel I). Lewinsohn (1974, S. 161) schreibt dazu: »Viele dieser Ereignisse implizieren eine bedeutende Reduktion an positiver Verstärkung insofern, als das Ereignis dem Individuum eine wichtige Verstärkerquelle nimmt (wie etwa der Tod eines Ehepartners) oder ihn einer Reihe von Fertigkeiten beraubt (wie etwa eine Rückenmarkverletzung oder eine Gehirnerkrankung).«

Es fehlt an empirischen Arbeiten, die aufzeigen, daß Lebensereignisse, deren überzufälliges Auftreten im Vorfeld depressiver Episoden statistisch gesichert ist, mit einer Reduktion an verhaltenskontingenter positiver Verstärkung einhergehen; doch diese Hypothese hat eine große Plausibilität. In der Psychiatrie werden seit geraumer Zeit Phänomene wie »Umzugsdepressionen«, »Pensionierungsbankrotte« oder »Entwurzelungssyndrome« beschrieben; bezeichnet werden damit endogen depressive Episoden, die durch charakteristische, relativ leicht aufdeckbare Umweltmomente »ausgelöst« oder »provoziert« werden. Man ist sich dabei relativ unschlüssig über die Mechanismen, durch die diese Ereignisse sich auswirken. So schreibt Weitbrecht (1969, S. 432): »An dem Faktum der Auslösung wird nicht gezweifelt; wie diese jedoch vor sich geht, liegt noch völlig im Dunkeln.«

Möglicherweise liefert die Annahme Lewinsohns, daß solche Ereignisse am besten als Bedingungen beschrieben werden können, die zu einer Verstärkerreduktion führen, einen brauchbaren Ausgangspunkt für eine Analyse der Auswirkungen solcher Ereignisse auf das Verhalten.

Dabei ist, in seiner Sicht, nicht so sehr die Reduktion der Gesamtverstärkermenge die kritische Vorbedingung für die Entstehung von Depression, sondern *das Ausmaß, in dem das Verhalten des Individuums kontingent durch Verstärker aufrechterhalten wird.*

Er schreibt (1974, S. 160): »Wir sagen Depression voraus, wenn die Wahrscheinlichkeit gering ist, daß auf ein Verhalten des Individuums Verstärkung folgt, und auch dann, wenn die Wahrscheinlichkeit groß ist, daß das Individuum ›verstärkt‹ wird, auch wenn es kein Verhalten emittiert hat (z. B. beim Rentner, der seine Rente erhält, unabhängig davon, was er tut). Unter beiden Bedingungen ist die Wahrscheinlichkeit, daß das Individuum Verhalten emittiert, reduziert.«

Die mögliche Wirkung solcher Ereignisse ist also nicht nur dahingehend zu analysieren, ob durch sie die absolute Menge der Verstärker reduziert wird, sondern zusätzlich, ob sie eine Störung der Kontingenz zwischen Verhalten und Verstärker bewirken – das Ergebnis wird, verhaltenstheoretisch gesehen, das gleiche sein, nämlich eine Senkung des Niveaus des aktiven Verhaltens.

Lewinsohn betrachtet also, kurz zusammengefaßt, das depressive Individuum als jemanden, der sich unter Löschungsbedingungen befindet. Durch eine Kombination von besonderen Umweltmomenten und Organismus- wie persönlichkeitsinternen Variablen (z. B. ein geringes Verstärkerrepertoire oder mangelhaftes instrumentelles Verhalten) sind die faktischen Verstärkungsbedingungen nicht mehr ausreichend, um das normale operante Verhalten aufrechtzuerhalten. Dadurch entsteht nach dem Löschungsprinzip ein Defizit an diesem Verhalten und gleichzeitig, auf respondentem Wege, eine ganze Reihe negativ getönter emotionaler und vegetativer Symptome.

Die Verbalisierung dieser Beschwerden kann, zumindest zeitweilig, im Sozialkontakt durch positive Verstärkung aufrechterhalten werden.

Einige Probleme, die sich aus diesen Annahmen ergeben, sollen abschließend diskutiert werden.

Klerman (1974) schätzt bei einer kritischen Diskussion der Ergebnisse der Studien über auslösende Ereignisse bei depressiven Episoden, daß Trennungs- und Verlustereignisse, also Momente, die sich unschwer als Bedingungen für massive Verstärkerreduktion interpretieren lassen, nur in etwa 25 % der Fälle eindeutig nachweisbar sind. Sicherlich haben sowohl Ferster als Lewinsohn mögliche ätiologische Bedingungen beschrieben, die, von außen gesehen, weniger auffällig sind als der Wegfall von positiven Verstärkerquellen etwa durch Tod oder Trennung von einer wichtigen Bezugsperson. So führt Ferster (1974) die allmähliche Veränderung von Verstärkerplänen als mögliches kritisches Moment an, und nach Lewinsohns Auffassung (1974) kann das soziale Interaktionsverhalten der Depressiven selber die an sie gerichteten Reaktionen der Sozialpartner nach und nach löschen. Solche Veränderungen der Verstärkungsmuster sind aber schwer aufzudecken, und die Gefahr ist groß, daß sie im nachhinein in den Fall hineininterpretiert werden, wenn eine Analyse keine greifbareren Ergebnisse liefert.

Von klinischer Seite wird immer wieder berichtet, daß bei einer Reihe von depressiven Patienten am Anfang der Störung keine klar abgrenzbaren Umweltveränderungen stehen, sondern daß scheinbar Veränderungen »im Patienten selber« stattgefunden haben.

So schreibt Beck (1974, S. 47): »Meine klinische Erfahrung legt mir die Annahme nahe, daß viele depressive Patienten in Wirklichkeit unter dem Einfluß der gleichen Verstärkerpläne stehen wie vor dem Ausbruch der Depression. Ihre Freunde umgeben sie nach wie vor, gewähren ihnen Sympathie und Unterstützung, aber der Patient sagt oft: ›Es bedeutet mir nichts mehr.‹ Bisherige Annehmlichkeiten bringen der Person keine Befriedigung mehr.«

Dieser Motivationsverlust oder Verlust des Interesses an der Umwelt, der oft als erstes Anzeichen einer sich anbahnenden Depression beobachtet wird, kann mit Costello (1972) als »Verlust von Verstärkereffektivität« bezeichnet werden. Er ist der Auffassung, daß eine Reihe von Beobachtungen, die oft bei Depressionen gemacht werden, durch die Annahme eines solchen Mechanismus erklärt werden können.

Depressive berichten oft über ein allgemeines Desinteresse an Reizen, die im nichtdepressiven Zustand als angenehm erlebt wurden. Auch wenn, wie Ferster und Lewinsohn postulieren, einige Verstärker in der Umwelt nicht mehr erreichbar sind und der entsprechende Anteil des Verhaltens, der durch sie aufrecht erhalten wurde, gelöscht wird, bleibt zu erklären, warum zur gleichen Zeit andere Verstärker, die noch vorhanden sind, nicht mehr als solche erlebt werden und kein operantes Verhalten zu ihrer Erreichung initiiert wird.

So gibt Costello folgendes Beispiel (1972, S. 242): »Es soll hervorgehoben werden, daß sogar in dem Fall, wo das Verhalten einer Person eng unter der Kontrolle derjenigen Person stand, die nun tot ist, und das entsprechende gelernte instrumentelle Verhalten nicht mehr hervorgerufen wird, es keinen klaren Grund gibt, warum zum Beispiel die trauernde Person keinen Appetit auf Essen haben sollte, das frei erreichbar ist.«

Dieser quasi generalisierte Motivationsverlust, der nach der klinischen Erfahrung und vielen empirischen Untersuchungen zufolge (zum Beispiel: Hamilton 1960; Beck 1967) zu den offensichtlichsten Symptomen des depressiven Zustandsbildes gehört, wäre dieser Auffassung nach als Effektivitätsverlust von Verstärkern zu sehen, die zwar in der Umwelt des Depressiven noch erreichbar sind, aber anscheinend nicht mehr attraktiv genug mehr sind, damit auf sie gerichtetes instrumentelles Verhalten eingeleitet wird.

Costello (1967) hat versucht, einige Erklärungsansätze für dieses Phänomen zu liefern. Einmal nimmt er an, daß in einer Anzahl von Fällen endogene biochemische oder neuro-physiologische Faktoren dafür verantwortlich sein können. Eine andere von ihm vorgebrachte, recht vage Vermutung geht davon aus, daß das Verhalten und die es aufrechterhaltenden Verstärker in »Ketten« organisiert sind und daß beim Ausfall eines dieser Verstärker innerhalb einer Kette die anderen ihre Wirksamkeit verlieren.

Einen überzeugenderen Versuch, die Hypothese des Wirksamkeitsverlustes von Verstärkern lerntheoretisch zu begründen, hat neulich Blöschl geliefert. Sie weist einmal auf die »Herabsetzung der Effizienz positiver Verstärker durch die wiederholte, gleichförmige Darbietung der entsprechenden Stimuli« (Blöschl, 1975, S. 11) hin, die sie im Anschluß an Glanzer (1953) als Stimulus-Satiation bezeichnet.

Diese Überlegungen schließen unter anderem an Arbeiten von Gewirtz u. Mitarb. an (Landau u. Gewirtz, 1967; Gewirtz 1969), die zeigen, daß gelernte soziale Verstärker, ähnlich wie primärmaterielle, nach wiederholter und gleichförmiger Darbietung einen geringeren Effekt auf die Lernleistung von Kindern ausüben, d. h. weniger wirksam werden. Die Möglichkeit des Verlusts von Verstärkereffektivität durch monotone häufige Darbietung immer der gleichen Verstärker als kritisches Moment für die Entstehung depressiver Zustände wird durch zwei Arten von empirischen Hinweisen nahegelegt: Es konnte gezeigt werden (Dietz u. Meeusen, 1975), daß das Repertoire an potentiell verstärkenden Ereignissen bei Depressiven geringer ist als in der Normalpopulation und daß ihre Kontaktbereitschaft in Gruppen eingeschränkt ist, d. h., daß sie dazu tendieren, immer mit den gleichen Personen zu interagieren (Lewinsohn u. Atwood, 1969, Lewinsohn, Weinstein u. Alper, 1970).

Eine andere mögliche Erklärung für die Beobachtung, daß nach dem Verlust wichtiger Verstärker auch andere in ihrer Wirksamkeit reduziert werden, sieht Blöschl in der Hypothese der Interferenzfunktion positiver Verstärker. Danach besteht eine wichtige Funktion positiver Verstärker darin, gleichzeitig vorhandene negative Reaktionstendenzen zu hemmen, etwa dadurch, daß sie Aufmerksamkeitsreaktionen hervorrufen, durch die Reaktionen auf gleichzeitig vorhandene negative Reize gehemmt werden. Nach Blöschl (1975, S. 17) liegt die Annahme nahe, »daß der Wegfall positiver Verstärkerquellen in natürlichem Verhaltensablauf nicht nur direkte Konsequenzen des Verlusts wie Extinktionserscheinungen und Streß mit sich bringt, sondern auch eine Reduktion von Inhibitionsmöglichkeiten in bezug auf gleichzeitig auftretende aversive Stimuli.«

Dieser Ansicht nach wird also, durch bestimmte Umweltveränderungen, die den Wegfall wichtiger positiver Verstärker mit sich führen, anderen in der Umgebung vorhandenen negativen Reize, die nicht unbedingt im Zusammenhang mit den Verlustereignissen stehen müssen, ein größeres Gewicht gegeben; negative Reaktionstendenzen, die von ihnen ausgelöst werden, können wie Blöschl (1975, S. 18) schreibt, »... die verbliebenen schwächeren Verstärker in den individuellen Verstärkerhierarchien in inhibitorischer Weise überlagern«.

Sowohl das häufige Auftreten negativer emotionaler Äußerungen als auch das scheinbare Desinteresse Depressiver an noch vorhandenen Verstärkermöglichkeiten können mit Hilfe dieser Annahmen mit dem Wegfall wichtiger positiver Verstärker in Zusammenhang gebracht werden. Neben der von Ferster und Lewinsohn beschriebenen Reduktion der Häufigkeit operanten Verhaltens (durch Verstärkerausfall oder -mangel) werden so auch andere Anteile des depressiven Syndroms, nämlich das gehäufte Auftreten negativer Emotionen und der allgemeine Motivationsverlust, theoretisch besser begründbar.

Die verhaltenstheoretischen Ansätze, besonders die Arbeiten Lewinsohns, haben, abschließend bemerkt, den Vorteil, daß sie die traditionsreiche klinische Annahme, daß depressive Episoden oft als Reaktion auf schmerzhafte Lebensereignisse auftreten, mit einer modernen psychologischen Forschungsrichtung, den Lerntheorien, verbinden:

Durch den Rückgriff auf die Prinzipien des operanten Konditionierens wird es möglich, die Auswirkungen von Umweltmomenten auf bestimmte Anteile des Verhaltensrepertoires theoretisch zu analysieren und brauchbare Vorstellungen für eine therapeutische Kompensation der pathogenen Ereignisse zu entwickeln. Auch Lewinsohns erste Quantifizierungsversuche des Verstärkerrepertoires, des Aktivitätsniveaus und sein Ansatz zu einer Messung von Konstrukten wie »soziale Fertigkeiten« sind nützlich und vielversprechend.

Doch die Modelle weisen auch eine Reihe von Schwächen auf.

Sie sind noch relativ gut in der Lage, die Entstehung des Anteils des depressiven Zustandsbildes, den man mit Verhaltensdefizit bezeichnet, zu beschreiben; sie behandeln jedoch einen anderen Aspekt des depressiven Syndroms, der sich in der Häufung bestimmter Verhaltensklassen ausdrückt, relativ undifferenziert als etwas, das an die Stelle des »normalen« Verhaltens tritt, und unterschätzen dabei die Dynamik gerade dieses Anteils depressiven Verhaltens.

Eine andere nötige Ergänzung zu den verhaltenstheoretischen Modellen betrifft eine genauere Erforschung der Prädisposition, unter dem Einfluß bestimmter Umweltmomente depressives Verhalten zu entwickeln.

Es wird immer wieder darauf hingewiesen, daß nur Personen mit einer ganz bestimmten »prämorbiden Struktur« in Depressionen verfallen, wenn sie mit kritischen Lebensereignissen konfrontiert werden (Tellenbach 1974, Klerman 1974). Meist werden diese prädisponierenden Bedingungen als konstitutionell begründete Endogenitätskomponente, als depressive Charakterstruktur (Tellenbach 1974) oder als eine Kombination beider Faktoren aufgefaßt. Lewinsohn hat innerhalb seiner Arbeiten mit den Konzepten des individuellen Verstärkerrepertoires und der instrumentellen Fähigkeiten zur Erreichung von Verstärkern erste Ansätze zu einer Beschreibung der depressiven Persönlichkeit geliefert.

Weiterführende psychologische Modelle zu diesem Problem sowie zum aktiven umweltgestaltenden Charakter depressiven Verhaltens werden in den nächsten Kapiteln behandelt.

III

KOGNITIVE ANSÄTZE IN DER DEPRESSIONSFORSCHUNG

MICHAEL FRESE UND ROSI SCHÖFTHALER-RÜHL

Überlegungen zur Theorie und Therapie psychischer Störungen gehen in neuester Zeit zunehmend mehr auf kognitive Faktoren, wie Einstellungen, Erwartungen, Gedanken, Problemlösungsansätze usw. ein. Dies ist zum einen durch die therapeutische Praxis bedingt, in der man immer wieder feststellt, daß kognitive Faktoren ein eigenes Gewicht in der Aufrechterhaltung von Verhaltensstörungen haben. Zum anderen ist es eine Reaktion darauf, daß nichtkognitive Ansätze in der lerntheoretischen Forschung auf verstärkte Kritik gestoßen sind (vgl. z. B. Bolles, 1972; Bandura, 1975).

Es gibt besonders in der Auseinandersetzung mit dem Phänomen Depression kaum einen theoretischen Ansatz, der nicht *auch* kognitive Faktoren miteinbeziehen würde; zu deutlich bilden negative Erwartungen einen zentralen Bestandteil des depressiven Syndroms.

Die in diesem Kapitel darzustellenden theoretischen Überlegungen stellen die kognitiven Faktoren in den *Mittelpunkt* der Analyse und werden deshalb in Absetzung zu den in Kapitel II behandelten Vorstellungen als kognitive Ansätze bezeichnet. Dies bedeutet, daß Depression nicht primär als Resultat eines Extinktionsprozesses aktiven Verhaltens, sondern als Ergebnis des Erlernens bestimmter kognitiver Strukturen gesehen wird.

Seligman nannte die der Depression zugrundeliegende kognitive Struktur »gelernte Hilflosigkeit«; sie besteht, global gesagt, in der Erwartung, die Umgebung durch eigenes Verhalten nicht beeinflussen zu können.

Beck hat in seiner Theorie die negativen Erwartungen gegenüber sich selbst, der Umwelt und der Zukunft hervorgehoben.

Da die Theorie von Seligman stringenter aufgebaut ist und eine stärkere experimentelle Erhärtung erfahren hat als die von Beck, wird sich dieses Kapitel hauptsächlich mit ihr auseinandersetzen.

Dabei wird im ersten Teil dieses Kapitels die Darstellung und

Diskussion der Theorie Seligmans im Vordergrund stehen, der zweite Teil wird Überlegungen zu Becks Theorie in den Mittelpunkt stellen, und schließlich wird mit Hilfe der Untersuchungen zur Einstellung eine gewisse Verbindung dieser beiden Ansätze versucht [1].

1. Seligmans Theorie der Depression

1.1. Gelernte Hilflosigkeit als Paradigma der Depression

Gelernte Hilflosigkeit ist ein Konzept, das ursprünglich unabhängig von der Depressionsforschung im Zusammenhang mit tierexperimentellen Befunden entstanden ist. Ein Tier verhält sich dann hilflos, wenn es gelernt hat, daß keine Reaktion zur Verfügung steht, um positive Verstärker zu erhalten oder aversiven Reizen zu entkommen. Dies wird in Situationen gelernt, in denen das Tier keine Kontrolle ausüben kann: Kontrolle ist dann nicht vorhanden, wenn keine instrumentellen Reaktionen möglich sind, d. h. wenn die Umweltereignisse unabhängig vom Verhalten des Tieres (oder auch des Menschen) sind, in dem Sinn, daß es unangenehmen Ereignissen nicht entfliehen und angenehme nicht herbeiführen kann (wir werden an einer späteren Stelle das Kontrollkonzept noch ausführlich diskutieren).

Operationalisiert hat Seligman diese Nichtkontrolle folgendermaßen (Seligman u. Maier, 1967): Einer Gruppe von Hunden, die in ein Geschirr fest eingespannt und damit weitgehend bewegungsunfähig sind, werden 64 nichtsignalisierte elektrische Schocks an den Beinen gegeben, deren Auftreten, Länge oder Intensität die Tiere nicht beeinflussen können. Eine Vergleichsgruppe bekommt die gleichen Schocks, kann sie aber durch eine Kopfbewegung ausschalten, d. h. kontrollieren. Um beide Gruppen vergleichbar zu machen, wird das sogenannte gekettete Gruppen-Design (yoked group design) verwendet: Hunde aus beiden Gruppen werden jeweils in Paaren experimentell behandelt. Der Aufbau des Versuchs ist so angelegt, daß der eine Hund den Schock für beide, d. h. auch für den, der keine Kontrolle hat, abstellen kann. Damit wird erreicht, daß beide Versuchsgruppen

[1] Wir möchten G. Mohr und N. Semmer für Anregungen und Kritik danken. Der erste und der dritte Teil wurden von M. Frese, der zweite von R. Schöfthaler-Rühl verfaßt.

derselben Anzahl, Länge und Intensität von Schocks ausgesetzt sind und sich nur hinsichtlich des Kontrollaspekts unterscheiden.

Hilflosigkeit wird 24 Stunden später folgendermaßen gemessen: In einem Versuchskäfig, dessen Boden elektrisch aufladbar ist (damit Schocks verabreicht werden können) und der durch eine Barriere in zwei Abschnitte unterteilt ist (shuttle box), leuchtet kurz vor dem elektrischen Schock eine Lampe auf. Das Tier sollte nun lernen, in das andere Abteil zu springen, entweder nachdem der Schock eingesetzt hat (so kann es ihm entfliehen) oder schon, wenn die Lampe aufleuchtet (so kann es ihn vermeiden).

Der experimentelle Aufbau soll hier noch einmal verdeutlicht werden:

	1. Gruppe ohne Fluchtmöglichkeit		2. Gruppe mit Fluchtmöglichkeit		3. naive Gruppe
1. Phase:	keine Kontrolle über Schock	–	Kontrolle über Schock	–	kein Schock
		gekettet			
2. Phase:	Versuchskäfig		Versuchskäfig		Versuchskäfig

Die dritte Gruppe wird in der ersten Phase nicht experimentell behandelt und bildet daher eine naive Vergleichsgruppe. Die naive Vergleichsgruppe lernt sehr schnell, dem Schock zu entkommen, und springt schon nach kurzer Zeit allein auf das Lichtsignal hin in das andere Abteil.

Die zweite (Flucht-)Gruppe führt ebenso bald diese einfache Flucht- oder Vermeidensreaktion im Versuchskäfig aus. Beide Gruppen unterscheiden sich kaum voneinander. Nur die Hunde der 1. Gruppe, die vorher unter Bedingungen der Nichtkontrolle geschockt wurden, zeigen ein eigentümliches Verhalten in dem Versuchskäfig: Anfangs heulen sie auf, rennen herum, defäkieren und urinieren, springen aber nicht über die Barriere. Nach einigen Versuchsdurchgängen legen sie sich winselnd in eine Ecke und erdulden die Schocks, ohne einen Fluchtversuch zu unternehmen. Selbst wenn sie das eine oder andere Mal – mehr aus Zufall – auf die andere Seite der Barriere gelangen, lernen sie daraus nicht – wie die anderen –, daß sie dem Schock dadurch entkommen können, sondern nehmen beim nächsten Versuchsdurchgang den Schock wieder hin. Diese Hunde zeigen Effekte der gelernten Hilflosigkeit.

In diesem Experiment wurde deutlich, daß für die Entwicklung von gelernter Hilflosigkeit ausschlaggebend ist, ob die Hunde in der ersten Phase Kontrolle ausüben oder nicht.

Ein vergleichbares Ergebnis wurde in einem analogen Experiment mit menschlichen Versuchspersonen erzielt (Hiroto, 1974; hier soll nur ein Teil der Ergebnisse geschildert werden).

Auch in diesem Experiment wurden drei Gruppen verwendet: Die eine konnte ein lautes und recht unangenehmes Geräusch durch Drücken eines Knopfes abstellen, die zweite konnte dieses Geräusch nicht kontrollieren, und die dritte hörte in der ersten Phase kein Geräusch (naive Gruppe). In der zweiten Phase wurde ein Versuchsaufbau verwendet, der in etwa dem Versuchskäfig bei den oben beschriebenen Hundeexperimenten entsprach: Man mußte einen Griff mit der Hand von der einen Seite zur anderen bewegen, um einem unangenehmen Geräusch zu entkommen. Hiroto fand ein den oben beschriebenen Hundeexperimenten ähnliches Verhalten der Versuchspersonen, die vorher einem Hilflosigkeitstraining unterworfen wurden: Die hilflosen Versuchspersonen lernten nicht so leicht das Geräusch abzustellen, wie die anderen, die schneller herausfanden, daß sie durch die Bewegung des Griffs der unangenehmen Reizung entkommen konnten.

Grundregeln der Übertragbarkeit eines Paradigmas:

Möchte man experimentell hervorrufbare Erscheinungen wie die einer gelernten Hilflosigkeit als Modell für eine psychische Störung z. B. der Depression verstanden wissen, sollte die Übereinstimmung zwischen Modell und psychischer Störung bestimmten Grundregeln genügen, da man von gewissen phänomenologischen Gemeinsamkeiten ausgehend, nicht auf gleichartige Ursachen und Prozesse schließen darf. Seligman (1974) nennt vier Bereiche, in denen z. B. gelernte Hilflosigkeit Gemeinsamkeiten mit Depression aufweisen muß: Behaviorale und physiologische Erscheinungen, Ätiologie, Therapie und Prävention.

Seligman stellt dabei ausdrücklich fest, daß nicht alle Arten depressiver Störung mit seinem Modell der gelernten Hilflosigkeit erklärbar sind. Er vermutet, daß sein Modell hauptsächlich für reaktive Depression zutrifft, in der eine passive Haltung dominiert, fügt aber andererseits hinzu, daß eine endogene der reaktiven Depression in vielem ähnelt.

Wir wollen (ähnlich wie Seligman, 1974 und 1975) anhand dieser vier Bereiche die Brauchbarkeit des Modells der gelernten Hilflosigkeit für das Verständnis von dem typischen Verhalten in Depressionen aufzeigen.

1.1.1. Vergleichbare behaviorale und physiologische Merkmale der Depression und der gelernten Hilflosigkeit:

Gelernte Hilflosigkeit läßt sich durch zwei Verhaltensweisen definieren: »1) Hunde, die Erfahrung mit nichtkontrollierbaren Schocks hatten, sind *nicht imstande*, Fluchtreaktionen zu *initiieren*, oder brauchen länger, solche Reaktionen zu zeigen als naive Hunde, und 2) selbst wenn der Hund eine Reaktion zeigt, die den Schock abstellt, hat er doch größere Schwierigkeiten zu erlernen, daß seine Reaktion einen Effekt hat.« (Seligman, 1974, S. 86). Im Gegensatz dazu können naive Hunde oder solche, die 24 Stunden vorher Kontrolle über die Schocks hatten, ohne große Schwierigkeiten Meide- oder Fluchtreaktionen in dem Versuchskäfig erlernen.

Auch außerhalb der Versuche verhalten sich hilflose Tiere anders; sie sind eher unterwürfig, passiv und wehren sich nicht, wenn sie wieder zu einem Experiment geführt werden (Seligman, 1975). Diese Ergebnisse konnte man nicht nur an Hunden herbeiführen, sondern sie ließen sich u. a. auch bei Ratten, Katzen, Fischen oder Affen herstellen.

Uns interessieren allerdings stärker analoge Experimente mit Menschen.

In dem schon erwähnten Experiment von Hiroto (1974) konnte nachgewiesen werden, daß auch Menschen nach einem solchen Hilflosigkeitstraining langsamer lernen, ein unangenehmes Geräusch abzustellen. Hiroto hat dabei noch zwei weitere Versuchsbedingungen eingeführt:

1. Einer Hälfte der Versuchspersonen wurde in der ersten Phase gesagt, daß sie die Aufgabe durch eigene Aktivität lösen könnten, der anderen erklärte man, daß das Geräusch nach Willkür des Experimentators auftauchen und verschwinden würde. Die letztere Gruppe zeigte deutlich stärkere Hilflosigkeitseffekte.

2. Zusätzlich wurde auch gemessen, ob die Versuchspersonen zu der Annahme neigten, Eigenkontrolle ausüben zu können oder extern kontrolliert zu sein. Das Persönlichkeitsmerkmal ›interne Kontrolle‹ besagt, daß eine Person überzeugt ist, durch eigene Anstrengungen

und eigene Fähigkeit weiterzukommen, während jemand, der sich extern kontrolliert glaubt, davon überzeugt ist, daß das Schicksal oder mächtige Personen sein Leben bestimmen (Rotter, 1972; Lefcourt, 1972).

Extern kontrollierte ließen im Gegensatz zu intern kontrollierenden Personen eine ausgeprägte Tendenz zur gelernten Hilflosigkeit erkennen. Alle drei Faktoren – das Erleben der Nichtkontrolle, die Erwartung zufälliger Beeinflussung und der Glaube, extern kontrolliert zu werden –, führen zur Verringerung der Motivation, unangenehmen Bedingungen zu entfliehen, da sie alle zu der Erwartung beitragen, daß eigenes Verhalten die unangenehmen Bedingungen nicht beeinflussen kann.

Ähnliche Experimente mit Menschen kamen zu fast gleichen Ergebnissen, so daß man ausschließen kann, gelernte Hilflosigkeit bei Menschen sei ein zufälliges Ergebnis eines Experiments (Glass u. Singer, 1972; Thornton u. Jacobs, 1971).

In den bisher berichteten Experimenten wurden in der ersten und zweiten Phase die jeweils gleichen unangenehmen Reize verwendet, meist elektrische Schocks oder Geräusche.

Es stellt sich nun die Frage, ob gelernte Hilflosigkeit auch auf andere Reize generalisiert wird, ob also z. B. ein Hilflosigkeitstraining mit Schock in der ersten Phase sich auf die zweite genauso auswirkt, wenn in dieser statt Schock Geräusche abgestellt werden können. Diesem Problem sind Hiroto und Seligman (1975) nachgegangen, indem sie vier verschiedene Experimente durchführten (wiederum wird ein ähnliches Design angewandt: eine Gruppe unterliegt dem Hilflosigkeitstraining, die zweite gekettete Gruppe hat Kontrolle, der dritten wird nur gesagt, daß sie zuhören bzw. zuschauen soll): 1. Im ersten Experiment wurde zuerst ein lautes unangenehmes Geräusch über Kopfhörer abgespielt, dann folgte ein Test mit einer kognitiven Aufgabe (Anagramme lösen; Anagrammaufgaben bestehen darin, aus durcheinandergewürfelten Buchstaben ein Wort zu bilden, also aus »Bilee« »Liebe«). 2. Sowohl in der ersten wie auch in der zweiten Phase wird ein lautes Geräusch als unangenehmer Reiz eingesetzt. 3. Zuerst soll eine kognitive Aufgabe gelöst werden (Diskriminationsaufgabe; für die Gruppe, die dem Hilflosigkeitstraining unterworfen werden sollte, waren diese Probleme unlösbar), in der zweiten Phase wurde der Hilflosigkeitstest mit einem lauten Geräusch durchgeführt.

4. Wieder wurde zuerst die kognitive Diskriminationsaufgabe gegeben, um dann die Versuchspersonen in der zweiten Phase mit Anagrammen zu testen.

Die Ergebnisse dieser Experimente zeigen, daß ein Hilflosigkeitstraining unter Geräuschbedingungen auf kognitive Aufgaben generalisiert und umgekehrt. In allen vier Variationen konnte man Hilflosigkeitseffekte feststellen. Hilflose Versuchspersonen lernten also unabhängig von der spezifischen Art der Vorbehandlung weniger schnell den Lärm abzustellen oder Anagramme zu lösen. Damit konnte deutlich gemacht werden, daß ein Hilflosigkeitstraining in einem Gebiet auf andere Aufgaben generalisiert.

Generalisierungen dieser Art ließen sich auch bei hilflosen Ratten herstellen, die z. B. das Hilflosigkeitsverhalten auf Frustrationssituationen übertrugen, indem sie nicht die sonst üblichen Vermeidungstendenzen gegenüber »frustrierenden Plätzen« zeigten (Rosellini u. Seligman, 1975).

Werden die Versuchspersonen bzw. die Versuchstiere einem Hilflosigkeitstraining unterworfen, verhalten sie sich danach passiv und haben Schwierigkeiten, den Einfluß ihres Verhaltens auf Umgebungsereignisse zu begreifen (also zu lernen).

Zeigen diese Ergebnisse nun Ähnlichkeiten mit dem Verhalten von Depressiven?

Depressive unternehmen nach Aussage fast aller Depressionsforscher weniger Aktivitäten und sind langsamer im Ausführen von Aufgaben (vgl. z. B. Dietz u. Meeusen, 1975; Miller, 1975). Eine wirkungsvolle therapeutische Strategie besteht sogar darin, sie wieder dazu zu bringen, irgendwie aktiv zu werden (siehe Kapitel VII). Auch Hoffnungslosigkeit und Willenlosigkeit werden seit alters her als Grundmerkmale der Depression angesehen (z. B. von psychoanalytischer Seite Bibring, 1953, aber auch Beck, 1972). Abramowitz (1969) wies in einer korrelationstechnischen Studie auf, daß sich Depressive stärker durch äußere Bedingungen wie Schicksal oder mächtige Personen beeinflußt sehen als durch ihr eigenes Tun (sie fühlen sich also stärker extern kontrolliert). Depressive sind auch langsamer in der Lösung intellektueller Aufgaben, wenn es auf Schnelligkeit ankommt (vgl. Zusammenfassung bei Miller, 1975).

Die auf den ersten Blick sichtbaren Übereinstimmungen zwischen dem Verhalten aufgrund gelernter Hilflosigkeit und den Reaktionen Depressiver versuchten Miller und Seligman (1975) experimentell zu überprüfen. Dabei wurde folgendes Design verwendet (es wird noch öfter im Laufe der Darstellung der Theorie von Seligman auftauchen):

1. Phase: Geräusch

	Fluchtmöglichkeit (Kontrolle)	keine Fluchtmöglichkeit (keine Kontrolle)	kein Geräusch
Nichtdepressive			
Depressive			

Die Gruppe, die dem Geräusch entfliehen konnte, war wieder mit der anderen gekettet, die es nicht abstellen konnte; je ein Versuchspersonenpaar aus diesen beiden Gruppen wurde also Lärm derselben Länge und Intensität ausgesetzt.

2. Phase: Alle Gruppen sollten Anagramme lösen. In dieser Phase wurden 4 Messungen angestellt – durchschnittliche Latenzzeit (also die Zeit von der Darbietung eines Anagramms bis zur Lösung), durchschnittliche Anzahl der Fehler, durchschnittliche Anzahl der Versuchsdurchgänge bis zum Kriterium (d. h. wie lange brauchen die Versuchspersonen, um herauszufinden, mit welchem Muster die Anagramme zu lösen sind) und schließlich die Anzahl der aufeinanderfolgenden Lösungen bis zum Erkennen des Musters.

Mittels dieses Designs konnte man Depressive und Nichtdepressive unterscheiden (sie wurden mit Hilfe des Beckschen Depressionsfragebogens eingeteilt – Beck u. a. 1961, deutsch in Pöldinger, Blaser u. Gehring, 1969; Studenten, die einen Wert gleich oder über 9 hatten, wurden als Depressive bezeichnet).

Zusätzlich konnte man feststellen, inwieweit Depressive denjenigen gleichen, die unter der Bedingung »keine Fluchtmöglichkeit« einem Hilflosigkeitstraining unterworfen wurden. Wenn die Theorie der gelernten Hilflosigkeit ein adäquates Modell für Depression darstellt, so sollten sich die Depressiven und die Hilflosen nicht wesentlich voneinander unterscheiden. Beide Gruppen sollten aber schlechter als diejenigen Versuchspersonen lernen, die in der ersten Phase Kontrolle ausübten.

Wie vorhergesagt, unterschieden sich die hilflosen Versuchspersonen von den naiven und denen, die Kontrolle über die Geräusche hatten, in allen Meßwerten signifikant (dies ist damit nur eine Replikation der Ergebnisse von Hiroto und Seligman).

Besonders interessant ist der Vergleich der Gruppe der Depressiven, die in der ersten Phase kein Geräusch hörten, mit den nichtdepressiven Versuchspersonen, die in der ersten Phase einem Hilflosigkeitstraining unterworfen wurden. Dem Konzept der gelernten Hilflosigkeit zufolge müßten sich diese beiden Gruppen beim Anagrammlösen ähnlich verhalten. Dies bestätigten auch alle Messungen. Zusätzlich ergab sich auch eine hohe Korrelation zwischen der Stärke der Depression und schlechter Leistung im Lösen der Anagramme (von .69 bis .86).

Depression und gelernte Hilflosigkeit haben also vergleichbare Auswirkungen auf das Verhalten.

Stand bisher die Frage im Vordergrund, ob depressive und hilflose Menschen in ähnlicher Weise weniger Initiative zeigen und schlechter Lösungsmöglichkeiten finden, so soll nun der Frage nachgegangen werden, ob Depressive und Hilflose in gleicher Weise Schwierigkeiten haben, den Zusammenhang zwischen eigenen Reaktionen und sich dadurch einstellenden Erfolgen herzustellen.

Wie schon ausgeführt, lernten hilflose Hunde selbst dann nicht, wenn sie – mehr aus Zufall – einmal über die Barriere sprangen und damit den Schock abstellten.

Miller und Seligman (1974) gingen bei ihren diesbezüglichen Überlegungen von einer Untersuchung von Rotter, Liverant und Crowne (1961) aus, in der festgestellt wurde, daß Versuchspersonen, wenn sie Aufgaben bearbeiten sollten, deren Lösungen zufallsabhängig waren, ihre Erfolgserwartungen nur wenig verändern. Anders als bei Geschicklichkeitsaufgaben gingen die Versuchspersonen nicht davon aus, nach einem Erfolg wieder eine richtige Lösung finden zu können und änderten auch nach einem Mißerfolg kaum ihre Erwartungen.

Stimmt nun die These, daß Depressive und Hilflose die Bedingungen der Umwelt als unabhängig von ihren Reaktionen, d. h. eigentlich als zufällig, da nicht beeinflußbar, erleben, müßten sie eher so reagieren wie Versuchspersonen, die unter Zufallsbedingungen Aufgaben lösten – ihre Treffer-Erwartungen also nur wenig mit Erfolg und Mißerfolg verändern.

Die Autoren verwendeten ein ähnliches experimentelles Design wie Miller und Seligman (1975). Depressive und nichtdepressive Studenten wurden in je zwei Gruppen unterteilt, die in der ersten Phase abstellbaren bzw. nichtkontrollierbaren Geräuschen ausgesetzt wurden (gekettete Gruppen). Außerdem gab es eine Vergleichsgruppe, die kein Geräusch hörte. In der zweiten Phase des Experiments sollten die Versuchspersonen Zufalls- und Geschicklichkeitsaufgaben lösen. Indem der Versuchsleiter beim Abmessen der Zeit etwas mogelte, erhielten alle Gruppen gleiche positive und negative Rückmeldungen.

Von theoretischen Aussagen ausgehend, müßten Depressive, die keinem Geräusch ausgesetzt waren, und hilflose Versuchspersonen bei Geschicklichkeitsaufgaben ihre Erwartungen weniger ändern als Nichtdepressive, die das Geräusch kontrollieren konnten.

Diese Vorhersage traf nicht ganz ein. Die ersten beiden Gruppen senkten zwar im Gegensatz zur letzteren Gruppe ihre Erwartungen im Mißerfolgsfall nur wenig; die Gruppen unterschieden sich aber – entgegen der Hypothese – im Erfolgsfall kaum voneinander.

Konnte dieses Experiment die Theorie der gelernten Hilflosigkeit nur teilweise bestätigen, so kann man im Zusammenhang mit den Experimenten von Miller und Seligman (1973) und Miller, Seligman und Kurlander (1974) doch von einer deutlichen Bestätigung der Hypothese sprechen. In den beiden letztgenannten Experimenten zeigten depressive bzw. hilflose Versuchspersonen bei Geschicklichkeitsaufgaben geringere Erwartungsveränderungen als Nichtdepressive und Nichthilflose. Sie führten also den Erfolg nicht auf ihr Verhalten zurück, sondern begriffen ihn eher als zufällig. In dem Experiment von Miller und Seligman (1973) veränderten Depressive ihre Erwartungen in geringerem Maße als Nichtdepressive, wenn sie annahmen, daß der Aufgabenerfolg oder -mißerfolg vom Können abhing, wohingegen sie sich in einer Zufallsaufgabe nicht unterschieden. Miller, Seligman und Kurlander konnten zusätzlich aufweisen, daß Depressive auch anders als Ängstliche reagieren. Somit zeichnet sich nur die Depression und nicht etwa erhöhte Ängstlichkeit durch gelernte Hilflosigkeitseffekte aus.

Die Auswirkungen des Hilflosigkeitstrainings traten nicht immer auf: Wenn zwischen dem Hilflosigkeitstraining und der Testphase 48 Stunden statt der üblichen 24 Stunden lagen, blieben sie aus (Overmier u. Seligman, 1967). Dabei spielte der Zeitfaktor eine wichtige Rolle; das Hilflosigkeitsverhalten trat dann nicht auf, wenn genügend Zeit (in diesem Experiment 48 Stunden) zwischen *ursprünglichem* Hilflosigkeitstraining und *erster* Überprüfung des Hilflosigkeitsverhaltens verstrich.

In einem analogen Experiment mit Menschen konnten Thornton und Powell (1974) allerdings keine unterschiedlichen Wirkungen aufgrund eines solchen Zeitfaktors (je 0, 1 oder 24 Stunden nach der ersten Phase wurde die zweite eingeführt) feststellen.

Einen ähnlichen Zeitfaktor kennt man aus der Alltagserfahrung: Menschen erholen sich nach schweren Schicksalsschlägen nach einiger Zeit wieder, auch wenn kein therapeutischer Eingriff erfolgt. Die meisten Menschen werden z. B. nach einem Todesfall nur relativ kurze Zeit von Trauer überwältigt, um dann wieder dem normalen Leben nachzugehen.

Hier soll noch kurz auf die Überlegungen von Seligman eingegangen werden, nach denen der Zeitfaktor bei der gelernten Hilflosigkeit der gleiche sei, der auch der allmählichen Abnahme der Depression im Verlauf der Zeit zugrundeliegt. Diese Überlegungen scheinen uns jedoch unangemessen zu sein. Denn der Zeitfaktor kann ja nur dann wirken, wenn nach dem Hilflosigkeitstraining nicht wieder sofort ein neues Hilflosigkeitserlebnis eintritt. Jemand, der bereits depressiv ist, wird aber solche Hilflosigkeitserlebnisse immer wieder haben, weil er ja sehr vieles derart interpretiert. Depression entspricht also eher dem experimentellen Aufbau, in dem Hunde nicht nur einmal 24 Stunden nach dem Hilflosigkeitstraining, sondern auch danach noch einige Male in dem Versuchskäfig geschockt wurden. In diesen Experimenten zeigte sich aber gerade keine Abnahme der gelernten Hilflosigkeit (Seligman, 1975).

Dieser Zeitfaktor bei der gelernten Hilflosigkeit kann daher die allmähliche Verringerung der Depression nicht erklären. Dies wird auch daraus deutlich, daß Hunde und Ratten, die früh in ihrem Leben die Hilflosigkeit gelernt haben oder die lange über keine Kontrolle verfügten, sich auch später noch als hilflos erweisen (Hunnum, Rosellini u. Seligman, 1974; Overmier u. Seligman, 1967; Seligman u. Groves, 1970; Seligman, Rosellini u. Kosak, 1975).

Bisher wurde mehr auf die Passivität des Hilflosen und des Depressiven in Problemsituationen eingegangen. Depression zeichnet sich aber nach Seligman auch durch Passivität und Mangel an Aggressivität gegenüber anderen Personen aus.

Oft versucht man, Aggression durch den Grad des Konkurrenzverhaltens zu messen. Ein beliebtes Spiel, das zur Operationalisierung von Konkurrenzbedingungen verwendet wird, ist das Gefangenen-Dilemma-Spiel. Dabei stehen sich zwei Spieler gegenüber. Kooperieren beide, so gewinnen sie beide ein wenig, kooperiert nur einer und konkurriert der andere, gewinnt der Konkurrierende recht viel und der Kooperationswillige verliert stark. Zieht sich ein Spieler aus einem Spieldurchgang zurück, verlieren beide ein wenig.

In einem Design, das dem von Miller und Seligman (1975) ähnelt, wurde das Verhalten von Depressiven sowie von durch unlösbare Aufgaben hilflos gemachten Versuchspersonen mit dem naiver Versuchspersonen in einem solchen Spiel verglichen (Kurlander, Miller u. Seligman, 1974, berichtet in Seligman, 1975). Hilflose und depressive Versuchspersonen konkurrierten weniger und zogen sich häufiger zurück (und verloren deshalb öfter das Spiel). Auch in diesem Bereich erweist sich also eine deutliche Übereinstimmung in den Verhaltensweisen von depressiven und hilflos gemachten Versuchspersonen.

Aber nicht nur auf der Ebene der Verhaltensweisen, sondern auch in physiologischen Gegebenheiten ähneln sich Depression und gelernte Hilflosigkeit. Die bekannte Katecholamin-Hypothese von Schildkraut (1965, siehe auch Kapitel V) besagt u. a., daß Depression mit einer Anomalie im Noradrenalinhaushalt einhergeht. Noradrenalin ist eine wichtige adrenergische Übertragungssubstanz. Die Hypothese erhält insofern eine gewisse Plausibilität, als zwei wichtige Antidepressiva, die Monoaminoxydase und die trizyklischen Antidepressiva, Noradrenalin im Gehirn aufrechterhalten. Reserpin führt hingegen häufig zu Depression und bewirkt gleichzeitig eine Verringerung im Noradrenalinhaushalt. Weiss, Stone und Harrell (1970) konnten nun nachweisen, daß Noradrenalin dann reduziert wird, wenn Ratten einem Hilflosigkeitstraining unterworfen werden, und im Gegensatz dazu dann aufgebaut wird, wenn die Ratte die Schocks kontrollieren kann. Wir werden noch einmal auf diese Hypothese zurückkommen, weil Weiss und seine Mitarbeiter die physiologischen Mechanismen zur alternativen Erklärung der Erscheinungen der gelernten Hilflosigkeit heranziehen.

Zusammenfassend läßt sich feststellen, daß wesentliche Verhaltensweisen, wie die Passivität, die verringerte Lernfähigkeit, das Aggressionsdefizit und schließlich auch physiologische Symptome wie Noradrenalinverringerung bei Depressiven wie auch bei Hilflosen gleichermaßen festzustellen sind.

1.1.2. Vergleichbare ätiologische Faktoren bei Depression und gelernter Hilflosigkeit:

Über die Entstehung der Depression ist noch recht wenig bekannt. Hingegen hat man die Genese der gelernten Hilflosigkeit verhältnismäßig gut durchleuchtet: »Es ist nicht das Trauma als solches, das Interferenz (nämlich den gelernten Hilflosigkeitseffekt) mit späterem angepaßten Verhalten hervorruft, *sondern diese wird durch die Nichtkontrollierbarkeit des Traumas* bewirkt« (Seligman, 1974, S. 93).

In den Experimenten konnte sowohl an Ratten (Seligman u. Beagley, 1975), Hunden (Seligman u. Maier, 1967; Overmier u. Seligman, 1967) wie Menschen (Hiroto u. Seligman, 1974; Miller u. Seligman, 1974 und 1975) der gelernte Hilflosigkeitseffekt konstatiert werden.

Vergleicht man Tiere oder Menschen, die einem Zustand der Nichtkontrolle unterworfen wurden, so zeigen sie geringere Fähigkeiten, einem Schock auszuweichen, ein lautes Geräusch abzustellen, Anagramme zu lösen usw. als Versuchspersonen und Tiere, die den gleichen Problemsituationen ausgesetzt waren, aber in diesen Kontrolle ausüben konnten.

Der Organismus bzw. der Mensch hat unter Bedingungen der Nichtkontrolle gelernt, daß seine Reaktionen keinen Effekt nach sich ziehen und die Einwirkungen von außen nicht beeinflussen können.

Diese kognitive Interpretation der Wirklichkeit führt, wie wir gesehen haben, zu drei Effekten:

1. Einem motivationalen Effekt: Wenn ein Organismus oder ein Mensch gelernt hat, daß seine Reaktionen nichts beeinflussen können, und er dies auch weiterhin erwartet, dann fehlt ihm auch die Motivation, darauf zu beharren, einem Schock zu entkommen, ein Problem zu lösen oder ein Geräusch abzuschalten.

2. Einem kognitiven Effekt: Sieht man die Bedingungen der Umwelt als unabhängig vom eigenen Verhalten, erkennt man auch nur schwer den Zusammenhang, wenn das eigene Verhalten wirklich bestimmte Effekte hervorruft. Diese reale Beeinflussung wird dann eher auf Faktoren wie Zufall, Schicksal usw. zurückgeführt. Diese Einstellung erschwert mögliche Lernfortschritte, die darauf beruhen, Wirkungen auf die Umwelt, als durch eigenes Verhalten verursacht, zu erkennen.

3. Einem emotionalen Effekt: Bedingungen der Nichtkontrolle und der Hilflosigkeit führen zu Angst, Magengeschwüren (Weiss, 1968), Verlust von Appetit (Mowrer u. Viek, 1948), Urinieren und Defäkieren bei Hunden (Seligman, 1975).

Seligman versucht nachzuweisen, daß diese drei Effekte durch die kognitive Einstellung, nach der die Umweltbedingungen und Verstärker als unabhängig vom Verhalten, d. h. unbeeinflußbar wahrgenommen werden, verursacht werden.

Diese Hypothese ist von anderen bestritten worden. Wir wollen deshalb einige alternative Überlegungen beleuchten. Seligman, Maier und Solomon (1971) haben sie einer genaueren Prüfung unterzogen:

1. Gewöhnungshypothese: Danach haben sich die Hunde an den Schock gewöhnt. Deshalb sind sie in der folgenden Versuchsphase im Versuchskäfig nicht mehr so motiviert, dem Schock auszuweichen. Diese These ist aus drei Gründen nicht aufrechtzuerhalten: Erstens generalisiert eine durch unlösbare kognitive Aufgaben hervorgerufene Hilflosigkeit auf instrumentelle Aufgaben (s. S. 62 f.). Zweitens wurden die Schocks so variiert, daß man auch solche verwendete, an die sich die Hunde bestimmt nicht hätten gewöhnen können; die Hilflosigkeit zeigte sich gleichermaßen (Overmier u. Seligman, 1967). Schließlich sind fast alle Experimente von Seligman und Mitarbeitern mit geketteten Gruppen ausgeführt worden; deshalb unterschieden sich die Gruppen nur in der Kontrollierbarkeit der Schocks, aber nicht in deren Menge oder Intensität. Trotzdem ergaben sich die Hilflosigkeitseffekte nur bei solchen Hunden und Menschen, die keine Kontrolle über die Schocks ausüben konnten.

2. Das Lernen von konkurrierenden motorischen Reaktionen in der ersten Phase. Diese These kann auf 4 Weisen vertreten werden:

a) Zufällige Verstärkung bei Schockbeendigung bedingt eine Reaktion, die mit nachfolgendem Fluchtverhalten interferiert. Dieses Postulat kann schon deshalb nicht aufrechterhalten werden, weil dieselbe Reaktion auch bei dem folgenden Schockbeginn bestraft wird und sich deshalb wieder verringern sollte.

b) Ein ähnliches Argument gilt auch gegen die These, nach der aktive Reaktionen durch Schockbeginn zufällig bestraft würden; das darauffolgende passive Verhalten würde natürlich in der Folge weiterer nichtkontrollierbarer Schocks wiederum bestraft werden (man erinnere sich, es wurden bei Hunden 64 Schocks verabreicht).

c) Durch eine bestimmte Reaktion könne der Hund die erlebte Heftigkeit der Schocks reduzieren (es ist nicht ganz klar, welche

Reaktion dies bedingen sollte). Dadurch würde sie verstärkt und interferiere deshalb auch in dem Versuchskäfig mit möglichem Fluchtverhalten.

d) Schließlich gibt es noch die Hypothese, wonach durch klassische Konditionierung von Angst Erstarrungseffekte hervorgerufen werden, die dann im Versuchskäfig zur Beeinträchtigung adäquaten Fluchtverhaltens führen (Weiss, Krieckhaus u. Comte, 1968). Diese Autoren können allerdings kaum die Frage beantworten, warum die gekettete Gruppe, die Kontrolle über die Schocks hatte, nicht ebenso die Erstarrungsreaktion gelernt hat.

Gegen alle diese Hypothesen sprechen einige Experimente, die Seligman und Mitarbeiter gemacht haben:

Hunde erlernen das Hilflosigkeitsverhalten auch dann, wenn sie unter Curare-Einfluß geschockt werden (Overmier u. Seligman, 1967). Curare ist ein Nervengift, das die Verbindung von Nerven und quergestreiften Muskeln unterbricht. Dadurch wird eine Paralyse der willkürlichen Muskelbewegungen hervorgerufen. Gleichwohl behält man während des Curare-Einflusses das Bewußtsein – es sind also kognitive Lernprozesse möglich (Church, 1971). Curarisierte Hunde, die einem Hilflosigkeitstraining unterworfen wurden, wiesen die üblichen Verhaltensdefekte in dem Versuchskäfig auf: Sie hatten gelernt, daß ihr Verhalten die Schocks nicht beeinflussen kann.

Ein Experiment von Maier (1970) ging direkt die Frage an, ob konkurrierende motorische Reaktionen für den Interferenzeffekt verantwortlich gemacht werden können. Er versuchte eine kontrollierende Verhaltensweise für die erste Phase des Experiments zu finden, die dem späteren Fluchtverhalten am meisten widerspricht. Hunde konnten in diesem Experiment nur dann die Schocks abstellen, wenn sie ihren Kopf nicht bewegten, denn sowie sie mit ihrem Kopf ein Brett berührten, wurden sie geschockt. Die andere Gruppe wurde wie üblich an die erste gekettet – erhielt also die gleichen Schocks, allerdings ohne die Möglichkeit, diese zu kontrollieren. In der darauffolgenden Phase im Versuchskäfig zeigte sich, daß die Hunde schnell lernten, zu entfliehen, wenn sie vorher durch Stillhalten die Schocklänge hatten beeinflussen können.

Schließlich kann keine Theorie, die von konkurrierenden motorischen Reaktionen ausgeht, erklären, warum aufgrund kognitiver nichtlösbarer Aufgaben gelernte Hilflosigkeit mit nachfolgenden instrumentellen Reaktionen, wie dem Abstellen von Lärm durch

Handbewegen, interferiert (Hiroto und Seligman). Gegenüber den motorisch ausgerichteten Theorien kann also eine kognitive Auffassung wie die der gelernten Hilflosigkeit deutlich bessere Voraussagen liefern.

3. Nach Weiss, Stone und Harrell (1970) *entsteht der Interferenzeffekt aufgrund von Nichtkontrolle durch einen Abbau von Noradrenalin,* denn in Experimenten zeigte sich, daß der Noradrenalinspiegel von Ratten, die nichtkontrollierbarem Streß ausgesetzt sind, verringert wird (und aufgebaut wird, wenn die Stressoren kontrollierbar sind). Dieser verringerte Noradrenalinspiegel führt dann zu der geringeren Lernleistung der Ratten in Flucht- und Vermeidungssituationen. Diese These benötigt also keine kognitiven Faktoren zur Erklärung des Interferenzeffekts.

Seligman (1975) wehrt sich dagegen, dies als eine Alternative zu seiner Theorie zuzulassen. Es scheint ihm eher möglich, daß solche physiologischen Faktoren beitragen, die Kognition der gelernten Hilflosigkeit erklären zu können oder daß sie mit ihr einhergehen.

4. Schließlich soll an dieser Stelle noch kurz auf das berühmte *Experiment zum »executive monkey« von Brady, Porter, Conrad und Mason* (1958) eingegangen werden, das scheinbar der Theorie der gelernten Hilflosigkeit widerspricht. Diese Autoren verglichen zwei Gruppen von Affen; die eine hatte Kontrolle über Schocks, die andere nicht (auch hier wurden gekettete Gruppen verglichen). Die »Manager-Affen« waren stärker emotionalisiert, bekamen bald Magengeschwüre und starben, während die hilflosen Affen nicht erkrankten.

Seligman (1975) bewertet die Ergebnisse dieser Studie als Artefakte. Die Experimentatoren haben in der Vorauswahl nur solche Affen als »Manager« eingesetzt, die als erste auf Schocks reagierten. Es konnte allerdings belegt werden, daß gerade Tiere, die dazu neigen, Magengeschwüre zu bilden, motorisch aktiver sind und deshalb wohl auch schneller reagieren, wenn sie einem Schock ausweichen sollen (Sines, Cleeland u. Adkins, 1963).

Weiss (1968) hat schließlich dieses Experiment noch einmal berichtigt wiederholt und gegenteilige Ergebnisse gefunden (die »Manager-Ratten« bekamen weniger Geschwüre als diejenigen, die Schocks nicht kontrollieren konnten).

Die Experimente zur gelernten Hilflosigkeit haben relativ deutlich gemacht, daß die wesentliche Variable, die zur kognitiven Einstellung der gelernten Hilflosigkeit führt, die Nichtkontrolle ist. Inwieweit bestehen hier Übereinstimmungen mit der Ätiologie der Depression?

Verschiedene Depressionstheoretiker charakterisierten die Depressiven mit Begriffen wie machtlos und hoffnungslos (Bibring, 1953; Beck, 1972).

Von verhaltenstheoretischer Seite ist Depression oft als Folge von Verlust oder von Extinktion des aktiven Verhaltens beschrieben worden (siehe Kapitel I und II). Man kann sowohl die Verlust-Hypothese wie auch die Extinktionshypothese als Spezialfälle der Nichtkontrolle ansehen. Verlust tritt z. B. dann auf, wenn eine Person ihren Ehepartner oder ihre Arbeit verliert, denn in beiden Fällen kann sie mögliche Verstärker durch den Partner oder durch die Arbeitsleistung nicht mehr kontrollieren.

Extinktion kann ebensogut als Kontrollverlust aufgefaßt werden. In der Extinktionsphase wird eine vorher geübte Verhaltensweise ausgeführt, ohne daß sie die erwarteten Verstärker nach sich zieht. Verfügt die betreffende Person über keine erfolgreichen alternativen Verhaltensweisen, kann sie nicht mehr durch eigene Aktivität Gratifikationen erlangen oder unangenehmen Bedingungen entkommen – sie unterliegt also einem Hilflosigkeitstraining.

Andererseits ist es offensichtlich, daß sich Seligmans Konzeption von einer »reinen« Extinktionsauffassung insofern unterscheidet, als er annimmt, daß neue Kognitionen während der Extinktion gelernt werden und es nicht möglich ist, die Auftretenswahrscheinlichkeit des früher ausgeführten, nun extingierten Verhaltens schnell wieder durch Darbietung von Verstärkern zu erhöhen.

Empirisch wurde in einer Reihe von Untersuchungen festgestellt, daß tatsächlich Verlustereignisse der Depression vorausgehen (siehe Kapitel I). In der wohl gründlichsten Studie dieser Art (Paykel, Myers, Dienelt, Klerman, Lindenthal u. Pepper, 1969) kamen bei Depressiven 6 Monate vor dem Ausbruch der Depression folgende Ereignisse signifikant häufiger vor:

1. Streit mit dem Partner,
2. Ehescheidung,
3. neue Arbeit,
4. Änderung in den Arbeitsverhältnissen,
5. schwere körperliche Krankheit,
6. Tod eines nahen Familienmitglieds,
7. schwere Krankheit eines Familienmitglieds,
8. Familienmitglied verläßt das Zuhause.

Jedes dieser hier aufgeführten Geschehnisse kann zu dem Verlust der Kontrolle über Umweltbedingungen beitragen (ob es dies tut, müßte natürlich jeweils noch empirisch überprüft werden). Ehescheidung ebenso wie Tod in der Familie oder Verlassen eines Familienmitglieds führt zur verringerten Kontrolle über Verstärker durch den Partner. Durch schwere körperliche Krankheit wird man von anderen abhängig und kann seinen gewohnten Lebensstil nicht mehr aufrechterhalten; dadurch ist der Kranke unfähig, Erfolge selbst zu bewirken oder Umweltbedingungen zu beeinflussen. Neue Arbeit und Veränderungen in den Arbeitsverhältnissen mögen bedeuten, daß man einen Arbeitsplatz verloren hat und eventuell an einem anderen wieder ganz unten anfangen muß u. ä. m.

Bewirken bereits so kurzfristige Ereignisse derartige Effekte, so ist es wahrscheinlich, daß Bedingungen der Nichtkontrolle in der Kindheit ebenso zu Depression oder zur Hilflosigkeit führen können.

Dieser Frage kann man, um die notwendige experimentelle Kontrolle zu ermöglichen, nur in Tierversuchen nachgehen. Hannum, Rosellini und Seligman (1974, berichtet in Seligman, 1975) gaben Ratten kurz nach der Entwöhnung Schocks (das übliche triadische Design wurde verwendet, Gruppen mit und ohne Fluchtmöglichkeit und eine Gruppe, die keinen Schock erhielt, wurden gebildet). Erst im Erwachsenenalter wurden sie in einem Versuchskäfig getestet. Ratten, die nach der Entwöhnung keine Kontrolle über die Schocks hatten, verhielten sich hilflos, während die übrigen das Meide- und Fluchtverhalten schnell erlernten.

Zusätzlich wies das Experiment auf, daß solche Ratten, die in der Kindheit oft Schocks bekamen, diese aber kontrollieren konnten, sich auch nach einem Hilflosigkeitstraining im Erwachsenenalter adäquat verhielten.

Noch erstaunlicher sind aber die Einflüsse eines Hilflosigkeitstrainings der Mütter auf ihre Kinder. Rapaport und Seligman (1974) gaben weiblichen Ratten *vor* der Schwangerschaft Schocks (wie üblich wurden drei Gruppen behandelt: eine, die entfliehen konnte, eine, die keine Kontrolle hatte und eine Gruppe, die nicht geschockt wurde). Nach der Geburt blieben die Kinder noch 21 Tage bei der mütterlichen Ratte und wurden danach der mütterlichen Obhut entzogen. Erst im Alter von 118–136 Tagen wurden sie getestet. Gemessen wurde, wie weit sich die Ratten auf einer offenen Fläche bewegten. Die Ratten, die von hilflosen Müttern abstammten, zeigten signifikant weniger Bewegung als die, deren Mütter den Schocks entkommen konnten. Ob dies nun auf physiologische Übertragungsprozesse im Mutterbauch oder auf Imitationslernen u. ä. zurückzuführen ist, ist ungeklärt.

Auch die bekannten Beobachtungen von Spitz (1946) erklärt Seligman mit seiner Theorie: Trennung von der Mutter während der Kindheit kann Hilflosigkeit zur Folge haben. Den von Spitz (1946) so benannten anaklitisch depressiven Kindern fehlte nicht so sehr die Mutterliebe als die Möglichkeit, durch ihr Verhalten die Umgebungsereignisse zu beeinflussen.

Bisher wurde gelernte Hilflosigkeit immer nur als durch aversive Stimulierung (z. B. elektrischen Schock, Geräusch, Nichtlösbarkeit von Problemen etc.) hervorgerufene Erscheinung diskutiert. Kann aber auch aus Nichtkontrolle über positive Stimulierung hilfloses Verhalten resultieren?

Das empirische Material erlaubt höchstens Hypothesen. Seligman und Groves (1970) haben eine Gruppe von Hunden unter Bedingungen aufgezogen, in denen sie fast nichts kontrollieren konnten, und mit Hunden unbekannter Lerngeschichte verglichen. Es zeigte sich, daß die erste Gruppe schneller hilflos gemacht werden konnte als die zweite. Die Gruppen in diesem Experiment unterschieden sich also nicht so sehr in der Kontrolle über unangenehme Ereignisse, sondern wohl stärker darin, ob sie das Auftreten angenehmer Reize beeinflussen konnten.

»Zusammenfassend möchte ich nahelegen, daß es nicht nur die absolute Qualität eines Erlebnisses ist, die Selbstbewußtsein und ein Bewußtsein eigener Kompetenz hervorbringt sowie Schutz vor Depressionen bietet, sondern die Wahrnehmung der Kontrolle der Erlebnisse durch die eigenen Handlungen. Soweit unkontrollierbare Ereignisse auftauchen, seien sie entweder traumatisch oder positiv, wird man für Depression empfänglich und wird die Ichstärke geschwächt. Soweit kontrollierbare Ereignisse auftauchen, resultiert daraus ein Gefühl der Überlegenheit und Widerstand gegenüber Depression« (Seligman, 1975, S. 99).

1.1.3. Vergleichbare therapeutische Ansätze bei Depression und gelernter Hilflosigkeit:

Auch der Komplex der Therapie von Hilflosigkeit wurde von Seligman, Maier und Greer (1968) experimentell erfaßt. Dabei versuchten sie mehrere Strategien: Zuerst entfernten sie die Barriere aus dem Versuchskäfig, so daß der hilflose Hund auf die andere Seite gehen konnte und nicht mehr springen mußte – ohne Erfolg. Selbst wenn der Hund von der anderen Seite gerufen wurde, rührte er sich nicht. Dann probierten sie, ihn mit seinem bevorzugten Fressen auf die andere Seite des Käfigs zu locken – ohne Erfolg. Schließlich zogen sie ihn an einer Leine in das andere Abteil; kaum war der Hund dort, hörte der Schock auf. Zuerst mußten sie dabei relativ viel Kraft aufwenden, aber nach einigen Versuchen genügte schon ein kurzer Zug an der Leine, um den Hund »entfliehen« zu lassen. Nach 25 bis 200 erzwungenen Fluchtmaßnahmen (Seligman, 1975) waren die Hunde schließlich »geheilt« und sprangen von selbst über die Barriere, wenn der Schock oder das Signal ansetzte (die Barriere wurde von Mal zu Mal bis zur Normalhöhe höher gestellt). Alle Hunde konnten auf diese Art und Weise »therapiert« werden. Dieselbe Prozedur wurde auch mit Ratten versucht und zeigte ähnliche Wirkungen (Seligman, Rosellini u. Kozak, 1974).

An dieser Stelle soll nicht ausführlich auf die Therapie von Depression eingegangen werden, weil sie später in diesem Buch behandelt wird. Es ist aber deutlich, daß die meisten bei Depressionen erfolgreichen Therapien in ähnlicher Weise (ähnlich direktiv) wie die oben beschriebene vorgehen.

So hat z. B. die Methode der gestuften Aufgaben (d. h. langsam in ihrer Schwierigkeit ansteigende Aufgaben, die der Patient ausführen muß) gute Erfolge erzielt. Hierbei ist wahrscheinlich die wesentliche Variable, daß der Patient wieder entdeckt, daß er doch einiges beeinflussen kann. Assertives Training (d. h. Antrainieren von sozialen Fertigkeiten, die u. a. zur Kontrolle der Umwelt dienen) hat ebensolche Erfolge gezeigt. Schließlich führten Therapien, die darauf beruhten, den Patienten aggressiv zu machen, oft zum Erfolg (Lazarus, 1968; Taulbee u. Wright, 1971). Auch hier ist wohl ausschlaggebend, daß Aggression eines der schlagkräftigsten Mittel ist, die Umwelt zu kontrollieren.

1.1.4. Vergleichbare präventiv wirkende Faktoren bei Depression und gelernter Hilflosigkeit:

Über Prävention von Depression ist kaum etwas bekannt. Gelernte Hilflosigkeit hingegen haben Seligman und Maier (1967) durch Immunisierung verhütet. Hunde lernten in dem Versuchskäfig vor dem Hilflosigkeitstraining den Schock zu vermeiden. Erst danach wurden sie mit unkontrollierbaren Schocks behandelt. In der darauffolgenden Testphase im Versuchskäfig zeigten sie kein Hilflosigkeitsverhalten. Dies steht im starken Gegensatz zu Hunden, die kein solches Training im Meideverhalten vor der Phase der Unkontrollierbarkeit erhielten. Die Hunde hatten sozusagen eine Immunisierung gegenüber Erwartungen der Nichtkontrolle und Hilflosigkeit erhalten.

Analog zu diesen Experimenten müßte man meinen, daß Personen, die oft das Erlebnis hatten, sich mit ihren Interessen durchzusetzen, weniger leicht depressiv werden. Wesentlich sind dafür u. a. soziale Fertigkeiten, die Depressiven häufig fehlen (Lewinsohn, 1974). Daneben muß aber auch die objektive Möglichkeit existieren, Bedingungen der Umwelt kontrollieren zu können. Dies bedeutet, daß in gesellschaftlichen Schichten, die über weniger Kontrolle verfügen, in größerem Ausmaß Depression entwickelt werden müßte. So kommt z. B. in der Unterschicht auch in erhöhtem Maße Apathie, passive Zurückgezogenheit und Depression vor (Frese, 1977). Im Gegensatz zu den früheren Beobachtungen von Hollingshead und Redlich (1958) haben dies Langner und Michael (1963) und Schwab et al. (1967 a u. b) festgestellt. Diese unterschiedlichen Ergebnisse hängen sicherlich damit zusammen, daß die Diagnose der Depression oft selbst schichtabhängig gestellt wird. Starke Kontrolle über Umweltereignisse wirkt zwar präventiv, aber es ist trotzdem notwendig zu lernen, wie man mit Situationen umgehen kann, die man nicht kontrolliert (Dweck, 1975). Das Erlernen adäquaten Verhaltens gegenüber nichtkontrollierbaren Ereignissen wie auch ein fester Grundstock von Erlebnissen, in denen man Bedingungen beeinflussen und verändern konnte, kann also Depressionsanfälligkeit verhindern.

1.2. Das Konzept der Nichtkontrolle

In der bisherigen Darstellung der Depressionstheorie von Seligman haben wir stillschweigend einen Konsens über den Kontrollbegriff vorausgesetzt. Eine adäquate Definition von »Kontrolle« ist allerdings nicht einfach zu entwickeln.

Seligman und Mitarbeiter (Seligman, Maier u. Solomon, 1971; Maier, Seligman u. Solomon, 1969; Seligman, 1975) postulieren, daß ein Organismus oder ein Mensch zwei Bedingungsgefüge erlernen kann. Entweder man lernt, daß auf eine bestimmte Reaktion bei bestimmter Häufigkeit oder nach einem bestimmten Zeitplan ein Verstärker oder ein Bestrafungsreiz erfolgt oder daß man dann einen bestimmten Verstärker erhält oder Bestrafung erleidet, wenn man eine bestimmte Reaktion *nicht* ausführt. Das erste wird in der Lerntheorie üblicherweise als instrumentelles Konditionieren nach einem partiellen oder kontinuierlichen Verstärkerplan bezeichnet. Das zweite Bedingungsgefüge wurde im Zusammenhang mit »differentieller Verstärkung anderen Verhaltens« untersucht. Dieses trifft z. B. dann zu, wenn ein Kind lernt, *nicht* zu weinen, wenn es hinfällt, weil es dafür von der Mutter gelobt wird.

Diese beiden Ebenen ergeben nach Seligman et al. (1971, Seligman, 1975) einen Reaktionsraum (instrumental training space):

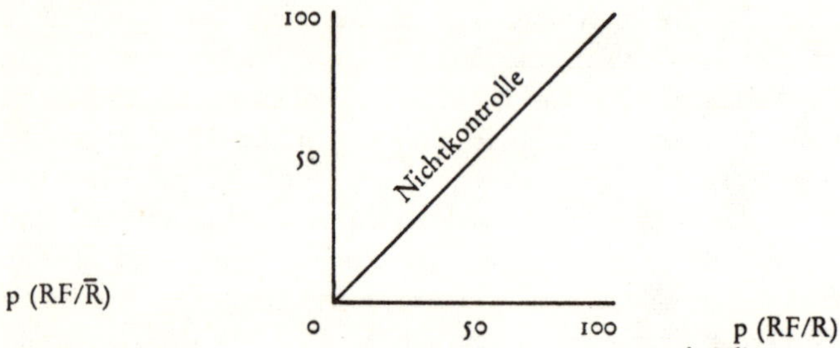

(nach Seligman, 1974, 94)

Auf der x-Achse ist dabei die Wahrscheinlichkeit eingezeichnet, mit der auf eine Reaktion R ein Verstärker (oder eine Bestrafung) (RF) folgt. Auf der y-Achse ist die Wahrscheinlichkeit eingezeichnet, mit der der Organismus einen Verstärker (oder eine Bestrafung) erhält, wenn er nicht reagiert ($\bar{R}$).

In diesem Reaktionsraum definiert Seligman nun Nichtkontrolle objektiv: Nichtkontrolle besteht darin, daß Verstärker oder Schocks unabhängig vom Verhalten eines Organismus oder Menschen auftreten. »R (Reaktion) steht in einem Verhältnis der *Unabhängigkeit* zu einem Verstärker, RF, wenn und nur wenn: $p\,(RF/R) = p\,(RF/\bar{R})$« (Seligman et al., 1971, S. 350).

In anderen Worten: Ein Organismus oder ein Mensch verfügt dann über keine Kontrolle, wenn er jede beliebige Reaktion zeigen oder unterlassen kann, ohne die auf ihn einwirkende Stimulierung beeinflussen zu können.

Soweit die objektive Definition von Nichtkontrolle. Eigentlich wirksam wird natürlich in der gelernten Hilflosigkeit die Interpretation der Realität oder die kognitive Repräsentation der Bedingungen (Seligman, 1975). Erst wenn zukünftige Ereignisse als nichtkontrollierbar eingeschätzt werden, entstehen die Effekte der gelernten Hilflosigkeit. Dabei kann sich die objektive Situation durchaus von der subjektiven unterscheiden. Glass und Singer (1972) haben z. B. zwei Versuchsgruppen verglichen. Beide hörten sehr lautes Geräusch, während sie Probleme zu lösen hatten. Den Versuchspersonen der einen Gruppe wurde gesagt, daß sie das Geräusch wohl ausschalten könnten, daß es die Versuchsleiter aber vorziehen würden, wenn sie den Schaltknopf nicht benützten. Alle Versuchspersonen fügten sich diesem Wunsch. Die zweite Gruppe hatte keine Kontrolle über das laute Geräusch, ihr wurde aber auch nicht suggeriert, daß sie über Kontrollmöglichkeiten verfügen würde. Während die letztere deutliche Hilflosigkeitseffekte aufwies – sie gab beim Lösen der Probleme schneller auf –, ergaben sich für die erste Gruppe keine solchen Schwierigkeiten, obwohl Kontrolle für sie ja nur potentiell bestand.

Dies deutet auch auf die Wichtigkeit der subjektiven Erwartung der Nichtkontrolle hin (wobei natürlich noch zu untersuchen wäre, inwieweit sich diese Kognitionen mit der Zeit den objektiven Bedingungen annähern; unseres Wissens ist dies experimentell noch nicht überprüft worden).

Geht man nun stärker von der subjektiven Erwartung aus, hat die objektive Definition von Seligman entscheidende Nachteile:

1. Objektiv kontrolliert jemand auch dann, wenn er »ungewollt« negative Effekte durch eigenes Verhalten verursacht. Besonders deutlich wird dies, wenn aufgrund eines Verhaltensdefizits ein solches negatives Ergebnis hervorgebracht wird [2].

In einer Partnerbeziehung wird z. B. der Mann stark frustriert, wenn die Frau auf seine sexuellen Andeutungen und Aufforderungen nicht reagiert. Ihr steht allerdings keine Verhaltensweise zur Verfügung, um dieser Aufforderung zu begegnen, sei es, weil sie einfach nicht weiß, wie sie darauf reagieren soll, oder weil sie Angst hat, in bestimmter Weise zu handeln. Dadurch macht sie den Mann ärgerlich, obwohl es nicht ihrer Intention entspricht. Wenn sie also auch objektiv das Frustrationsverhalten des Mannes steuert, hat sie doch

[2] Es scheint uns sogar ein Charakteristikum von Depressiven zu sein, die negativen Effekte auf ihr eigenes Verhalten zurückzuführen, positive hingegen eher ›glücklichen Umständen‹ zuzuschreiben (vgl. auch Beck, 1972).

subjektiv keine Kontrolle, weil ihr keine anderen Verhaltensalternativen zur Verfügung stehen. Kontrolle sollte man nicht zielunabhängig – also ohne die Intention einer Person zu berücksichtigen – definieren, wenn man das Kontrollkonzept auch in sozialen Situationen verwenden möchte.

2. *Die Kontrolldimension beeinflußt je nach Wichtigkeit des Ziels den Menschen unterschiedlich.* Die meisten von uns haben keine genauen Vorstellungen, wie ein Telefon funktioniert. Trotzdem erscheint dies nur wenigen als Mangel an Kontrolle. Hingegen sind die meisten Individuen dann niedergeschlagen, wenn sie keinen Partner finden, bzw. einen verlieren, wenn also wesentliche Ziele nicht erreicht oder wesentliche Verstärker verloren werden. Je nachdem, wie wichtig die Ziele für ein Individuum sind, desto wichtiger ist auch die Kontrolle, und erst in Abhängigkeit von der großen Bedeutung eines Ziels kann sich durch ein diesbezügliches Hilflosigkeitstraining Depression entwickeln.

3. *Nicht nur die Wichtigkeit des Ziels bestimmt das »Bedürfnis« zu kontrollieren, sondern auch die Kontrollierbarkeit eines bestimmten Sachverhalts überhaupt.* Denn wird etwas als von Menschen absolut nicht kontrollierbar angesehen, kann sich aus der diesbezüglichen Nichtkontrolle u. E. keine allgemeine gelernte Hilflosigkeit entwikkeln. Wahrscheinlich bestimmt hier ein sozialer Vergleichsprozeß, was potentiell als kontrollierbar erscheint und was nicht, denn nur er erlaubt die Feststellung, daß es andere Personen gibt, die Kontrolle ausüben. Gibt es diese nicht, oder besteht eine sehr große soziale Distanz zu denjenigen, die diesbezüglich noch über Kontrolle verfügen, entsteht keine generelle Hilflosigkeit.

Der Einfluß dieser Variable auf die Entwicklung gelernter Hilflosigkeit zeigt sich u. E. auch in einem Experiment von Hiroto und Seligman (1975). Abweichend vom üblichen Design haben diese Autoren eine Gruppe lediglich aufgefordert, einem Geräusch zuzuhören; sie konnte zwar das unangenehme Geräusch ebensowenig abstellen wie die Nichtkontrollgruppe, wurde aber im Gegensatz zu dieser nicht angehalten, etwas gegen das Geräusch zu unternehmen. Im eigentlichen Sinn hatte sie also auch keine Kontrolle; die Mitglieder dieser Gruppe wurden allerdings auch nicht aufgefordert, diese zu erlangen, mit anderen Worten, dieser Gruppe konnte der Aspekt der Kontrolle gar nicht als so relevant erscheinen. Diese Versuchspersonen zeigten in den nachfolgenden Aufgaben (entweder kognitive oder instrumentelle Probleme) weniger Hilflosigkeitseffekte als die Gruppe ohne Kontrollmöglichkeit, die allerdings aufgefordert wurde, etwas gegen das Geräusch zu unternehmen.

Hat man nie an die Möglichkeit gedacht, daß bestimmte Bedingungen überhaupt kontrollierbar sein könnten, dann wird auch keine Hilflosigkeit entwickelt. (Es ist anzunehmen, daß in dem oben geschilderten Experiment gleichwohl noch ein gewisser impliziter Aufforderungscharakter bestand, etwas gegen das Geräusch zu unternehmen, und daß dadurch doch noch gewisse, wenn auch geringe, Hilflosigkeitseffekte entstanden sind.) Sieht man hingegen, daß andere Personen bestimmte Umwelteinflüsse kontrollieren können – oder wird man aufgefordert, diese zu beeinflussen und zu verändern, kann sich gelernte Hilflosigkeit ergeben.

Dies erklärt vielleicht u. a. auch, warum nicht notwendigerweise z. B. alle Mohammedaner und Angehörigen gewisser anderer Religionen, die lehren, sich fatalistisch dem Schicksal zu fügen, Depressionen entwickeln, obwohl sie von ihrer Religion her eher keine Kontrolle über viele Umweltbedingungen wahrnehmen. Da diese Kontrolle als grundsätzlich menschenunmöglich anerkannt wird, entwickelt sich keine gelernte Hilflosigkeit.

Dieser soziale Vergleichsprozeß wird nur dann außer Kraft gesetzt, wenn eine Stimulierung so unangenehm oder gefährlich ist, daß allein daraus schon genug Aufforderung resultiert, etwas dagegen zu unternehmen. Genau dies hat sich Seligman natürlich zunutze gemacht, wenn er Hunden sehr schmerzhafte elektrische Schocks zufügte. In der sozialen Umwelt von Menschen kommt diese Art schmerzhafter Reize allerdings selten vor.

4. Es gibt verschiedene Ebenen der Kontrolle. Eine Person mag z. B. in einer Beziehung gegenüber ihrem Partner keine Kontrolle ausüben, gleichwohl aber weiß sie, daß sie ihn verlassen kann, und damit eine Kontrolle des bisher nicht Beeinflußbaren herstellen kann. Dasselbe gilt natürlich auch für Hilflosigkeitsexperimente bei Menschen, die nur den Versuchsraum verlassen müssen, um die Umgebungsbedingungen wieder stärker kontrollieren zu können.

Diese verschiedenen Ebenen zeigen sich u. E. auch in einem Experiment von Thornton und Jacobs (1971). Sie hatten in ihrem Versuchsaufbau zwei Gruppen: Die eine konnte festlegen, in welcher Höhe die Schocks sein würden, die ihnen zugefügt würden (die Teilnehmer wurden gebeten, zu erklären, welche Schockhöhe zwar unangenehm sei, aber noch nicht schmerzen würde). Die andere Gruppe hingegen wurde in verschiedenen Intensitäten geschockt, die sie aber weder vor noch während des Experiments beeinflussen konnte. Beide Gruppen wurden einem Hilflosigkeitstraining unterworfen. Obwohl nun die erste Gruppe, die die Schockhöhe selbst ausgewählt hatte, eine durchschnittlich höhere Schockintensität erleiden mußte, zeigte sie im Gegensatz zu der zweiten keine Hilflosigkeitseffekte. Die Tatsache, in gewisser Weise doch eingegriffen und damit zu einem gewissen Grad auch kontrolliert zu haben, hat wohl das Hilflosigkeitstraining unwirksam gemacht.

Eng mit dem Konzept der verschiedenen Ebenen der Kontrolle hängt zusammen, daß die Nichtkontrolldimension wohl als kontinuierlich – von totaler Kontrolle bis zur totalen Nichtkontrolle reichend – begriffen werden muß. Wenn eine solche kontinuierliche Dimension in der Definition von Seligman zwar möglicherweise beschreibbar ist, so wird sie doch nicht explizit gefordert.

Zusammenfassend läßt sich also die Definition von Seligman deshalb kritisieren, weil sie subjektiv wichtige Dimensionen, wie die Ziele oder das Fehlen adäquater Verhaltensweisen nicht in die Definition aufnimmt und die Kontrolle nicht als kontinuierliche Variable auffaßt.

Wir würden deshalb folgende Definition vorschlagen: *Kontrolle ist in dem Maße gegeben, in dem eine Person oder ein Organismus über Verhaltensmöglichkeiten verfügt, mit Bedingungen so umzugehen, daß diese entsprechend eigenen Zielen erhalten, verändert oder neu geschaffen werden.*

Die einzelnen Bestandteile dieser Definition wollen wir nun Punkt für Punkt diskutieren.

Kontrolle ist in dem Maße gegeben, wie eine Person oder ein Organismus über Verhaltensmöglichkeiten zur Beeinflussung von Bedingungen *verfügt.*

Wir haben festgestellt, daß Kontrolle als kontinuierliche Dimension aufgefaßt werden sollte. Je mehr Verhaltensalternativen zur Verfügung stehen, Bedingungen zu beeinflussen, desto stärker ist der Grad der Kontrolle.

Hat eine Person ein verarmtes Verhaltensrepertoire – dies ist vor allem im Hinblick auf soziale Fertigkeiten wichtig –, verliert sie eher die Kontrolle über die Umwelt und entwickelt mit größerer Wahrscheinlichkeit depressive Gedanken und Gefühle (Lewinsohn, 1974).

Dabei gibt es vermutlich eine kollektive und eine individuelle Komponente. Wenn auch unseres Wissens noch keine empirischen Arbeiten über kollektive Kontrolle und deren Zusammenhang mit Depression durchgeführt wurden, so soll doch postuliert werden, daß die Reduktion des Verhaltensrepertoires sowohl in seiner individuellen wie auch kollektiven Form die mögliche Ausbildung einer Depression beeinflußt.

Bereits die *Möglichkeit zu kontrollieren* ist ausschlaggebend:

Kontrolle bedeutet nicht nur die reale aktuell wirkende Kontrolle, sondern schon die Möglichkeit, Kontrolle auszuüben. In der Diskussion des Experiments von Glass und Singer haben wir festgestellt, daß potentielle Kontrolle (die Versuchspersonen konnten nur vermuten, daß ein Knopfdruck das Geräusch abstellen würde, sie probierten dies aber nicht aus), selbst wenn sie im Augenblick nicht ausgeübt wird, zu geringerer Beeinträchtigung führt als wenn man überhaupt keine Kontrollmöglichkeiten hätte. Dies erinnert an den Begriff der kognitiven Kontrolle von Averill (1973), wenn er auch hier nicht voll zutrifft. Danach besteht kognitive Kontrolle dann, wenn man Bedrohung so verarbeitet, daß sie zu insgesamt weniger Streß führt. Allerdings wird hier der Effekt kognitiver Kontrolle – nämlich die langfristige Streßreduktion – schon in die Definition hineingelegt. Deshalb sollte man diesen Begriff der kognitiven Kontrolle eher als potentielle Kontrolle fassen. Die Möglichkeit der Kontrolle kann dabei sehr wohl auch in der Zukunft liegen, und sie besteht dann sozusagen aus einem Vorgriff auf die Zukunft, wenn unter gegenwärtigen Bedingungen noch keine Kontrolle existiert. Die Erwartung, in der Zukunft Kontrolle auszuüben, kann realistisch sein oder nicht. Es ist wahrscheinlich, daß es starken Streß auslöst, wenn die erwartete Kontrolle nicht eintritt.

Kontrolle bedeutet, daß Bedingungen *entsprechend den eigenen Zielen* beeinflußt werden können:

Oben wurde bereits ausgeführt, daß Kontrolle das Erreichen bestimmter Ziele gewährleisten muß; kommen Effekte des Verhaltens entgegen der eigenen Intention zustande, kann dies nicht unter den Begriff Kontrolle subsumiert werden [3].

[3] Der Begriff Ziel wird auch heute noch von vielen Verhaltenstheoretikern als metaphysisch abgelehnt. Neuere Überlegungen haben allerdings deutlich gemacht, daß selbst teleologische Begriffe wie Ziel zur Beschreibung von Simulationen auf Automaten verwendet werden können (Miller, Galanter und Pribram, 1960).

Kontrolle impliziert die Möglichkeit, Bedingungen zu erhalten, zu verändern oder neu zu schaffen:

Averill (1973) unterscheidet zwei Arten der Veränderung. Zum einen versteht er unter Kontrolle die Möglichkeit zu bestimmen, wer die aversive Simulierung verursacht (ob man sie sich z. B. selbst zufügt oder ob dies eine andere Person tut) und zu welcher Zeit oder unter welchen Umständen sie auftritt. Kann man z. B. bestimmen, ob man später oder gleich geschockt wird, oder in welcher Reihenfolge man Intelligenztestaufgaben angehen möchte, nennt Averill diese Art der Kontrolle *regulierte Administration.*

Zum zweiten übt eine Person dann Kontrolle aus, wenn sie eine aversive Stimulierung bezüglich ihrer Stärke, Intensität oder Länge durch direkte Handlung verändert oder sie ganz verhindert. Averill nennt dies *Stimulusmodifikation.*

Während letztere die aversive Stimulierung selbst, ganz oder teilweise kontrolliert, bezieht sich die erste Art auf die Kontrolle der Umstände unangenehmer Stimulierung.

Der Mensch ist allerdings auch – wenn auch weitgehend nur in gesellschaftlichem Kontext – in der Lage, Bedingungen selbst zu schaffen. Wesentlich ist dabei natürlich, daß er auch unangenehme Bedingungen schaffen oder abschaffen kann, so daß die oben angesprochene regulierte Administration und die Stimulusmodifikation Kontrolle »niedrigeren Grades« darstellen, weil man sich den Bedingungen zuerst fügen muß, um sie in geringerem Maße zu verändern.

Darüber hinaus stellt auch die Möglichkeit, bestimmte angenehme Zustände zu erhalten, eine Art der Kontrolle dar.

Hat man Kontrolle auf diese Art unterschiedlich von Seligman definiert, so kann man leichter postulieren, unter welchen alltäglichen Bedingungen Depression entstehen kann.

1.3. Bedingungen der Entstehung von Depression

Drei Bedingungen erscheinen uns wichtig:

1. Zu hohes Anspruchsniveau oder zu hohe Zielsetzung.

2. Kein adäquates Verhalten, um in wichtigen Situationen seine Ziele zu erlangen.

3. Es besteht objektiv in einem Bereich keine Möglichkeit, etwas zu verändern, und dies wird unzulässigerweise auf andere Bereiche generalisiert.

Es ist offensichtlich, daß diese drei Gesichtspunkte miteinander interagieren. Wenn man ein zu hohes Anspruchsniveau hat, dann hat man auch per definitionem keine instrumentelle Verhaltensweise zu seiner Erreichung zur Verfügung. Wenn diese fehlt, dann ist es für eine Person objektiv nicht möglich, bestimmte Bedingungen zu beeinflussen.

Trotzdem ist es sinnvoll, diese drei Aspekte auseinanderzuhalten, weil jeweils der eine oder der andere im Vordergrund der Genese der Depression stehen kann und dies je verschiedene therapeutische Interventionen nahelegt. So kann bei einem Patienten das Problem tatsächlich vor allem in dem zu hohen oder zu ausschließlichen Anspruchsniveau liegen, während bei einem zweiten eher die Schwierigkeit darin besteht, daß er über bestimmte soziale Fertigkeiten nicht verfügt. Bei einem dritten hingegen muß vor allem die Tendenz bekämpft werden, einzelne klare Hilflosigkeitsbedingungen auf andere Bereiche zu generalisieren.

Zu 1: Die Höhe eines Anspruchsniveaus wird vor allem durch Imitation gelernt (vgl. Bandura, 1971). Andererseits wissen wir, daß es sich je nach Erfolg und Mißerfolg erhöht oder senkt (Hoppe, 1931).

Wie kann man dann ein unrealistisch hohes Anspruchsniveau aufrechterhalten? Es wäre möglich, daß dies von außen geschieht durch konstantes Vorbild oder Verstärkung für das Verbalisieren eines hohen Zieles, auch wenn das Ziel nicht erreicht wird.

Becker (1960) hat aufgezeigt, daß das hohe Anspruchsniveau des Depressiven nicht darauf beruht, daß er wirklich eine hohe Leistungsmotivation hat. Hingegen neigt er stärker zu dem, was DeCharms, Morrison, Reitman und McClelland (1955) die Motivation durch Wertschätzung der Leistung nennen (value achievement). Sie zeichnet sich im Gegensatz zur echten Leistungsmotivation (need achievement) dadurch aus, daß man das hohe Zielniveau vor allem deshalb zeigt, um dafür sozial positiv verstärkt zu werden.

Deshalb geht diese Wertschätzung auch mit konformistischen Einstellungen einher und verändert sich nicht mit der eigenen Leistung, sondern mehr mit den sozialen Verstärkern für die Verbalisierung eines hohen Leistungsniveaus. Depressive sind nach der Untersuchung von Becker tatsächlich stärker auf die Wertschätzung der Leistung fixiert und zeichnen sich eher durch eine autoritäre und konformistische Attitüde aus.

Man darf allerdings aus dieser Untersuchung wohl kaum den

Schluß ziehen, daß der Depressive gegenüber seinem eigenen Leistungsniveau eine gleichgültige Haltung einnimmt und das Nichterreichen nicht weiter ernst nimmt. Hingegen ist nur der Mechanismus der Änderung des Leistungsniveaus gegenüber dem Leistungsmotivierten anders.

Wenn eine Person ihr Ziel oft nicht erreicht, dann wird sie sich stärker an Mißerfolgen orientieren. Die Mißerfolgsorientierten setzen dabei oft ihre Ansprüche unrealistisch hoch (oder niedrig) und verändern sie nach einer positiven oder negativen Rückmeldung nur wenig (Heckhausen, 1970). Dies entspricht wohl in gewisser Weise dem Resultat des Hilflosigkeitstrainings. Bleibt ein Anspruchsniveau in großer Höhe fixiert, so daß die betreffende Person keinen »Erfolg« zu erlangen vermag, wird sie wohl auch in Zukunft nicht vermuten, Bedingungen kontrollieren zu können.

Zu 2: Wir haben bereits in der Diskussion des Kontrollkonzepts festgestellt, daß inadäquates Verhalten zur Nichtkontrolle führt. Dies entspricht auch der Theorie von Mandler (1964) und Mandler und Watson (1966); danach entwickelt sich Hilflosigkeit nach der Unterbrechung eines Plans, die von einer Person nicht mehr aufgehoben werden kann (ein Plan besteht aus einer wohlintegrierten organisierten Reaktionssequenz).

Lewinsohn (1974) hat Depression ebenso unter dem Aspekt mangelhafter sozialer Fertigkeiten betrachtet. Allerdings sind nach der hier dargestellten Theorie soziale Fertigkeiten nicht per se wichtig, sondern nur insofern, als ihr Fehlen dazu beitragen kann, daß Personen bestimmte Verstärker nicht kontrollieren können und sie sich angesichts dieser Tatsache hilflos verhalten.

Die Theorie von Seligman geht nur wenig auf soziale Interaktionen ein. Gerade sie sind u. E. aber wesentliche Bedingung der Entstehung von Depression. Menschen vergleichen sich mit anderen und stellen erst dann fest, daß sie in bestimmten Bereichen keine eigene Kontrolle haben, andere hingegen schon. Man kann annehmen, daß der Hilflose bzw. Depressive gegenüber seinen Mitmenschen eine bestimmte Einstellung hat. Das Pendant der eigenen Hilflosigkeit ist die Perfektion der anderen. Die anderen werden im Gegensatz zu sich selbst als ungeheuer mächtig eingeschätzt. Der Depressive sagt sich also in etwa: »Ich kann nicht so handeln, wie ich möchte, die anderen hingegen können dies sehr wohl«, und erhöht damit die Mächtigkeit des anderen über das reale Maß hinaus.

Unseres Wissens gibt es keine direkte Untersuchung der Personenwahrnehmung von Depressiven bezüglich dieser Variable. Therapeutische Erfahrung läßt uns allerdings zu dieser Spekulation kommen (vgl. auch Beck, 1972). Zusätzlich haben Schädrich und Schiller (1975) aufgewiesen, daß Depressive andere (in diesem Fall Sprecher, die Beurteilungen über die Probanden auf Tonband gesprochen hatten) eher als kompetenter einstuften [4].

Zu 3: Im experimentellen Aufbau bei Seligman und seinen Mitarbeitern hat der Hund absolut keine Kontrolle in der einen Situation und generalisiert dies unzulässigerweise auf die zweite experimentelle Phase. Ähnliches taucht natürlich auch manchmal im alltäglichen Leben auf: Eine Person kann bestimmte Bedingungen nicht beeinflussen und muß sich ihnen im Augenblick unterwerfen. Hier besteht die therapeutische Aufgabe, die Generalisation auf andere Bereiche zu verhindern bzw. aufzubrechen.

Andererseits ist es deutlich, daß der Mensch selten einer vollkommen unabänderlichen Nichtkontrollsituation unterworfen ist. Viele Bereiche, z. B. am Arbeitsplatz, erscheinen auf der Ebene des einzelnen Individuums nicht beeinflußbar, während andererseits im Zusammenhang mit anderen Kollegen – zumindest in der Zukunft – Kontrolle ausgeübt werden kann (s. Frese, 1977).

1.4. Ungelöste Probleme der Hilflosigkeitstheorie

Drei Problemkreise sind unseres Erachtens im Zusammenhang mit der Hilflosigkeitstheorie unzureichend behandelt:

1. Depressive zeigen im Gegensatz zu Nichtdepressiven wohl weniger offene Aggression, sehr wohl aber mehr passive Hostilität (vgl. Kapitel IV).

2. Depressive sind nicht nur pessimistisch bezüglich ihrer eigenen Kompetenz und Kontrollmöglichkeit, sie tendieren darüber hinaus auch noch aktiv dazu, Verstärker, die in unmittelbarer Reichweite liegen, abzulehnen (Costello, 1972).

3. Der Grad der Depression verringert sich in der überwiegenden Zahl der Fälle nach einiger Zeit. Selbst wenn keine therapeutische

[4] Die Evidenz für diese Aussage aus einem anderen Bereich besteht darin, daß Dominante andere als schwächer ansehen, als diese von anderen angesehen werden (sozusagen der Umkehrschluß zum Depressiven) (Naboisek, 1953, berichtet in Shrauger und Altrocci, 1964; Smelser, 1961; Leary, 1957).

Intervention stattfindet, verschwinden die meisten Depressionen nach einigen Monaten.

Zu 1: Die Hostilität des Depressiven ist verschiedentlich deutlich gemacht worden, von psychoanalytischer Seite durch Adler (1974) und Salzman (1970), von der faktorenanalytischen Richtung durch Izard (1972), und schließlich ist sie auch von Miller und Seligman (1975) festgestellt, wenn auch nicht kommentiert worden (zusammenfassend dazu vgl. Becker, 1974).

Man könnte vielleicht folgenden Zusammenhang mit der gelernten Hilflosigkeit postulieren: Da die Bedingungen der Nichtkontrolle ausgesprochen unbefriedigend und frustrierend sind, und die Nichtkontrolle vor allem in sozialen Situationen auftaucht – d. h. andere Leute dafür verantwortlich gemacht werden können –, kann unter anderem Aggression hervorgerufen werden. Um sie aber zeigen zu können, benötigt man eigentlich die Einstellung, daß durch aggressives Verhalten etwas verändert werden könne, also eine der Depression entgegengesetzte Erwartung. Die Aggression kann sich also nur passiv in einer hostilen Haltung äußern, die nicht direkt in offenes Verhalten gegenüber anderen Personen einmündet (u. a. auch weil diese als übermächtig perzipiert werden).

Zu 2: Costello (1972) hat im Gegensatz zu der These des Verstärkerverlusts (siehe Kapitel II) davon gesprochen, daß sich Depression durch Verlust der Verstärker*wirksamkeit* auszeichnet. Der Depressive weigert sich aktiv, irgendwelche Verstärker aufzunehmen oder gar zu suchen; er schirmt sich fast von potentiellen Verstärkermöglichkeiten ab. Es ist, von der Hilflosigkeitstheorie ausgehend, nicht ganz einsichtig, warum ein Mann, der den Tod seiner Frau beklagt, auch keinen Appetit mehr auf sein Lieblingsessen hat.

Costello macht für dieses Phänomen zwei Prozesse verantwortlich. Zum einen besteht die Tendenz, sich bei Verringerung von Noradrenalin auch selbst nur sehr wenig zu verstärken. Wir haben bereits gesehen, daß ein Hilflosigkeitstraining die Verringerung des Noradrenalins im Gehirn hervorruft und damit möglicherweise auch Selbstverstärkungstendenzen verringert.

Zum anderen postuliert Costello, daß die Unterbrechung einer Handlungskette den Verlust der Verstärkerwirksamkeit verursacht. Dem Mann schmeckt sozusagen sein Lieblingsgericht nur, wenn seine Frau auch anwesend ist. Dies erinnert an das Konzept von

Mandler und Watson (siehe oben), wonach die Unterbrechung eines Plans Hilflosigkeit hervorruft.

Zu 3: Die gelernte Hilflosigkeitstheorie kann nicht leicht erklären, wieso die Depression nach einiger Zeit abklingt und gelegentlich Depressionen zyklisch verlaufen. Seligman versucht zwar mit Hilfe des Zeitfaktors bei der gelernten Hilflosigkeit, diese allmähliche Abschwächung der Depression theoretisch zu verarbeiten. Dieser Versuch scheint uns allerdings nicht geglückt, denn es zeigen sich zwar keine Hilflosigkeitserscheinungen, wenn erst nach einiger Zeit (z. B. bei Hunden 48 Stunden) nach dem Hilflosigkeitstraining eine instrumentelle Aufgabe verlangt wird; wie wir jedoch bereits auf S. 67 aufgezeigt haben, ist dieser Zeitfaktor bei Depressiven bedeutungslos.

Man könnte möglicherweise dieses Problem analog zu der Opponenten-Prozeß-Theorie von Solomon und Corbit (1974, opponent process theory) – wenn auch noch recht spekulativ – erklären. Danach löst das Auftreten einer Emotion dieser entgegengesetzte Gefühle aus. Übertragen auf unser Problem würde dies heißen, daß aufgrund der Depression automatisch auch gegen diese gerichtete Emotionen entstehen, die die Depression langfristig reduzieren, oder gar einen zyklischen Prozeß auslösen können.

Wenn auch die genannten Probleme noch weitgehend ungelöst sind, so kann die Theorie von Seligman mit gewissen Ausweitungen seines Kontrollbegriffs als eine der best substantiierten Theorien über Depression genannt werden. Während Seligman seine Theorie überwiegend auf Experimente stützt, bezieht sich Beck mit seiner im folgenden darzustellenden, in vielen Punkten ähnlichen kognitiven Theorie der Depression vor allem auf klinische Erfahrung.

2. Becks Theorie der Depression

Beck (1972, 1970 a, 1970 b, 1974) entwickelte einen kognitiven Ansatz der Depression, aber anders als bei Seligman standen für ihn Fragen der depressiven *Persönlichkeit* im Vordergrund. Beck wollte mit seiner kognitiven Interpretation der Depression eine Alternative zu den die Psychiatrie bestimmenden biochemischen und vor allem psychoanalytischen Theorien anbieten, deren Unzulänglichkeiten er in einer umfassenden Kritik aufzeigt.

Wesentliche theoretische Impulse verdankt Beck der kognitiven Persönlichkeitstheorie von Harvey, Hunt und Schroder (1961), die die Organisation der Persönlichkeit als Struktur von Konzept-Systemen beschrieben haben. Die Übertragung dieser Theorie auf den Problembereich Depression – bei Harvey, Hunt und Schroder schon in Ansätzen versucht – macht Beck zu seinem Thema.

2.1. Depression als kognitive Störung

Die Grundgedanken Becks zur Theorie der depressiven Persönlichkeit (Beck, 1972) wollen wir vorab kurz zusammenfassen[1]: Der Depressive hat im Lauf seiner Entwicklung bestimmte negative Erfahrungen gemacht, die sich als kognitive Schemata verfestigt haben. Zeitweise inaktiv, werden diese Schemata durch Auslöse-Situationen immer wieder »energetisiert«; das in depressiven Schemata denkende Individuum sieht sich selbst, die Umwelt und die Zukunft negativ (»kognitive Triade«), seine Gedanken kreisen in irrationaler Weise um Themen, die die eigene Person entwerten. Die weiteren Manifestationen der Depression sind Folgeerscheinungen der kognitiven Störung.

Beck definiert Depression durch fünf Merkmalsbereiche:

– *emotionale Manifestationen:* Niedergeschlagenheit, Verlust an Freude und Befriedigung, Verlust von Zuneigung zu anderen und Verlust von Heiterkeit;

– *kognitive Manifestationen:* geringe Selbstbewertung, negative Erwartungen, Selbstbeschuldigungen, ein verzerrtes Selbstbild;

– *motivationale Manifestationen:* Vermeidens- und Fluchtverhalten, Entschlußlosigkeit, Motivationsverlust, Selbstmord-Wünsche, erhöhte Abhängigkeit von anderen;

– *vegetative Manifestationen:* Appetitverlust, Ermüdbarkeit;

– *motorische Manifestationen:* Retardierung oder Agitiertheit.

Diese fünf Manifestationen der Depression lassen sich nach Beck auf die kognitive Störung zurückführen. In dem Ausdruck *»kognitive Triade der Depression«* (Beck, 1970) faßt er das seiner Ansicht nach wesentliche Merkmal der Depression zusammen. Als »kognitive Triade« bezeichnet er die Tendenz des Depressiven, sich selbst, die Umwelt und die Zukunft negativ zu sehen:

[1] Beck will damit vor allem reaktive Depression erklären. Er meint, daß die hier gültigen Prinzipien aber auch für biochemisch und genetisch verursachte Depression brauchbar seien.

– *Negative Sicht von sich selbst:* Der Depressive setzt sich selbst herab, interpretiert einzelne Mißerfolge, die er erleidet, als Zeichen seiner völligen Unfähigkeit, er lehnt sich sogar selbst ab.

– *Negative Sicht der Umwelt:* Der Depressive erlebt die Erfahrungen, die er mit seiner Umwelt macht, stets negativ, er sieht sich mit unüberwindbaren Hindernissen und Belastungen konfrontiert.

– *Negative Sicht der Zukunft:* Der Depressive ist ohne Hoffnung, daß seine momentanen Schwierigkeiten bald vorüber sein könnten; er sieht vielmehr schwarz für die Zukunft und nimmt vieles gar nicht erst in Angriff, weil er es für ohnehin aussichtslos hält.

Die Gedanken des Depressiven, die sich auf diese drei Bereiche Selbst, Umwelt und Zukunft erstrecken, klassifiziert Beck noch weiter nach ihrem Inhalt, nach zugrundeliegenden Prozessen und nach formalen Charakteristika:

Inhaltlich werden die Gedanken des Depressiven u. a. durch Themen der geringen Selbstachtung, Selbstkritik und Selbstbeschuldigungen bestimmt. Charakteristisch ist dabei ein Gefühl des Verlusts; der Depressive erlebt sich als Verlierer; oft drehen sich die Äußerungen und Gedanken Depressiver um »hypothetische Verluste« und »Pseudo-Verluste«; sie behandeln ihre Befürchtungen als Tatsachen (hypothetischer Verlust) oder interpretieren Ereignisse, wie z. B. eine gewinnbringende Statusveränderung, falsch (Pseudo-Verlust).

Fünf *zugrundeliegende Prozesse* dominieren nach Beck das Denken des Depressiven:

1. Arbiträre Inferenz: Depressive ziehen Folgerungen aus Ereignissen und Situationen, ohne Evidenz für diese Schlußfolgerungen.

So kann sich z. B. ein Depressiver von anderen verachtet fühlen, ohne dafür eine objektive Grundlage benennen zu können.

2. Selektive Abstraktion: Depressive stützen ihre Gedanken und Urteile auf aus dem Kontext gerissene Details und ignorieren andere, wichtige Merkmale von Situationen.

3. Übergeneralisierung: Depressive neigen dazu, generelle Schlußfolgerungen trotz unzureichender Information zu ziehen. So meinte ein Patient Becks, er könne seine Kinder überhaupt nicht erziehen, als seine Frau sich darüber aufregte, daß die Kinder zu lange zum Ankleiden brauchten.

4. Magnifizierung und Minimierung: Depressive überschätzen oder unterschätzen ihre eigenen Fähigkeiten oder die Bedeutung von Ereignissen.

5. Ungenaues Benennen: Depressive benennen Ereignisse unzutreffend. So berichtete ein Patient Becks, er sei von seinem Vorgesetzten fertiggemacht worden, der ihn in Wirklichkeit nur auf einen Fehler aufmerksam gemacht hatte.

Darüber hinaus schreibt Beck den Gedanken Depressiver *formale Charakteristika* zu:

– Depressive empfinden ihre Gedanken als *automatisch* und reflexhaft.

– Die Gedanken Depressiver haben eine *unfreiwillige* Qualität, d. h. sie können nicht unterdrückt werden.

– Die Gedanken erscheinen dem Depressiven *plausibel.*

– Depressive Gedanken haben die Eigenart zu *perseverieren,* d. h. immer wieder aufzutauchen.

Diese primären kognitiven Manifestationen sind nach Beck für die affektiven, motivationalen und physischen Merkmale der Depression verantwortlich:

Affekt: Kognitionen lösen bestimmte korrespondierende Gefühle aus: Wenn man meint, in wichtigen Bereichen inkompetent zu sein, fühlt man sich niedergeschlagen. Da Gefühlen aber Signalfunktion zukommt, wirken sie wieder auf die Gedanken zurück, etwa in der Weise, daß der Depressive denkt, »wenn ich mich schlecht fühle, muß auch irgend etwas nicht in Ordnung sein«.

Motivation: Auch den Motivationsverlust des Depressiven erklärt Beck als Folge der depressiven Gedankenkonstruktionen: Wer z. B. eine Aufgabe von vornherein mit der Einstellung angeht, sie doch nicht bewältigen zu können, wird eher aufgeben oder sie vielleicht gar nicht erst anfangen. Da der Depressive in allen Situationen Unannehmlichkeiten erwartet, zieht er sich von den meisten Aktivitäten zurück und verschlechtert dadurch seine Lage noch mehr. Selbstmord ist für Beck extremer Ausdruck solcher Vermeidens- und Fluchtgedanken.

Physische Symptome: Hier äußert Beck sich zurückhaltender. Vegetative Symptome wie Appetitverlust, Libidoverlust und Schlafstörungen lassen sich in diesem Zusammenhang nur unzureichend erklären. Motorische Retardierung und Ermüdbarkeit versteht Beck als Ausdruck einer passiv-resignativen Einstellung gegenüber dem Schicksal.

Die depressiven Kognitionen, die sich durch negative Sicht der Welt, der Zukunft und sich selbst auszeichnen und depressive Stimmung, Paralyse des Willens, Vermeidens- und Selbstmordwünsche und physische Symptome zur Folge haben, stellt Beck (1972) in den größeren Rahmen eines Persönlichkeitsmodells, in dessen Mittelpunkt der Begriff »Schema« steht.

Unter »Schema« versteht Beck eine »Struktur zur selektiven Wahrnehmung, Kodierung und Bewertung von Stimuli, die auf den Organismus einwirken. Es dient der Gliederung und Organisation der Umwelt in psychologisch relevante Einheiten« (Beck, 1972, S. 283). Depressive Schemata zeichnen sich aus durch dieselben Charakteristika, wie sie Beck für die Gedanken Depressiver beschrieben hat, nämlich durch dieselben Inhalte, zugrundeliegenden Prozesse und formalen Charakteristika. »Kognitionen« nennt Beck spezifische situationsabhängige Gedanken. »Schemata« sind im Unterschied dazu überdauernde Strukturen, die im Laufe der Sozialisation einer Person entstehen, indem sie bestimmte Generalisierungen und Konzepte aus persönlichen Erfahrungen, aus Urteilen anderer über sich selbst und aus Identifikationen mit wichtigen Personen der Umwelt zieht.

Wie sich dabei *depressive Schemata* entwickeln können, zeigt Beck ohne weitere theoretische Erklärungen an einem Beispiel auf:

Ein Kind, das aufgrund von Erlebnissen – sei es, daß es einen Fehler gemacht hat oder von anderen für Mißerfolge getadelt wurde – das Selbstbild erwirbt, es sei unfähig, wird sich auch in späteren Situationen nach diesem Konzept beurteilen. Sobald das Konzept in die kognitive Struktur eingegangen ist, wird es bleibender Bestandteil der Persönlichkeit, wird zum Schema. Das Individuum ist damit prädisponiert zur Depression (prädepressive Konstellation), obgleich die depressiven Schemata nicht immer aktiv sein müssen, sondern auch zeitweise »schlummern« können. Bestimmte Veränderungen in der Umwelt sind Auslösebedingungen und können deshalb depressive Schemata energetisieren und aktivieren (Energetisierungs- und Feedback-Modell).

Die Auslösebedingungen klassifiziert Beck in spezifischen Streß (das sind die traumatischen Situationen, die für die Etablierung der prädepressiven Konstellation verantwortlich waren und denen gegenüber das Individuum seither besonders empfindlich reagiert) und nichtspezifischen Streß (also die Situationen, mit denen das Individuum noch keine speziellen Erfahrungen machen konnte, weil sie einmalig sind, wie etwa der Tod von Angehörigen bei einem Autounfall). Aber nicht nur einzelne schwerwiegende Ereignisse können

Depression hervorrufen, sondern auch die Anhäufung von mehreren – für sich allein betrachtet – nebensächlichen negativen Erfahrungen (Beck, 1974).

Beck (1974) verwendet für diese verschiedenen auslösenden Faktoren den Terminus Verlust. Außer den gewöhnlich in der Literatur referierten »Verlusten« (siehe auch Kapitel I), die sich objektiv feststellen lassen, weist Beck ausdrücklich auf das Verlustgefühl hin, das aufgrund unrealistisch hoher Ziele entsteht. Die Verlusterlebnisse an sich sind aber noch keine ausreichende Bedingung für Depression, da sie ihren Stellenwert nur auf dem Hintergrund subjektiv unterschiedlicher Bewertung erhalten.

Mit der Energetisierung der depressiven Schemata durch diese Auslösesituation ist ein gleichsam sich verselbständigender Prozeß in Gang gesetzt, den Beck als »nach abwärts gerichtete Spirale der Depression« kennzeichnet: »Man kann annehmen, daß das Schema anfänglich durch ein psychisches Trauma energetisiert wird. Die Aktivierung dieser kognitiven Strukturen hat die Stimulation von Affekten zur Folge. Die Aktivierung von Affekten bringt einen Energieschub mit sich, der subjektiv als schmerzliche Emotion erfahren wird. Die Energie fließt dann zur kognitiven Struktur zurück und verstärkt die dort gebundene Energiemenge. Dies führt dann zur weiteren Innervation der affektiven Strukturen« (Beck, 1972, S. 289).

Infolgedessen werden die Schemata immer dominierender, der Patient gerät immer tiefer in die Depression. Sind die depressiven Schemata einmal aktiviert, verdrängen sie mit ihrer »Übermacht« und »Hyperaktivität« den externen Stimuli angemessenere Schemata; fast jeder externe Reiz wird dann im Sinn des depressiven Schemas interpretiert, die Realität wird verzerrt wahrgenommen. Die Gedanken des Depressiven drehen sich um die oben beschriebenen Themen der Selbstkritik, das Denken folgt den für die Depression typischen Prozessen der selektiven Abstraktion etc. und zeigt die typischen formalen Charakteristika.

Das durch depressive Schemata bestimmte Denken entspricht nach Beck dann der in der Psychoanalyse »Primärprozeß« genannten Denkform; während die »normale« Art zu denken, parallel dem psychoanalytischen Sekundärprozeß gesetzt werden kann.

Ein solches Feed-back-Modell erklärt und beschreibt recht gut die Dynamik der Depression bis zu ihrem Höhepunkt. Mit dem Feedback-Modell allein wäre freilich nicht abzudecken, wie die Depression ihr Ende findet, die Depression müßte sich ja ins Unendliche weitersteigern. Hier soll offenbar dem Konstrukt »Energie« eine rettende Funktion zukommen: die Schemata bleiben aktiv, solange sie Energie beziehen. Aber damit wird unseres Erachtens nur eine Unbekannte durch eine andere ersetzt; es fragt sich dann nämlich, wieso der Energie-Nachschub aufhört. An diesem Punkt bleibt Becks Theorie also ungenügend.

Kritik

2.2. *Empirische Studien zu Becks Theorie der Depression*

Beck hat eine Reihe empirischer Untersuchungen zur Depression durchgeführt: Traumstudien, Interviews und experimentelle Studien. Sie sollten der empirischen Untermauerung seiner kognitiven Theorie der Depression, zugleich auch der Auseinandersetzung mit der Psychoanalyse dienen.

Ausgangspunkt für Becks empirische Studien (eine Zusammenfassung findet sich in Beck, 1972, 169 ff.) war die psychoanalytische Hypothese, daß die bei Depressiven feststellbaren »masochistischen« Tendenzen in einem »Bedürfnis nach Leiden« begründet seien. Dieses »Bedürfnis nach Leiden« wird dort als Ausdruck einer Selbstbestrafungsabsicht, einer gegen das Selbst gerichteten Aggression verstanden, die durch Verfehlungen gegen den Moralkodex des Überich notwendig geworden ist. Dem stellt Beck die Hypothese gegenüber, der »Masochismus« Depressiver sei Zeichen einer kognitiven Störung.

In einer Studie wurden die Träume depressiver mit denen nichtdepressiver Patienten bezüglich des darin zum Ausdruck gebrachten »Masochismus« verglichen (Beck u. Ward, 1962)[2]. »Masochismus« wird dabei definiert durch die Tendenz, auch bei Erfolg Selbstzweifel zu haben, die Bedeutung kleiner persönlicher Fehler zu übertreiben und von anderen Zurückweisung zu erwarten. Die Autoren konnten nun bestätigen, daß zwischen Depression (gemessen auf dem Depressionsfragebogen von Beck et al., 1961) und »Masochismus« eine signifikante Beziehung besteht.

Den Nachweis, daß dieser »Masochismus« kein Bedürfnis nach Lei-

[2] Millers Traumstudie (1970) stellt den Masochismus der Träume Depressiver in Frage: Sie kann keine Deprivationserlebnisse oder geringe Selbstachtung finden, vielmehr träumen Depressive, daß sie aktiv sein wollen, etwas unternehmen wollen und dabei von der Umwelt behindert werden. Auch Miller interpretiert diese Träume als Indizes der im Wachzustand geltenden Schemata.

den repräsentiert, wollen Beck und Mitarbeiter in zwei Experimenten führen (Loeb, Beck, Feshbach u. Wolf, 1964; Loeb, Beck u. Diggory, 1971).

Im ersten Experiment bekamen Depressive und Nichtdepressive je zur Hälfte manipulierten Erfolg oder Mißerfolg für die Durchführung einer Aufgabe rückgemeldet. Es zeigte sich, daß depressive wie nichtdepressive Versuchspersonen sich nach Erfolg glücklicher fühlten und andere als glücklicher einschätzten als Versuchspersonen der Mißerfolgsgruppe. Signifikante Unterschiede zwischen Depressiven und Nichtdepressiven bezüglich der Variable Erfolg–Mißerfolg gab es nur in einem Punkt: Depressive in der Erfolgsgruppe zeigten eine höhere Erwartungsveränderung als alle anderen Gruppen (signifikanter Interaktionseffekt).

Da Depressive also auf Erfolg durchaus positiv reagierten, kann Beck dieses Experiment als Beleg gegen die psychoanalytische Theorie der nach innen gerichteten Aggression des Depressiven anführen; denn nach dieser Theorie wäre ja zu erwarten gewesen, daß Depressive jeden Erfolg als Mißerfolg umdeuten.

In dem zweiten Experiment konnte Beck sein Ergebnis bestätigen. Depressive und nichtdepressive Patienten mußten zwei Aufgaben (Kartensortiertest) bearbeiten. In Aufgabe 1 bekamen sie je zur Hälfte manipulierten Erfolg oder Mißerfolg rückgemeldet, in Aufgabe 2 ließ man allen Mißerfolg zukommen. Es zeigte sich, daß Depressive, auch wenn sie in Aufgabe 1 die gleichen Leistungen wie nichtdepressive Patienten erzielten, pessimistischer als diese waren, daß sie aber auf Erfolg in Aufgabe 1 hin ihre Leistungen verbesserten, während Nichtdepressive sich nach einem Mißerfolg mehr anstrengten. Auch die Untersuchung von Laughlin (1972) belegt dies.

Diese Ergebnisse, Hauptargument gegen die Psychoanalyse, stehen auf den ersten Blick im Gegensatz zu Daten von Miller und Seligman (1973, s. S. 66), wonach Depressive im Vergleich zu einer nichtdepressiven Gruppe kaum auf Erfolg in einer Leistungssituation reagierten.

Da in dem Experiment von Loeb und anderen (1974) die Versuchspersonen aber zur Hälfte schizophren waren (sowohl die Hochdepressiven wie die Nichtdepressiven) und in dem Experiment von Loeb und anderen (1971) auch alle Versuchspersonen Patienten einer psychiatrischen Klinik waren, während bei Miller und Seligman (1973) eine nichtpsychiatrische Vergleichsgruppe herangezogen wurde, halten wir die Ergebnisse für nicht vergleichbar.

Anstelle der psychoanalytischen Erklärung für die »masochistischen« Äußerungen von Depressiven schlug Beck eine kognitive Theorie vor: Der Depressive fühlt sich traurig, er ist wenig motiviert und bewertet sich negativ, weil er sich selbst, die Umwelt und die Zukunft negativ wahrnimmt.

Außer den schon zitierten Untersuchungen, in denen sich Depressive von Nichtdepressiven bezüglich dieser Komponenten der kognitiven Triade unterschieden, stützen auch einige neuere Untersuchungen aus der Selbstmord-Forschung diese Überlegungen. So stellten z. B. Beck und Lester (1973 fest, daß von 5 Faktoren, die eine Faktorenanalyse der Daten von 254 Personen nach vereiteltem Selbstmordversuch ergab, jener, der die kognitiven Elemente repräsentierte (Selbstmordwünsche, Pessimismus, Verlustgefühl, Hoffnungslosigkeit), den größten Varianzanteil aufklärte. In der Untersuchung von Minkoff, Bergman, Beck und Beck (1973) war die Korrelation zwischen Depression und Selbstmordabsicht signifikant, aber noch enger war der Zusammenhang zwischen Selbstmordabsicht und Hoffnungslosigkeit. Diese Ergebnisse widersprechen zwar dem von den Autoren postulierten Zusammenhang nicht, wonach kognitive Faktoren Depression verursachen, aber eine solche kausale Verbindung zwischen Depression und kognitiven Faktoren aufzuzeigen, gelang bisher noch nicht. Lediglich Korrelationsstudien (die ja bekanntlich keine Kausalaussagen erlauben) kann Beck (1974) für seine Theorie anführen.

2.3. Einschätzung der Theorie Becks

Unbestreitbares Verdienst von Beck ist, daß er Depression gründlich beschrieben und ihre kognitiven Komponenten deutlich herausgearbeitet hat. Auch bietet er mit seiner Persönlichkeitstheorie gewisse Vorteile gegenüber eher molekular vorgehenden Verhaltenstheorien der Depression, die die faktische Komplexität der Depression bei weitem nicht abdecken können.

Aber so beeindruckend seine Beschreibungen auch sind, bei genauerem Hinsehen erweisen sie sich in mancher Hinsicht als redundant und willkürlich. So hätte u. E. bei der Herausarbeitung der zugrundeliegenden Prozesse Übergeneralisierung zur Kennzeichnung der depressiven Denkstörung genügt.

Beck entwickelt zum Teil eine zu »negative Sicht« der Depression, wie auch eine Untersuchung von Schädrich und Schiller (1975) nahelegt. Sie hatte das Ergebnis, daß Depressive keineswegs so ausgeprägte Wahrnehmungsverzerrungen haben, wie es von Becks Beschreibung her zu erwarten gewesen wäre. Eine Untersuchung von Laughlin (1972) weist vielleicht in dieselbe Richtung: Einschätzungen der drei Komponenten der kognitiven Triade auf dem Semantischen Differential zeigten zwar signifikante Unterschiede zwischen Depressiven und Nichtdepressiven. Aber die Einschätzung der Zukunft war bei den Depressiven doch noch signifikant besser als die des Selbst und der Vergangenheit.

Becks Theorie und Beschreibung der Depression ist wohl zu einseitig. Für ihn ist Depression u. a. irrationales, paradoxes und von der Realität abgehobenes Denken und Verhalten. Da er mit seiner kognitiven Theorie nur das einzelne Individuum erfaßt, berücksichtigt er nicht, daß Depression auch eine Form aktiver Auseinandersetzung mit der Umwelt bis hin zur kurzfristig erfolgreichen Manipulation der Interaktionspartner sein kann. Denn grundsätzlich lassen sich Formen und Inhalte von Rationalität ebensowenig wie die von Normalität kontextunabhängig bestimmen.

Es ist deshalb nötig, den realen Hintergrund der Entstehung, aber auch der Aufrechterhaltung von Depression in die theoretische Analyse miteinzubeziehen. Dadurch läßt sich deutlich machen, daß depressives Verhalten durchaus eine – wenn auch nur kurzfristig wirksame – Problemlösungsstrategie darstellt.

3. Ein Versuch der Integration der Theorien von Beck und Seligman in den Rahmen der Erkenntnisse über Einstellungseffekte beim Problemlösen

Wir haben gesehen, daß Beck seine Theorie der Depression als kognitiven Ansatz konzipiert: Negative Schemata und Kognitionen des Depressiven führen zur falschen Wahrnehmung von äußeren Reizen, was fast automatisch zu depressiven Gedanken führt. Die kognitiven Schemata sind übergeneralisierte rigide Konzepte, die nur schwer durch diskrepante Umweltereignisse zu verändern sind und das Umlernen erschweren.

Ein solches Schema ist übergreifend und persistent. Bestimmte Themenstellungen, wie »ich bin ein totaler Versager«, werden oft wiederholt und greifen immer wieder in einen Gedankengang ein. Aufgrund der Rigidität und der geringen Lernbereitschaft des Depressiven kann er manchmal sogar ganz den Bezug zur Realität verlieren.

Seligmans Theorie der gelernten Hilflosigkeit beruht auf ähnlichen Überlegungen. Er geht von kognitiven Einstellungen und Erwartungen aus, die unter Bedingungen der Nichtkontrolle gelernt und auf andere Problembereiche generalisiert werden.

Gelernte Hilflosigkeit zeichnet sich durch folgende Eigenschaften aus: Das Verhalten ist rigide und wenig variabel; es ist eher durchgehend passiv. Umlernprozesse sind bei hilflosen Tieren und Menschen gehemmt; selbst erfolgreiche Reaktionen bedingen keinen oder nur einen geringen Lernfortschritt. Die Hilflosigkeit bleibt auch gegenüber inkongruenten Ereignissen relativ hartnäckig bestehen; diese Persistenz der Erwartung führt zu falscher und inadäquater Wahrnehmung der Umwelt. Der Hilflose und Depressive lehnt selbst kleinere Aufgaben mit der Bemerkung ab, daß er diese nicht schaffen könne. Seligman und seine Mitarbeiter konnten recht überzeugend nachweisen, daß die Hilflosigkeit keine motorische Reaktion ist, sondern auf kognitivem Wahrnehmungsprozeß bzw. kognitiver Einstellung beruht.

Man sieht, daß sich sowohl bei Beck als auch bei Seligman verschiedene Themen wiederfinden: Verlust der Fähigkeit, rasch umzulernen, starke Rigidität des Verhaltens, kognitive Vorgänge, die beim Lernprozeß interferieren, falsche und inadäquate Wahrnehmung der Realität.

Ähnliche Phänomene werden auch in einem anderen Bereich festgestellt: Der Einstellung beim Problemlösen (Luchins u. Luchins, 1950; Luchins u. Luchins, 1959; Oléron, 1965; Natadze, 1969; Wason, 1968; Woodworth u. Schlosberg, 1954). Deshalb wollen wir diesen Bereich etwas genauer untersuchen (im folgenden orientieren wir uns vor allem an Luchins u. Luchins, 1959).

In dieser Forschungsrichtung werden Versuchspersonen eine Reihe von Aufgaben vorgelegt. Die ersten Aufgaben (meist 6 an der Zahl) dienen zur Entwicklung einer Einstellung [1], d. h. man kann alle 6

[1] Eine Einstellung (englisch: set) in Problemlösungsprozessen unterscheidet sich von der Einstellung in der Attitüdenforschung, in der die Überlegungen und Gefühle gegenüber einem Objekt im Vordergrund stehen (englisch: attitude).

Aufgaben nach demselben Muster lösen. Z. B.: Man hat drei (gedachte) Behälter mit 21 Liter, 127 Liter und 3 Liter Größe. Man soll nun mit ihrer Hilfe durch Umschütten die Flüssigkeitsmenge von 100 Litern erhalten. (Man kann das Problem am einfachsten so lösen: 127 – 21 – 2 × 3 Liter, also nach dem Schema B – A – 2C.)

Nach 6 solchen Einstellungsaufgaben werden Probleme gestellt, die den Einstellungseffekt überprüfen sollen. Davon gibt es zwei Arten: 1. Die *kritischen Probleme* können mit Hilfe des Schemas zwar gelöst werden, es gibt aber auch eine *einfachere* Lösung; eine Beispielsaufgabe: Behälter von 23, 49 und 3 Litern werden vorgegeben, man soll 20 Liter erhalten. Die meisten Leute unterliegen nun dem Einstellungseffekt und verwenden auch jetzt noch das Schema B – A – 2C anstatt das einfachere A – C. 2. Die zweite Art besteht in sogenannten *Extinktionsaufgaben.* Diese sind nicht mehr mit dem Muster zu lösen, z. B. Behälter à 25, 49 und 5 Liter stehen zur Verfügung und man soll 20 Liter erhalten. Bei diesem Problem läßt sich also die Lösung nur noch mit A – C finden. Trotzdem verwenden sehr viele Versuchspersonen auch bei dieser Aufgabe mechanisch das einmal gelernte Schema, oft ohne zu bemerken, daß sie Fehler machen.

Beide Arten der Fehler korrelieren miteinander. Beide überprüfen damit den *Einstellungseffekt,* der auf mechanischer Anwendung eines vorher gelernten Schemas beruht.

Es zeigt sich nun, daß eine Einstellung ganz bestimmte Wirkungen hervorruft: Sie ist ausgesprochen rigide gegenüber diskrepanter Information (man löst manche Probleme überhaupt nicht, weil man sein Schema darauf anwendet; manchmal merkt die Versuchsperson nicht einmal den Fehler), sie macht das adäquate Erfassen eines Problems unmöglich, und schließlich wird das Erlernen von neuen Problemlösungsstrategien erschwert.

Damit hat die Einstellung einiges gemeinsam mit den Effekten der gelernten Hilflosigkeit und der Schemata von Beck. Noch aus weiteren Gründen erscheint es uns sinnvoll, die Literatur über Einstellungseffekte in diesem Kapitel zu sichten:

– wenn diese beiden Komplexe auch im Prozeß der Entstehung übereinstimmen, kann man aus der Einstellungsforschung Anregungen für die Theorie der Depression gewinnen.

– Aus einer solchen Übereinstimmung ließen sich evtl. auch neue therapeutische Methoden für die Depression gewinnen bzw. bereits existierende theoretisch untermauern.

– Da die Einstellungsforschung bereits relativ viele Ergebnisse bietet, hat man große Bereiche des Problems der gelernten Hilflosigkeit gegebenenfalls theoretisch und empirisch abgedeckt, wenn man zeigt, daß die gelernte Hilflosigkeit auch eine Art der Einstellung darstellt.
– Experimente zur Einstellungsforschung lassen sich leichter als solche zur gelernten Hilflosigkeit durchführen.

Dabei muß man sich im klaren sein, daß Einstellung bisher immer nur bezüglich *spezifischer* Probleme, wie z. B. den oben erwähnten Wassertrogproblemen erfaßt wurde.

Hingegen kann Hilflosigkeit nur eine Einstellung auf der Metaebene darstellen. Sie bewirkt, daß man meint, *alle bzw. die meisten* Probleme nicht mehr angehen zu können bzw. ihnen hilflos gegenüberzustehen.

Aber auch dies läßt sich durchaus als Problemlösungprozeß beschreiben. Das Problem besteht darin, sich in bestimmter Weise gegenüber gegebenen Bedingungen zu verhalten; der Hilflose »löst« es, indem er feststellt, daß er keine Kontrolle besitzt und deshalb nichts ändern kann.

Dabei muß man sich vor Augen halten, daß während des Hilflosigkeitstrainings die Passivität eine adäquate Problemlösung darstellt. Nur verwendet der hilflose Mensch danach auch in solchen Situationen, in denen er anders handeln könnte, dasselbe passive Muster, bzw. wird selbst dort, wo andere Verhaltensweisen die einzig richtigen wären, gemäß der gelernten Hilflosigkeit handeln (dies entspricht den kritischen Problemen und den Extinktionsaufgaben in der Einstellungsforschung).

Uns interessieren im Zusammenhang mit der Einstellungsforschung vor allem zwei Momente: Die Maximierung und die Minimierung der Einstellung. Die Bedingungen der Maximierung dürften uns einen Hinweis auf mögliche ätiologische Faktoren der gelernten Hilflosigkeit geben, die Minimierung mögliche Hinweise auf therapeutische Methoden.

3.1. Maximierung einer Einstellung

Im Gegensatz zur Minimierung lassen sich Einstellungseffekte relativ einfach maximieren (Luchins u. Luchins, 1959). Ein Faktor, der zur Erhöhung der Einstellungwirkung beiträgt, ist Streß oder Frustration. Sagt man Schulkindern, daß ihre Ergebnisse zu der Note für einen Kurs beitragen würden, und stellt sie zusätzlich unter Zeitdruck, führt dies zu einem fast hundertprozentigen Einstellungseffekt (Luchins u. Luchins, 1959). Dies kann auch durch Bedingungen der Nichtkontrolle bewirkt werden. Schmeck und Clements (1971) gaben einer Gruppe in der ersten Phase eine Reihe von unlösbaren Aufgaben (versteckte Worte in einer Reihe von Buchstaben). Dies entspricht also einem Hilflosigkeitstraining bei Seligman. Danach wurden Probleme vorgegeben, die mit einer bestimmten Methode lösbar waren (Einstellungsaufgaben). Schließlich zeigten die Versuchspersonen in der dritten Phase bei den kritischen Problemen dann in erhöhtem Maße Einstellungseffekte, wenn sie in der ersten Phase »frustriert«, d. h. in diesem Fall einem Hilflosigkeitstraining unterworfen wurden.

Hilflosigkeitstraining führt also dazu, sich zäher und mechanischer an eine einmal gelernte Methode zu halten. Dies ist zu unterscheiden von dem bereits referierten Ergebnis von Hiroto und Seligman (1975), nach dem hilflose Versuchspersonen größere Schwierigkeiten hatten, ein Muster zu *entdecken.*

In beiden Fällen, der Entdeckung des ersten Musters wie der Entdeckung der Tatsache, daß das alte Schema nun nicht mehr optimal ist, sind hilflose Versuchspersonen anderen unterlegen. In beiden Fällen verlassen sich hilflose Versuchspersonen eher mechanisch auf bereits vorbereitete Handlungsmuster.

Ein zweiter Faktor der Maximierung besteht in der Länge der Erfahrung mit einem bestimmten Lösungmuster. Je mehr Einstellungsprobleme eine Versuchsperson mit einer Methode lösen konnte, desto stärker waren die Einstellungseffekte ausgeprägt.

In einem Experiment über Diskriminationslernen – den Einstellungsexperimenten von Luchins u. Luchins äquivalent – fanden Ress und Levine (1966) folgende Ergebnisse:

Anzahl der Einstellungsaufgaben	durchschnittliche Anzahl der Fehler
0	3,2
3	57,5
6	68,3

Besonders deutliche Einstellungseffekte ergaben sich, wenn man eine Person aufforderte, eine Regel aus den Problemen abzuleiten. Dies zeigte sich immer, wenn die Instruktion auf Regeln hinwies, oder gar die »Einstellungslösung« bereits als vorgefertigte Regel angeboten wurde.

In unserem Rahmen sind diese Ergebnisse interessant, weil sie nahelegen, daß die gelernte Hilflosigkeit durch direkte Hinweise (z. B. »Du kannst ja nie etwas« oder »Aus Dir wird nie etwas werden«) hervorgerufen werden kann; d. h. einzelne Erlebnisse werden für die betreffenden Personen zur Regel erklärt. Dann kann sich eine generalisierte Einstellung der Hilflosigkeit entwickeln.

Es gilt schon hier festzuhalten, daß eine wichtige Methode, gegen die Wirkung der Einstellung vorzugehen, darin besteht, sich die Probleme einzeln zu betrachten, jedes Problem für sich zu lösen, ohne vorschnelle Generalisierung zuzulassen.

Dadurch wird aber zugleich deutlich, daß eine Einstellung für den Menschen auch den positiven Effekt hat, viele Probleme sehr schnell lösen zu können, wenn sie mit dem Muster übereinstimmen. Nur wirkt sie nachteilig, wenn der Wechsel von einer Problemsituation zu einer nächsten nicht frühzeitig erkannt wird.

3.2. Minimierung einer Einstellung

Eine Minimierung läßt sich nur schwer erreichen. Es gibt zwei Arten vorzugehen: Minimierung durch Immunisierung, d. h. bereits vor ihrer Entstehung wird gegen die Einstellung gewarnt, und die nachträgliche Reduktion des Einstellungseffekts.

Zunächst zu den Immunisierungsfaktoren: Immunisierung gegen zu schnelle, mechanische Anwendung von Einstellungen muß dazu beitragen, jedes Problem einzeln zu prüfen und flexibel Veränderungen der Problemsituation zu erfassen.

Eine der plausibelsten Methoden, gegen Einstellungseffekte vorzugehen ist, davor zu warnen. So wurde Studenten warnend das Beispiel von Kindern erzählt, die mechanisch irgendwelche Muster anwendeten. Dies verhalf den Studenten im nachfolgenden Experiment zu einer hohen Quote einfacher und richtiger Lösungen. Der Effekt der Warnung konnte sich noch 2 Monate danach feststellen lassen.

Perfekte Ergebnisse, d. h. kein Einstellungseffekt, konnten mit einer Warnung nicht erreicht werden. Dies brachte man nur dann zustande, wenn die Studenten zusätzlich nach den sechs Einstellungsaufgaben noch instruiert wurden, »don't be blind« aufs Papier zu schreiben (ähnliche Ergebnisse zeigten sich auch in der Personenwahrnehmung; auch dort führte eine Warnung zur Verringerung des Einstellungseffekts, Luchins, 1957).

Eine ähnliche Immunisierung ergab sich auch, wenn die Versuchspersonen vor dem Versuch mit wirklichen Wasserbehältern experimentierten. Dadurch wird wohl das Augenmerk stärker auf die einzelne Aufgabe gelenkt.

Grenzt man die Aufgaben, die auf dem Einstellungsmuster aufbauten, von den kritischen Problemen ab (entweder farblich oder durch einen Strich), verringerte sich ebenfalls der Einstellungseffekt, wenn er auch bei weitem noch nicht völlig verschwand (Luchins u. Luchins, 1959).

Diese Immunisierungsstrategien lassen sich relativ leicht mit denen von Seligman vergleichen. Hunde wurden bei ihm dadurch von einer Einstellungsbildung abgehalten, daß sie die zwei Phasen des Experiments als vollkommen unterschiedlich erfuhren: Im Versuchskäfig konnte man dem Schock entkommen, in dem Pavlovschen Geschirr nicht.

Auch die Hilflosigkeit bei Menschen generalisiert nicht, wenn nach dem Hilflosigkeitstraining angekündigt wird, daß die folgenden Schocks nun kontrollierbar seien (Thornton u. Powell, 1974).

Wie kann man nun zu einer Minimierung des Einstellungseffekts beitragen, nachdem die Einstellung bereits gelernt wurde?

Wird nach einem ersten Experiment der Fehler der Versuchspersonen (mechanisches Problemlösen) erklärt, werden in der darauffolgenden Phase nur geringe Einstellungseffekte gezeigt. Diese Tendenz zur Minimierung der Einstellungseffekte wird allerdings dann zunichte gemacht, wenn in der zweiten Phase eine Prozedur eingeführt wird, die normalerweise die Effekte maximiert.

So mußte eine Gruppe von Studenten nach dieser Aufklärung Probleme unter Schnelligkeitsbedingungen lösen. Es ergaben sich wieder starke Einstellungseffekte: »Einige Versuchspersonen sagten später, daß sie aufgrund der Diskussion versucht hätten, eine Gewöhnung an die B — A — 2C-Methode zu vermeiden; aber aufgrund der Betonung der Zeit gelang es ihnen nicht, nachzudenken, und so entwickelten sie, ohne es zu merken, eine Einstellung.« (Luchins u. Luchins, 1959, 520). Dies erinnert etwas an die »automatischen Gedanken« von Beck, denn auch diese interferieren, ohne richtig bemerkt zu werden.

Der minimierende Einfluß, der ausgeübt wird, wenn man die Fehler diskutiert, wurde auch dann verringert bzw. aufgehoben, wenn statt der üblichen sechs Einstellungsaufgaben im nachfolgenden Experiment plötzlich acht gegeben wurden.

Wie bei der gelernten Hilflosigkeit, so gibt es auch bei Einstellungen einen Zeitfaktor. Werden Pausen eingelegt, so beeinflußt die Einstellung nachfolgende Problemlösungsversuche weniger. Natadze (1969) spricht sogar von deren phasischem Verlauf. So wird auch im Zusammenhang mit kreativem Denken häufig vorgeschlagen, nach einiger Zeit aufzuhören, an einem Problem zu arbeiten, um später wieder anzufangen (schöpferische Pause). Dies soll u. a. dazu beitragen, möglicherwiese aufgebaute Einstellungen, die bei der Problemlösung hindern, zu eliminieren (Woodworth u. Schlosberg, 1954). Man kann sich danach besser auf solche Aspekte konzentrieren, die nichts mit der Einstellung zu tun haben, und damit das Problem adäquater fassen.

Auch im Hinblick auf den Zeitfaktor ergeben sich also erstaunliche Konkordanzen mit den Ergebnissen der gelernten Hilflosigkeit, so daß die Annahme, auch diese sei auf ähnliche Mechanismen wie die Einstellung zurückzuführen, plausibel wird.

3.3. Die depressive Einstellung

Hat sich auch der Versuch, die Hilflosigkeit als Einstellung zu beschreiben, bisher als ganz brauchbar erwiesen, so muß doch beachtet werden, daß Depression als Metaeinstellung wesentlich komplexer ist als das, was in den Experimenten zur Einstellung untersucht wurde.

Dies hat z. B. zur Folge, daß man eine Depression nicht einfach durch Aufklärung über die Einstellung und die »wirklichen« Zusammenhänge beseitigt. Dies allein hat wohl kaum einen therapeutischen Effekt.

Levine (1971) führte ein Experiment durch und entwickelte den theoretischen Rahmen, in dem diese Frage abgehandelt werden kann. Er geht von einer Hypothesentheorie und folgenden Voraussetzungen aus: Eine Person selegiert aus einem Universum von Hypothesen eine und testet sie. Wird sie bestätigt, dann wird sie auch beim nächsten Durchgang wieder aufgestellt; wird sie hingegen falsifiziert, wird eine neue aus demselben Universum gewählt. Erst wenn die Person auf die richtige Hypothese gestoßen ist, kann sie korrekt reagieren. Werden alle Hypothesen eines Universums zurückgewiesen, dann wird das ganze Universum abgelehnt, und man beginnt mit dem Testen einer neuen Serie. Ein Beispiel von Levine mag dies verdeutlichen: Ein Mann sucht seine Autoschlüssel. Zuerst meint er, sie in eine seiner Taschen gesteckt zu haben. Die Taschen stellen also das Universum dar. Hat er alle durchsucht, indem er jeweils darauf klopfte und keinen

Ton hörte, so gibt es nur zwei Alternativen – er kann denken, noch nicht gründlich genug gesucht zu haben, oder er kann diese erste Palette von Hypothesen verlassen und sich eine neue suchen, z. B. indem er sich fragt, wo er nach der letzten Benutzung des Wagens hingegangen ist.

Ein Universum wird nur dann zurückgewiesen, wenn die ganze Serie erschöpft ist. Sind in ihr aber unendlich viele Hypothesen enthalten, kann sie nicht abgelehnt werden. Ist nun die richtige Lösung außerhalb dieses unendlichen Universums, kann man sie nicht finden [2].

In einem Experiment bestätigte Levine diese Überlegungen. Die Versuchspersonen wurden instruiert, auf die richtige von zwei präsentierten Karten zu deuten. Wenn sie auf die Karte mit einem großen Kreis zeigten, sagte der Versuchsleiter »richtig«, bei denen mit kleinem Kreis »falsch«. Die Versuchspersonen konnten diese einfache Diskriminationsaufgabe natürlich bereits nach drei Versuchen lösen.

Man vergleiche diese aber mit einer zweiten Gruppe, die vorher noch eine andere Aufgabe lösen mußte: In dieser Vorphase war nicht die Größe der Kreise relevant, sondern die rechts-links-Position der Karte. Der Hypothesenraum bestand für diese Versuchspersonen also aus rechts-links-Sequenzen. Um dieses Universum einer unendlichen Reihe anzugleichen, sollten die Versuchspersonen recht komplexe Sequenzen erlernen, z. B. LLRLLLRLRR (L = links, R = rechts). Nach dieser Vorphase sollte auch diese Versuchsgruppe die einfache Diskriminationsaufgabe erlernen (kleiner – großer Kreis).

Nach der Theorie von Levine müßten die Versuchspersonen jetzt immer noch aus ihrem rechts-links-Sequenz-Universum selegieren und könnten also die – eigentlich einfache – Aufgabe nicht lösen. Tatsächlich erlernten nur drei von 20 Versuchspersonen die rechts-links-Diskrimination, obwohl 100 Versuchsdurchgänge gegeben wurden.

[2] Man kann wohl legitimerweise gegen diesen Aspekt von Levines Theorie einwenden, daß ab einem bestimmten Punkt auch sehr große Hypothesenuniversa verlassen werden. Menschen können in Wahrscheinlichkeiten denken, und es genügt wohl, eine gewisse Wahrscheinlichkeit der Unrichtigkeit, die man aufgrund der Testung einer Teilmenge aufstellt, ein Universum abzulehnen, zumindest, wenn eine Alternative zur Verfügung steht. Für die hier vertretene Argumentation ist diese Frage aber weitgehend irrelevant.

Auch hier zeigte sich also eine persistente und rigide Einstellung, die Lernfortschritte behinderte.

Die schon referierten Wasserbehälterexperimente von Luchins und Luchins können mit Hilfe der Hypothesentheorie ebenfalls erfaßt werden. Eine Einstellung verursacht, daß nur Hypothesen, die dem gleichen Universum angehören, selegiert und einfachere Lösungswege nicht überdacht werden.

Die Hypothesentheorie impliziert, daß, je größer das Universum ist, es desto länger dauert, dieses zurückzuweisen und desto schwerer die »einfacheren« Lösungen zu finden sind. Depression wie die meisten anderen Metaeinstellungen umfaßt nun sehr viele Hypothesen und kommt einem unendlichen Hypothesenraum recht nahe.

Da der Depressive allen Personen, einschließlich Therapeuten, mit der Hilflosigkeitseinstellung entgegentritt, kann die Depression nicht so leicht aufgebrochen werden wie eine Einstellung gegenüber den Wassertrogproblemen Luchins.

Ein einfaches »was Du sagst, stimmt doch gar nicht« zeitigt bei einem Depressiven kaum eine Wirkung. Hingegen besteht die Aufgabe des Therapeuten darin, der gelernten Hilflosigkeit entgegengesetzte bzw. alternative Hypothesenräume aufzubauen (z. B. im Sinn eines Selbstvertrauens), oder aber die existierende Einstellung sukzessive zu verkleinern, bzw. die Generalisierung einzuengen. Erst wenn der Patient eine der gelernten Hilflosigkeit entgegengesetzte Serie von Hypothesen erworben hat, die nicht mehr zu depressiven Gedanken und Gefühlen führt, kann er als »geheilt« angesehen werden.

IV

DEPRESSION ALS AKTIVES VERHALTEN

MICHAEL LINDEN

1. Die Frage nach der abhängigen Variablen

1.1. Depressives Verhalten als abhängige Variable

Die Beschreibungen von »Depression« sind so vielfältig, wie es einem menschlichen Zustandsbild angemessen ist, das schon seit der Antike bekannt ist (vgl. dazu Tellenbach, 1974). Sie schließen literarische Bearbeitungen etwa von Muhr (1974) ebenso ein, wie ausgefeilte nosologische Systeme etwa der WHO (1971).

Dennoch ordnen sich fast alle Beschreibungs- und Erklärungsansätze einer einheitlichen Perspektive unter, indem sie die depressive Symptomatik als abhängige Variable sehen. Am Beispiel des in der Psychiatrie vorherrschenden biologischen Depressionsmodells läßt sich veranschaulichen, was mit »abhängiger Variable« gemeint ist.

Die depressive Symptomatik, oder besser das depressive Verhalten, wird als Ausfluß eines endogenen biologischen Prozesses betrachtet. Nähere Einzelheiten sind im Kapitel V dieses Buches dargestellt. Hier interessiert nur die Tatsache, daß fast die gesamte einschlägige Forschung sich darauf konzentriert, depressives Verhalten festzustellen, um dann nach korrelierenden biologischen Veränderungen zu suchen. Solche Korrelationen werden dann als Kausalketten interpretiert, wobei das jedoch weniger in der Forschung als vielmehr bei der Umsetzung in die Praxis passiert. Solche Kausalketten postulieren, daß es auf irgendeinem Weg zu einem biochemischen Defekt kommt. Als Folge dieser biologischen Anomalität kommt es dann über nicht weiter beschriebene Zwischenschritte zum depressiven Verhalten.

Das typische Experiment, das dieser Modellvorstellung entspricht, stellen die Untersuchungen zur Wirkung von Reserpin dar. Durch dieses Medikament werden biochemische Veränderungen im ZNS bewirkt. Der Stoffwechsel bestimmter Substanzen wird willkürlich manipuliert, er steht in diesen Untersuchungen in der Funktion der »unabhängigen Variablen«. Daß diese willkürliche Manipulation in der Praxis auf erhebliche Schwierigkeiten stößt, braucht hier nicht weiter zu interessieren. Dem Modell entsprechend wird nun nach den psychologischen Symptomen gesehen und gefragt, inwieweit sie sich kongruent zu den biologischen Veränderungen ebenfalls verändern. Sie sind die »abhängigen Variablen«.

Dieser Denkansatz entspricht dem in der Medizin vorherrschenden Krankheitsmodell, das ebenfalls davon ausgeht, daß der kranke Organismus anlagebedingt oder aufgrund von Erfahrungen im Verlauf seines Lebens einen Defekt davongetragen hat, der dann weitgehend naturgesetzlich zur Ausprägung eines bestimmten Krankheitsbildes führt. Eine ausführliche Diskussion der diesem Denkansatz immanenten Probleme kann hier nicht erfolgen. Interessierte möchten wir auf Scott (1958) und Keupp (1972) verweisen.

Fassen wir noch einmal zusammen. Das Charakteristikum des vorgestellten Modells besteht darin, daß das depressive Verhalten erklärt werden soll und daher alle analytischen Überlegungen als letztes Glied eben dieses Problemverhalten haben.

Es ist nun aber keineswegs so, daß dieser Denkansatz nur für den medizinischen Bereich typisch wäre. Dafür ist er viel zu naheliegend. Auch psychologische Theoretiker denken, wenn auch z. T. nicht ganz so offensichtlich, in ähnlichen Bahnen. Insbesondere an den individuum- und persönlichkeitszentrierten Theorien läßt sich das aufzeigen.

Psychoanalytisch orientierte Autoren wie Abraham (1924), Fenichel (1946), Gaylin (1968), Bibring (1968) und Jacobson (1971) setzen mit ihren Analysen in der Kindheit des später depressiven Individuums an. Sie postulieren dort z. T. unterschiedliche traumatisierende Erfahrungen, die eine Reihe von meist intrapsychischen Reaktionen provozieren, an deren Ende schließlich die manifeste Depression steht.

In gewissen Graden mit den Psychoanalytikern vergleichbar denkt auch ein Autor wie Beck (1974), der sich unter kognitionstheoretischem Ansatz mit Depression befaßt. Er stellt an den Beginn seiner Erklärungen nicht weiter bestimmte Lebenserfahrungen, die sich in überdauernden negativen Einstellungen zur Welt manifestieren. »Symptome wie depressive Verstimmung, Verlust der Spontaneität und Suicidwünsche werden angesehen als logische Folge der unrealistisch negativen Sicht des Depressiven in bezug auf sich selbst, seine

Welt und seine Zukunft. Vegetative Symptome wie Appetitverlust und Schlafstörungen werden als die physiologischen Korrelate des depressiven Zustandes betrachtet« (Beck 1970, S. 155).

Betrachten wir noch kurz die lerntheoretischen Erklärungsansätze. Zum Teil sind sie den psychoanalytischen und kognitiven Theorien unter dem hier diskutierten Gesichtspunkt sehr ähnlich. Autoren wie Costello (1970), Ferster (1973) und Lewinsohn (1969) diskutieren regelrechte Persönlichkeitskonstrukte, die verschiedenste Vorerfahrungen repräsentieren und die schließlich als ursächlich für die Entwicklung einer Depression angesehen werden. Wir denken beispielsweise an die Vorstellung vom Verlust der Verstärkerwirksamkeit bei Costello, an das Konzept der eingeschränkten Weltsicht bei Ferster und an das Konstrukt der sozialen Fertigkeit bei Lewinsohn. Diese Ansätze sind bereits ausführlich dargestellt worden.

Lerntheoretisch orientierte Autoren bleiben bei ihren Überlegungen natürlich nicht bei Persönlichkeitsbeschreibungen stehen. Im Gegenteil erfährt die psychologische Umwelt des Depressiven in Vergangenheit und Gegenwart am meisten Aufmerksamkeit. Von wenigen ungenügend formulierten Ausnahmen etwa bei Lewinsohn (1969) abgesehen, ändert diese erweiterte Blickrichtung jedoch nichts an der prinzipiellen Perspektive, die mit der Erforschung unabhängiger Variablen meist in der Vergangenheit beginnt und mit der Beschreibung des depressiven Syndroms als unabhängiger Variable endet. Im Falle der Lerntheoretiker beginnt die Analyse nicht mit der Beschreibung eines intraorganismischen Defekts, wie etwa bei den Medizinern oder den Persönlichkeitstheoretikern, sondern bei ihnen steht am Beginn eine defekte Umwelt, die weitgehend jede Person, die in ihr leben müßte, depressiv machen würde.

So gegensätzlich und zum Teil wohl auch komplementär die bislang erwähnten Ansätze sein mögen, so haben sie doch, wie gezeigt werden sollte, eine grundsätzlich gemeinsame Perspektive. Sie alle sehen depressives Verhalten vorrangig als abhängige Variable. Es ist dabei gleichgültig, ob die unabhängige Variable ein organischer Enzymdefekt, eine negative kognitive Einstellung, Mangel an sozialer Fertigkeit oder eine ungesunde Umwelt ist. In jedem Fall geht eine hypothetische Kausalkette von diesen Ursachen zum Endresultat Depression. Kann an diesen Ursachen etwas gebessert werden, dann besteht Hoffnung auf Heilung. Dieser Ansatz ermöglicht zudem, den Depressiven weitestgehend als Einzelindividuum zu beschreiben.

Der skizzierte Denkansatz hat aus theoretischen und experimentaltechnischen Gründen durchaus seine Berechtigung. Die auf diese Weise zusammengetragenen Ergebnisse bestätigen das. Wir wollen in diesem Kapitel, aufbauend auf diesen Befunden, eine weitere Perspektive diskutieren, nämlich die Beeinflussung der Umwelt des Depressiven durch den Depressiven selbst.

1.2. Depressives Verhalten als unabhängige Variable

Greifen wir noch einmal auf die schon erwähnten Theorien zurück. Einerseits haben wir im Depressiven eine Person vor uns, die aus welchen Gründen auch immer, durch spezifische Persönlichkeitseigenschaften gekennzeichnet ist. Andererseits finden wir um den Depressiven herum eine Umwelt vor, die einen wichtigen Anteil an der Ausprägung des depressiven Syndroms hat. Diese Umwelt muß im Verlauf der Lerngeschichte des Depressiven auch für einen Teil seiner Persönlichkeitsfaktoren verantwortlich gemacht werden.

Betrachten wir nun die Umweltbedingungen der Depressivität genauer. Auch für sie müssen spezifische verursachende Bedingungen postuliert werden. Da es in der Praxis aber schon ein Problem ist, auch nur die direkte Umwelt selbst angemessen zu beschreiben, ist über deren Bedingungen so gut wie nichts bekannt. Untersucher wie Paykel (1969) nennen Faktoren, die in der Alltagssprache unter dem Begriff »Schicksal« zusammengefaßt werden. Da ist die Rede von Krankheit und Tod, schwierigen Arbeits-, Finanz- und Eheproblemen. Die letztgenannten Faktoren können selbstverständlich als Hinweis dienen, daß auch gesellschaftliche Verhältnisse die Lebensbedingungen für Gruppen oder einzelne so beeinflussen können, daß sie als depressionsfördernd bezeichnet werden müssen (vgl. Levitt u. Lubin, 1975; Frese, 1977).

Die Untersuchungen von Paykel und anderen Autoren sind in vorangegangenen Kapiteln näher dargestellt. Analysiert man sie genauer, dann fällt auf, welche hervorragende Bedeutung Eheproblemen und Schwierigkeiten mit nahen Sozialpartnern zuzukommen scheint. Offensichtlich gehören die Menschen, die in engem Kontakt mit dem Depressiven leben, zu den bedeutsamen Depressionsauslösern. Das entspricht nach Langen (mündl. Mitteilung 1975) auch der Überzeugung vieler Kliniker.

Um nun zu erklären, warum sich welcher Sozialpartner eben wie verhält, bedürfte es einer eigenen Psychologie eben dieses Sozialpartners. Man müßte seine Persönlichkeit, seine Lerngeschichte, seine akutellen Verhaltensbedingungen beschreiben. Hierzu liegen unseres Wissens keine brauchbaren Untersuchungen vor. Das einzige, was wir mit Sicherheit über die Sozialpartner Depressiver wissen, ist, daß sie in engem Kontakt mit Depressiven stehen. Das bedeutet, wir kennen eine Bedingung des Sozialpartnerverhaltens etwas besser: das Verhalten des Depressiven. Das Verhalten des Depressiven selbst ist eine Bedingung, die konstant auf alle Umweltbedingungen für Depressivität einwirkt. Das heißt, die einzige Einflußgröße auf die Umwelt Depressiver, von der wir mit Sicherheit wissen, daß sie in allen Situationen, zu jedem Zeitpunkt und bei allen Depressiven wirksam ist, ist das Verhalten der Depressiven selbst. Unabhängig von allen ätiologischen Überlegungen kann man davon ausgehen, daß die Umwelt des Depressiven depressionsspezifisch wird, schon weil er in ihr lebt.

Wir gehen bei unseren Überlegungen also von einem grundlegenden Postulat aus, wonach sowohl das Verhalten des Depressiven wie auch das Verhalten der Umwelt, genauer gesagt: das Verhalten der Sozialpartner, beeinflußbar und veränderbar sind und sich nicht zuletzt auch gegenseitig bedingen können.

Wenn wir uns an die Modelle der Lerntheorien anlehnen und nach dem Einfluß des Depressiven auf seine eigene Umwelt fragen, dann muß zunächst dargestellt werden, welches Umweltverhalten depressivem Verhalten vorausgeht. Depressives Verhalten kann dann als Konsequenz des Umweltverhaltens gedeutet werden. Die Konsequenzen eines bestimmten »Operants« beeinflussen aber nach den bekannten Lerngesetzen dessen Auftretenswahrscheinlichkeit, und zwar in Abhängigkeit vor allem von der positiven oder negativen Qualität der Konsequenzen. Der zweite hier zu leistende Analyseschritt muß also die Qualität depressiven Verhaltens betreffen, d. h. für wen wann welches depressive Verhalten positiv oder negativ zu deuten ist, wenn er es als Reaktion auf eigenes Verhalten erfährt. Der dritte Analyseschritt fragt nun, wie sich das Verhalten der Umwelt verändert, nachdem der Depressive bestimmte Kontingenzen gesetzt hat. Welches Verhalten tritt verstärkt auf, welches wird seltener? Ein vierter Analyseschritt kann schließlich nach der Bedeutung dieser stattgefundenen Umweltveränderung für den Depressiven fragen.

Zum besseren Verständnis soll folgendes Schema dienen:

1. Umweltverhalten (positive bzw. negative Qualität für den Depressiven, bestimmte Häufigkeit);

2. depressives Verhalten (positive oder negative Qualität für die Umwelt, mit bestimmter Häufigkeit in festem oder variablem Zusammenhang nach dem Umweltverhalten auftretend);

3. Umweltverhalten (positive bzw. negative Qualität für den Depressiven, *veränderte* Häufigkeit, in festem oder variablem Zusammenhang nach dem depressiven Verhalten auftretend);

4. depressives Verhalten (positive bzw. negative Qualität für die Umwelt, *veränderte* Häufigkeit, in festem oder variablem Zusammenhang nach dem Umweltverhalten);

5. Umweltverhalten usw.

Im folgenden soll unter Umweltverhalten vorwiegend das Verhalten von Sozialpartnern Depressiver gemeint sein. Wir halten diesen Ausschnitt der Umwelt für besonders wichtig im Hinblick auf unsere Fragestellung. Damit ist jedoch nicht präjudiziert, daß der materielle Teil der Umwelt nicht in diese Interaktion hineingehört und ohne Wichtigkeit ist.

2. Ein Modell der Interaktion Depressiver mit ihrer Umwelt

Die schematische Darstellung des Zusammenhangs zwischen depressivem Verhalten und Umweltverhalten, wie wir sie im vorangegangenen Abschnitt erläutert haben, ist im Prinzip auf jede beliebige menschliche Interaktion übertragbar. Wir befinden uns damit noch auf einem sehr hohen Abstraktionsniveau lerntheoretischer Überlegungen, die entsprechend einen sehr weiten Gültigkeitsbereich haben.

Hier stellt sich nun die Aufgabe, dieses Interaktionsschema auf einem weniger hohen Abstraktionsniveau inhaltlich zu füllen. Es muß aufgezeigt werden, was die typischen Kennzeichen der Auseinandersetzung Depressiver mit ihrer Umwelt sind, bzw. wodurch sich die »depressive Interaktion« von allen anderen Formen menschlicher Begegnung unterscheidet.

Die einschlägige Literatur bietet eine Fülle von Daten, die wir entsprechend der Vorüberlegungen in drei große Themenbereiche ordnen können. Es entsteht dadurch modellhaft ein Bild der wechselseitigen Abhängigkeit von depressivem Verhalten und depressiver Umwelt.

1. *In der Depressionsgenese spielen* nach Ansicht vieler Autoren *Frustrationserlebnisse eine wichtige Rolle.* Statt Frustration können auch die Worte Streß, Konflikte, Verluste, aversive Stimulierung, Bestrafung u. a. stehen. Allen gemeinsam ist, entsprechend der Definition für Frustration, die »Verhinderung der Erreichung eines Zieles« (Amsel 1958). Das besagt für das betroffene Individuum zunächst einmal nicht mehr, als daß es sich mit einem Umweltverhalten konfrontiert findet, das es ändern möchte, aber nicht ändern kann. Das schließt auch ein, daß es zu einem bestehenden unerträglichen Realzustand einen mehr oder weniger klar umschreibbaren Anspruchszustand gibt, der aber – tatsächlich oder scheinbar – nicht ohne weiteres herstellbar ist.

2. *Das depressive Verhalten tritt nun koinzident oder postinzident mit diesem frustrierenden Umweltverhalten auf.* Unter funktionalen Gesichtspunkten muß das depressive Verhalten als Versuch gesehen werden, auf das Umweltverhalten Konsequenzen folgen zu lassen, die die Auftretenswahrscheinlichkeit des frustrierenden Verhaltens geringer werden lassen, damit den negativen Realzustand ändern und möglicherweise zur Erreichung des Anspruchszustandes beitragen.

Unter dieser funktionalen Betrachtungsweise kann das depressive Verhalten nun dadurch gekennzeichnet werden, daß drei Grundverhaltensmuster bevorzugt zur Verwendung kommen, nämlich das Appellationsverhalten, das Hostilitätsverhalten und das Deprivationsverhalten.

a. Appellationsverhalten: Hierzu zählen Klagen über psychisches und somatisches Befinden, Äußerung negativer Zukunftserwartungen, Betonung der eigenen Unfähigkeit und Minderwertigkeit, suicidales Verhalten. Appellationsverhalten schließt alle Verhaltensweisen mit ein, durch die der Depressive der Umwelt signalisiert, daß er selbst schwach und hilflos ist, daß er bestimmte Lebenssituationen nicht meistern kann und daß möglicherweise die Umwelt etwas ändern könnte.

b. Hostilitätsverhalten: Hierzu zählen vor allem fordernd anklagendes Verhalten, Reizbarkeit, Ungnädigkeit, Ablehnung von Kooperation, zum Teil auch querulatorisches und agitiertes Verhalten. Natürlich gehören auch offene verbale und motorische Akte der Feindseligkeit dazu.

Wir haben den Begriff Hostilität gewählt, um die Relativierung auf den depressiven Kontext deutlich zu machen. Wir wir unten noch sehen werden, sprechen andere Autoren einfach von Aggression. Dieser Begriff steht jedoch in der psychologischen Literatur für einen sehr genuinen Sachverhalt. Wir meinen, daß nicht alle damit verbundenen Implikationen auch auf unseren Kontext übertragbar sind. Hostilität kann daher eher als ein Teil möglicher aggressiver Verhaltensweisen gedeutet werden.

c. *Deprivationsverhalten:* Hierzu zählen apathisches Verhalten, verlangsamte Reaktionen, inkonsistente Reaktionen, Initiativlosigkeit, Ausdruck von Lustlosigkeit, Unterbrechung von Verhaltensketten. Es ist damit ein Teil der typischsten depressiven Symptomatik umschrieben. Kennzeichnend für dieses Verhalten ist, daß der Depressive Reaktionen nicht zeigt, die üblicherweise zur Verstärkung normalen Interaktionsverhaltens führen. Beispielsweise wird in der Regel erwartet, daß auf eine Rede eine Gegenrede erfolgt. Beim Depressiven folgt sie keineswegs unbedingt. Das bedeutet für den Interaktionspartner einen Verstärkerverlust, sein Verhalten befindet sich dann unter Extinktionsbedingungen. Die Konsequenzen daraus werden wir noch eingehend diskutieren.

Das Deprivationsverhalten hat sicherlich sowohl mit dem Appellationsverhalten als auch mit dem Hostilitätsverhalten gemeinsame konkrete Verhaltensanteile. Dennoch glauben wir, daß es sinnvoll ist, es als eigene Verhaltensklasse zu beschreiben. Es weist eine Reihe eigener Verhaltensqualitäten auf, die es wert sind, eigens diskutiert zu werden.

3. Der dritte nun noch anzusprechende Themenbereich ist die Antwort auf folgende Frage: Wenn auf ein frustrierendes Umweltverhalten ein spezifisches depressives Verhalten folgt, *wie verändert sich dann darauf wieder das Umweltverhalten, und welche Konsequenzen hat das wiederum für den Depressiven?*

Sicherlich kann hier nicht behauptet werden, daß auf ein bestimmtes Verhalten nur ein ganz bestimmtes anderes Verhalten folgen könnte. Persönlichkeitseigenschaften, Vorerfahrungen aller Beteiligten und situative Bedingungen haben im konkreten Fall einen entscheidenden Einfluß. Es sind das auch die Größen, die am schwersten einer allgemeinen Analyse zu unterziehen sind. Was einer Diskussion hier zugänglich ist, sind psychologische Regelaussagen, die aber eine gewisse Vorhersagewahrscheinlichkeit immerhin möglich machen.

In diesem Sinne gelten für alle drei genannten spezifisch depressiven Verhaltensklassen, das Appellationsverhalten, das Hostilitätsverhalten und das Deprivationsverhalten, zwei wichtige Beobachtungen. Erstens sind sie äußerst effizient in dem Sinne, daß sie im üblichen Interaktionsverhalten nahezu unbedingt eine Reaktion des Interaktionspartners hervorrufen. Diese Reaktion ist dadurch gekennzeichnet, daß sie in der Regel zeitlich kurzfristig und prompt erfolgt und für den Depressiven frustrationsreduzierende Wirkungen haben kann. Zweitens sind diese depressiven Verhaltensklassen für den Interaktionspartner fast ausschließlich aversive Verhaltensweisen. Wir werden das unten näher begründen.

Aus diesen beiden Charakteristika depressiver Verhaltensklassen ergeben sich weitreichende Konsequenzen.

Zum einen kann aversives depressives Verhalten die Funktion eines strafenden Reizes haben und dadurch die Verminderung bestimmter Verhaltenshäufigkeiten beim Sozialpartner bewirken. Zum anderen kann es als sog. negativer Verstärker wirken, d. h. das aversive depressive Verhalten wird beendet, wenn der Partner ein bestimmtes Verhalten zeigt. Es kann dann erwartet werden, daß dieses spezielle Partnerverhalten an Häufigkeit zunimmt.

Ein anderer Aspekt ist, daß aversives Verhalten bzw. auch schon seine Vorstufen bis hin zum Gedanken an den Depressiven selbst, zum diskriminativen Reiz für Flucht- und Meideverhalten werden kann. Das kann nun wieder für den Depressiven eine aversive Konsequenz sein, die die kumulative Häufigkeit der von ihm zu erleidenden Frustrationen noch erhöht. Eine Gegenreaktion des Depressiven mittels der ihm eigenen Strategien mag zwar kurzfristig wieder zu Erleichterungen führen, kann jedoch insgesamt nur eine Vermehrung des depressiven Verhaltensanteils und damit eine Verschlechterung seines Zustands bedeuten. Das gilt um so mehr, wenn die psychologischen Regeln über den Wirksamkeitsverlust und Verschleiß von aversiven und strafenden Reizen mit berücksichtigt werden. Man muß also damit rechnen, daß es bei ungestörtem Verlauf der Interaktion zwischen Depressiven und ihrer Umwelt zu einer Art ansteigender Spirale gegenseitiger negativer Stimulierung kommen kann. Der Depressive ist dabei insofern in einer aussichtslosen Situation, weil sein Verhalten nur kurzfristig positive Konsequenzen nach sich zieht, während es langfristig mit größerer Wahrscheinlichkeit negative Konsequenzen hervorbringt.

In den kommenden Abschnitten sollen nun die hier modellhaft vorgestellten Bedingungen depressiver Interaktion näher ausgeführt werden.

3. Real- und Anspruchszustände im Vorfeld der Depression

In dem oben vorgestellten Modell depressiver Interaktion wurde thesenartig ausgeführt, daß Depression häufig in der Folge von Frustrationen beobachtet werden kann. Bestimmte Realzustände der Umwelt sind für den Depressiven aversiv und scheinbar nicht veränderbar, positive Anspruchszustände sind aus den verschiedensten Gründen nicht herbeiführbar.

Die Argumente für und wider die Annahme einer Umweltabhängigkeit der Depression sind in den vorangegangenen Kapiteln ausführlich diskutiert worden. Das soll hier nicht wiederholt werden.

Zusammenfassend kann festgestellt werden, daß es schwerwiegende Hinweise gibt, daß Depressive in ihrer Lebensgeschichte mehr Belastungssituationen zu ertragen hatten als Vergleichsgruppen. Die Ergebnisse von deskriptiv arbeitenden Autoren wie Kornhuber (1955) und Mattusek (1965), aber auch Leff (1970), Paykel (1969) und Beck, J. C. (1972) sowie von mehr theoretisch argumentierenden Autoren wie Seligman (1974), Beck, A. T. (1967), Ferster (1973), Lazarus (1968), Liberman (1971), Lewinsohn (1972), Costello (1972) und Frankl (1967) stellen inhaltlich einige wenige Problembereiche übereinstimmend in den Vordergrund, die wesentlich dadurch gekennzeichnet sind, daß Auseinandersetzungen mit engen Sozialpartnern eingewoben sind. Die geschilderten Lebensereignisse beinhalten meist eine langfristige Zunahme der aversiven Komponenten des Realzustandes oder eine Konfrontation mit einem nicht ohne weiteres erreichbaren Anspruchszustand oder eine Minderung der persönlichen Fähigkeiten, die Umwelt vom Realzustand in den Anspruchszustand zu verändern.

Konkrete Beispiele für Ereignisse, die vorwiegend den Realzustand für den Depressiven unerträglich machen, sind Ehestreitigkeiten, Verlust von nahen Bezugspersonen, Arbeitsplatzverlust oder auch theoretisch ausformulierte Faktoren wie »Verstärkerverlust« (vgl. Kapitel II). Man muß beachten, daß Probleme mit Familienangehörigen und Trennungserlebnisse sich direkt auf nahestehende Sozialpartner beziehen. Aber auch Erfolg und Mißerfolg am Arbeitsplatz ist weitgehend auf Ansprüche in einem sozialen Vergleichsrahmen relativiert und weniger von sachimmanenten Bezugswerten bestimmt. Das heißt, auch hierbei handelt es sich zu entscheidenden Anteilen um eine Auseinandersetzung mit wichtigen Sozialpartnern.

Konfrontationen mit neuen Anspruchszuständen beinhalten Erlebnisse wie Beginn einer neuen Arbeit, Steigerung der Verantwortung, neue Kontakte mit anderen Personen, Verlobung, Schwangerschaft und Geburt eines Kindes. Alle angeführten Beispiele sind aus den Arbeiten von Stenbach (1965), Leff (1970) u. a. entnommen. Auch hier spielen die Beziehungen zu nahen Sozialpartnern eine bedeutende Rolle. Interessant ist in diesem Zusammenhang vielleicht auch eine Beobachtung von Bjerg (1967), wonach 81 % aller Suizidalen Abschiedsbriefe verfaßt haben, in denen sie Wünsche äußerten, die nicht erfüllt werden konnten.

Beispiel für die Minderung der persönlichen Fähigkeiten sind oft die oft genannten Faktoren Krankheit und Alter, aber auch theoretische Konstrukte wie »Mangel an sozialer Fertigkeit« (Libet u. Lewinsohn, 1973), »passives Verhaltensrepertoire« (Ferster, 1973) und »negative kognitive Einstellung« (Beck, 1967). Eine ausführlichere Darstellung dieser Begriffe findet sich in den voranstehenden Kapiteln. Auch diese Faktoren haben gemeinsam, daß sie die Abhängigkeit und die Ansprüche eines Individuums an die Umwelt vergrößern, und zwar in erster Linie an die nahen Sozialpartner, Verwandte oder auch Vertreter von Fürsorgeeinrichtungen. Von ihnen wird in der Regel erwartet, daß sie zumindest einen Teil der eigenen Unzulänglichkeiten kompensieren.

Diese Beschreibung von Real- und Anspruchszuständen, mit denen sich der Depressive auseinanderzusetzen hat, wäre unvollständig ohne die Erwähnung von Überlegungen, die sich mit der Frage befassen, inwieweit überhöhte Ansprüche intrapsychisch aus der Lerngeschichte des Depressiven heraus erklärt werden müssen. Insbesondere neoanalytische Autoren haben darauf hingewiesen, daß Depressive durch unübliche Ansprüche sich selbst in unlösbare Konflikte bringen. Nach Bibring (1953) ist der grundlegende Mechanismus der Depression, »die für das Ich schockierende Erkenntnis seiner Hilflosigkeit im Hinblick auf seine Ansprüche« (S. 39). Salzman (1970) bezeichnet die Bedürfnisse Depressiver als exzessiv und gestört. Das bedeutet, daß

Depressive aus wohl vorwiegend intrapsychischen Gründen einen Anspruchszustand anstreben, der gemessen am Üblichen und an ihren Möglichkeiten als unerreichbar gelten muß.

Auf ähnliche Gedanken bei klassisch analytischen Autoren soll hier nur kurz hingewiesen werden. Nach Abraham (1924) und anderen führt der Verlust eines Liebesobjekts in der frühen Kindheit in der Folge zu einem ständigen und gesteigerten Bedürfnis nach narzißtischer Befriedigung.

Einen Beitrag zur Frage der Ansprüche Depressiver bringen auch die Untersuchungen von Peters und Glück (1973) zur prä- und postmorbiden Persönlichkeit Depressiver. Nach ihrer Meinung findet sich bei allen Patienten »vor der Krankheit eine deutliche Inkludenz (Tellenbach, 1961), also eine Einschränkung des Daseins in die Grenzen einer strengen Ordnungswelt der Ordentlichkeit, Gewissenhaftigkeit und des Pflichtbewußtseins. Diese Persönlichkeitsfaktoren stehen viel deutlicher am Beginn der Erkrankung als gewöhnlich, so daß ihnen eindrucksmäßig eine kausale Bedeutung zukommt« (Peters u. Glück, 1973, S. 16). Man könnte auch übersetzen, daß Depressive besonders rigid an bestimmten Zuständen ihrer Umwelt festhalten und aufs heftigste reagieren, wenn diese in Frage gestellt werden. Das deckt sich mit der Meinung von Chodoff (1973), der bei Depressiven eine besonders starre, unverrückbare und veränderungsresistente Weltsicht beobachtete.

Im gleichen Zusammenhang kann Arieti (1959) gesehen werden. Er beschreibt Depressive als ständig unter Pflichtanforderungen stehend. Damit ist ein Persönlichkeitskonstrukt entsprechend der Leistungsmotivation nach McClelland (1953) angesprochen. Inwieweit nach Unterkonstrukten wie mißerfolgs- oder erfolgsmotiviert und aufgaben- oder wertungsmotiviert differenziert werden kann, ist zur Zeit noch nicht geklärt.

Becker (1960) glaubt aufgrund recht aufwendiger Studien sagen zu können, daß zumindest manisch-depressive Patienten sich wie Wertungsmotivierte verhalten. Das bedeutet, daß sie bei hohem Leistungsanspruch sich weniger an ihrer tatsächlichen Leistung orientieren, als vielmehr an der sozialen Bewertung ihrer Leistung.

Ergänzend dazu können die Befunde von Loeb, Beck und Diggory (1971) gedeutet werden. Sie fanden, daß Depressive bei gleichem Leistungsanspruch ihre tatsächliche Leistung als schlechter bewerteten als Vergleichsgruppen. Becker (1974) faßt die einschlägigen Untersuchungen dahingehend zusammen, daß Depressive durch Mißerfolge stärker getroffen werden als andere.

Fassen wir noch einmal zusammen. Es gibt eine Reihe von Hinweisen, die dafür sprechen, daß Depressive im Vorfeld der Depression, aber wohl auch noch während der depressiven Phasen häufiger mit Frustrationssituationen konfrontiert werden als Vergleichsgruppen. Aufgrund von deskriptiven und theoretischen Untersuchungen lassen sich einige für Depressive besonders typische Umweltfaktoren benennen, die dazu führen können, daß ein unveränderbarer negativer Realzustand und ein unerreichbarer Anspruchszustand entsteht. Es gibt darüber hinaus Hinweise, daß auch Verhaltensgewohnheiten der depressiven Persönlichkeit zur Konstituierung der Belastungssituation beitragen.

Im folgenden Abschnitt soll nun der Versuch unternommen werden, das depressive Verhalten als eine aktive Problemlösestrategie zu beschreiben, die zumindest teilweise dazu geeignet ist, den Realzustand an den Anspruchszustand anzunähern.

4. Depressive Interaktionsstrategien und Problemlöseversuche

4.1. Antwortverhalten auf Frustrationen

Im vorangehenden Abschnitt haben wir zu zeigen versucht, daß depressives Verhalten einen situativen Hintergrund hat, der für den Depressiven weitgehend negativ und frustrierend ist. Auf Frustrationen folgt jedoch nicht zwangsläufig depressives Verhalten. Das gilt auch dann noch, wenn es Hinweise gibt, daß der Depressive vorwiegend Frustrationen in bestimmten Lebensbereichen ausgesetzt ist.

Die Grundlagenforschung der Psychologie hat das Phänomen der Frustration verhältnismäßig intensiv untersucht. In Lehrbüchern wie etwa von Krech und Crutchfield (1973) findet sich dazu eine Fülle von Hinweisen.

Zunächst einmal kann die Bedeutung einer Frustration sehr unterschiedlich sein. Das hängt von der Wichtigkeit des angestrebten Zustandes für das Individuum ab. Außerdem spielt auch die Dauer und der Grad der Verhinderung eine Rolle. Bis zu einer hypothetischen Frustrationstoleranzschwelle können Frustrationen mit konstruktiven Reaktionen im Sinne der Zielerreichung beantwortet werden. Dazu zählen Intensivierung des Strebens, Veränderung der Wege und Mittel zum Ziel, Veränderung der Ziele, Umdefinierung der Situation u. a. Insbesondere bei starken Frustrationen treten desorganisierte und destruktive Verhaltensweisen auf. Dazu gehören kognitive Einengung, zunehmende emotionale Erregung, Aggression, evtl. auch Aggressionsverlagerungen, Ausweich- und Fluchtverhalten und schließlich völlige Desorganisation des Verhaltens mit Stereotypien und Regressionsphänomenen. Eine der wichtigsten Reaktionen auf Frustration ist die Angst und ihre vielfältigen Konsequenzen, wovon die Generalisierung der Angst am meisten Bedeutung hat. Gray (1971) hat diesen Aspekt der Frustrationsfolgen besonders herausgestellt.

Wenn wir nun erklären wollen, warum Menschen in konflikthaften, frustrierenden und aversiven Situationen so reagieren, dann liefert uns die Psychologie eine recht lange Liste von Parametern, die berücksichtigt werden müssen. Als illustrierendes Beispiel möchten wir eine Liste zitieren, die Solomon (1964) im Hinblick auf die Wirksamkeit von Strafe zusammengestellt hat. Danach hängt die Wirkung von Strafe von folgenden Faktoren ab: 1. von der Intensität des aversiven Reizes; 2. davon, ob es sich um eine instrumentelle oder konsumatorische Reaktion handelt, die bestraft werden soll; 3. davon, ob die Reaktion instinktiv oder reflexhaft ist; 4. davon, ob die bestrafte Reaktion früher wegen einer Belohnung oder Strafe entstanden ist; 5. davon, ob die Strafe kurzfristig auf die bestrafte Reaktion folgt; 6. von der zeitlichen Zuordnung von Strafe und Belohnung; 7. von der Stärke der zu bestrafenden Reaktion; 8. von der Vertrautheit des Individuums mit aversiven Reizen; 9. davon, ob eine alternative belohnte Reaktion möglich ist; 10. davon, ob der aversive Reiz Fluchtverhalten verstärkt; 11. vom Alter des Individuums; 12. von der genetischen Ausstattung des Individuums.

Sicherlich kann das, was hier spezifisch für die Wirkungen von Strafe gesagt worden ist, nur bedingt übertragen werden auf die im Zusammenhang mit Depression geschilderten Frustrationszustände. Dennoch gibt es einen guten Eindruck von der Vielzahl der zu beschreibenden Parameter, die auch für eine zufriedenstellende Erklärung depressiven Verhaltens wichtig sein können. Wir kennen keine Untersuchung, in der auch nur annähernd die wichtigsten Größen beobachtet und manipuliert worden wären.

Ein zusätzliches Problem bietet die oben angesprochene Frustrationstoleranzschwelle. Maier (1949) postulierte, daß Verhalten unterhalb und oberhalb dieser Schwelle grundsätzlich verschiedenen Gesetzen folgt. Unterhalb der Frustrationstoleranzschwelle spricht er von zielorientiertem Verhalten. Damit ist ein Verhalten gemeint, das als Mittel zu einem Ziel führt und das beendet wird, wenn das Ziel erreicht ist oder das Bedürfnis befriedigt ist. Oberhalb der Frustrationstoleranzschwelle nimmt er ein frustrations-ausgelöstes Verhalten an. Das sei ein Verhalten, das am Ende einer Verhaltenssequenz steht und sich selbst beendet, wenn es voll ausgelebt werden kann und gleichzeitig kein Anlaß besteht, die abgelaufene Verhaltenssequenz erneut in Gang zu setzen. Da diese Art Verhalten eine Verhaltenskette beende, sei es sehr viel stärker situativ gebunden als zielorientiertes Verhalten. Maier (1959) glaubt, daß die bekannten lerntheoretischen Aussagen zur Erklärung des frustrationsausgelösten Verhaltens nicht ausreichen.

Maier (1949), Ellen (1956) u. a. umschreiben dieses spezielle Verhalten jenseits der Frustrationstoleranzschwelle mit dem Begriff »abnorme Fixierung«. Sie beziehen sich dabei auf folgende experimentelle Situation. Maier (1949) zwang Ratten durch einen elektrischen Stromschlag, von einem Podest aus auf Zielfenster zuzuspringen. Die Fenster waren durch unterschiedlich markierte Karten verdeckt. Die Plätze der Karten konnten ausgetauscht werden. Wurden zwei Alternativfenster angeboten, war jeweils eines verriegelt, das andere öffnete sich, wenn das Tier dagegen sprang. Werden nun Kartenmarkierung und Fensterverriegelung voneinander verändert, dann entsteht für das Versuchstier eine unausweichbare, unlösbare, aversive Situation. Das Tier muß wegen des elektrischen Schlages vom Podest herunterspringen, es hat aber keinen Anhaltspunkt, welches Fenster offen oder geschlossen ist. Springt es in die falsche Richtung, dann stößt es mit der Nase auf und fällt in ein Netz. Es zeigt sich, daß solche Tiere nach einiger Zeit ein Verhalten herausbilden, das Maier (1959) als eine Mischung aus aggressivem, regressivem, apathischem und zwanghaftem Verhalten charakterisierte. Es besteht eine deutliche Ähnlichkeit zu Charakterisierungen depressiven Verhaltens. Die Tiere springen beispielsweise nach einiger Zeit nur noch in eine Richtung. Sie geben diese Richtung auch dann nicht mehr auf, wenn Kartenmarkierung und Fensterverriegelung gleichsinnig verändert werden, ja sie behalten diese Richtung sogar bei, wenn man das Fenster auf dieser Seite ständig verriegelt und im anderen Fenster den Futternapf sichtbar hinstellt. Zudem zeigen die Tiere Zeichen vegetativer Erregung.

Eine abnorme Fixierung zeigen Tiere also, wenn man sie zwingt, in frustrierenden oder streßvollen Situationen zu reagieren, etwa wenn man sie in unlösbare Problemsituationen bringt, in denen sie sich jedoch irgendwie verhalten müssen. Es bildet sich dann ein sehr spezifisches Verhalten aus, das sich als sehr extinktionsresistent erweist und nur noch schwer umgelernt wird.

Ellen (1956), ein enger Mitarbeiter von Maier, konnte allerdings zeigen, daß die Lernfähigkeit als solche nicht aufgehoben ist. Bietet man Tieren, die scheinbar unbeeinflußbar immer nur nach rechts springen, nun auf der rechten Seite zwei Alternativfenster an, dann lernen sie sehr schnell auf das richtige Fenster zuzuspringen, wenn man das offene Fenster durch eine bestimmte Karte markiert.

Damit ist schon ein erstes wichtiges Experiment dagegen geliefert, daß es sich bei desorganisiertem und scheinbar völlig fixiertem, regressivem, apathischem und zum Teil aggressivem Verhalten um eine Reaktion handeln könnte, die nicht mehr den üblichen Lerngesetzen unterliegt.

Ebenfalls einen wichtigen Beitrag hierzu liefert Wilcoxon (1952). Er vergleicht eine Gruppe von Tieren, die in der Standardsituation nach Maier eine abnorme Fixierung gelernt hatten, mit einer Gruppe von Tieren, die in einer analogen Situation gezielt das »Springen nach rechts« durch intermittierende Verstärkung gelernt hatten. Der Unterschied zur Situation von Maier bestand nur darin, daß jetzt ein Fenster stets verschlossen war, während das andere Fenster unabhängig von der gezeigten Karte nach dem Zufall etwa in 50 % der Versuche geschlossen und in 50 % der Versuche offen war. Nach den herkömmlichen Regeln der Lerntheorien ist intermittierende Verstärkung die wirksamste Form der Verstärkung. Unter dieser Bedingung gelerntes Verhalten ist sehr extinktionsresistent und zeigt eine hohe Auftretenswahrscheinlichkeit.

Wilcoxon (1952) fand nun, daß die gezielt intermittierend verstärkten Tiere ein noch fixierteres Verhalten zeigten als die Tiere aus der klassischen Problemsituation. Die Tiere mit der klassisch erworbenen Fixierung standen in allen Verhaltensmaßen etwa in der Mitte zwischen den Tieren mit intermittierender Verstärkung und solchen, die ihr Verhalten nach dem Muster der kontinuierlichen Verstärkung gelernt haben.

Diese Ergebnisse sind ein gewichtiger Hinweis dafür, daß auch scheinbar ineffektives rigides Verhalten durchaus unter bestimmten

Verstärkern stehen kann, was zugleich natürlich auch einschließt, daß es ein konsistentes Antwortverhalten auf vorausgegangene Hinweisreize sein kann.

Wir haben der Diskussion des Konzepts der abnormen Fixierung und der Frustrationstoleranzschwelle sehr viel Raum gegeben. Es wird hieran eine zentrale Frage deutlich, die auch für den Bereich der Depression gestellt werden muß. Selbst wenn man annähme, daß Depression nach allgemeinen psychologischen Prinzipien in der Folge von Frustrationserlebnissen entstanden wäre, könnte man sich trotzdem vorstellen, daß ein solch scheinbar desorganisiertes, ineffizientes, apathisches, rigides und regressives Verhalten wie das depressive Verhalten noch üblichen Kontingenzen unterliegt, d. h. denselben Prinzipien gehorcht wie konstruktiv zielorientiertes Verhalten? Sind nicht mit Maier (1956) eigene Gesetzesannahmen zu machen?

In diesem Kapitel geht es um die funktionalen Bedeutungen depressiven Verhaltens im Rahmen sozialer Interaktion. Gerade durch die Darstellung des Konzeptes der abnormen Fixierung wollten wir zeigen, daß die Frage nach der Funktionalität eines Verhaltens auch dann noch offen steht, wenn es prima vista als apathisch, desorganisiert und rigid erscheint.

Der Begriff Frustrationstoleranzschwelle kann den Überlegungen von Wilcoxon (1952) folgend als ein Maß aufgefaßt werden, das ausdrückt, wie gut eine bestimmte Person ein spezifisches Verhalten gelernt hat, mit dem sie vorwiegend aversive und veränderungsresistente Situationen beantwortet. Ab einer bestimmten Häufigkeit der Lernversuche und insbesondere bei bestimmten Verstärkerplänen etwa im Sinne intermittierender Verstärkung muß erwartet werden, daß das frustrationsbeantwortende Verhalten so häufig auftritt, daß es das Verhaltensrepertoire dominiert.

Unter diesem Aspekt verschiebt sich das Kernproblem insofern, als es nun darauf ankommt herauszuarbeiten, wann und wie oft eine bestimmte Person sich aversiver Stimulierung ausgesetzt sieht. Die Häufigkeit scheinbar desorganisierter Streßreaktionen im Verhältnis zum Gesamtverhalten muß nach diesen Überlegungen auf einem quantitativen Kontinuum variieren in Abhängigkeit von der Menge erlebter aversiver Stimulierung. Diese Schlußfolgerung deckt sich wieder mit entsprechenden Aussagen von Maier (1956).

Als Illustration können Untersuchungen von Dobbs und Wilson (1960) und Archibald und Tuddenham (1965) dienen. Sie konnten während einer mehr als zwanzigjährigen Beobachtungsperiode zeigen, daß bestimmte Reaktionen, die mit großer Wahrscheinlichkeit erstmals im Zusammenhang mit Kriegserlebnissen gelernt worden waren, immer wieder als streßbeantwortendes Verhalten auftraten, wenn erneut belastende Situationen durchgestanden werden mußten. Depression, Erregbarkeit, Ermüdbarkeit und eine Reihe somatischer Symptome waren die wichtigsten Formen dieses Antwortverhaltens auf Streß. Diese Patienten mit Vorerfahrungen unterschieden sich signifikant von normalen und auch von psychiatrischen Vergleichsgruppen. Zur letzten Gruppe waren die Unterschiede jedoch deutlich geringer.

Man kann den Zusammenhang zwischen Belastungssituation und Antwortverhalten in den eben geschilderten Untersuchungen deuten als klassisch konditionierte Beziehung oder auch als Beziehung zwischen einem diskriminativen Reiz und folgender Reaktion. Wichtiger in unserem Zusammenhang ist jedoch, daß die Quantität von frustrationsbeantwortendem Verhalten außer von einer spezifischen Lerngeschichte auch von der aktuellen Häufigkeit frustrierender Erlebnisse abhängt. Betrachtet man inhaltlich, wie frustrationsbeantwortendes Verhalten in sehr aversiven und schwer veränderbaren Situationen aussieht, dann wird verständlich, daß ab einer gewissen Häufigkeitsgrenze die quantitative Unterscheidung zu einer qualitativen Unterscheidung wird. Dadurch wird jedoch eine detaillierte Analyse der Kontingenzen solchen Verhaltens erheblich erschwert.

Trotz dieser verhaltensimmanenten Schwierigkeit bei der Beschreibung scheinbar desorganisierten depressiven Verhaltens, finden sich durch einen großen Teil der Literatur hindurch Hinweise, die Depression als ein funktionales Antwortverhalten auf Frustration erscheinen lassen, das als Ziel und wohl auch als Effekt die Reduzierung aversiver Stimulierung hat.

4.2. Funktionalität depressiven Verhaltens

Eine sehr instruktive einführende Untersuchung zum Problem der Funktionalität depressiven Verhaltens teilen Marris (1958) und Parkes (1965) mit. Sie verglichen die Reaktionen von Frauen, die vor kurzem ihren Mann oder einen anderen nahen Verwandten verloren hatten und »normal« geblieben waren, mit einer gleichen Gruppe von Frauen, die wegen Depressionen psychiatrisch behandlungsbedürftig geworden waren. Beide Gruppen unterschieden sich kaum im Hinblick auf Ängstlichkeit, depressive Verstimmung, Apathie und spezifische Einstellungen, wie etwa den Glauben an eine fortdauernde Präsenz des Verstorbenen. Beide Gruppen unterschieden sich jedoch ganz wesentlich im Grad der Fähigkeit und Willigkeit, mit dem Verlust fertig zu werden, sowie im Ausmaß der Anschuldigungen gegen sich selbst und andere.

Depression scheint danach zu einem wesentlichen Teil ein Verhalten einzuschließen, das man als Versuch bezeichnen kann, mit einer belastenden Situation fertig zu werden, d. h. auf eine Frustration eine, wenn auch möglicherweise eigenwillige Konsequenz folgen zu lassen.

Dieser Deutungsansatz erinnert an das psychoanalytische Konzept der Depression. Abraham (1924), Bibring (1953) und andere vermuten für die frühe Kindheit Depressiver, daß dort ein Verlust eines Liebesobjekts erlitten wurde. Ungeachtet der Differenzen einzelner psychoanalytischer Autoren sind sie sich doch dahingehend einig, daß aus diesem belastenden Erlebnis eine besondere Sensibilität für zukünftige ähnliche Erfahrungen erwächst. Depressive entwickeln etwa nach Bibring (1953) besondere Ansprüche an die Liebe, Fürsorge und Unterstützung der Umwelt, d. h. sie haben verstärkt narzißtische Bedürfnisse. Depressives Verhalten ist in der Folge nun ein Versuch, das Unmögliche doch noch möglich zu machen und diese nach Jacobson (1953) unstillbaren Bedürfnisse doch noch zu stillen. Rado (1928) nennt denn auch das depressive Verhalten einen »oral-narzißtischen Reparationsmechanismus« und meint, das, was der Depressive nicht durch Rebellion erreichen konnte, versuche er nun durch »reumütige Selbstbestrafung und Sühne« (S. 423) zu erreichen, nämlich das Verlustobjekt zurückzugewinnen. Salzman (1970) sieht im depressiven Verhalten einen Versuch, Zuwendung und Verstärkung von der Umwelt zu erzwingen.

Diese funktionale Sichtweise depressiven Verhaltens findet sich jedoch nicht nur bei psychoanalytischen Autoren. Beck (1967) sieht eine kognitive Störung als das Zentralproblem der Depression an, deren Folge das affektive, motivationale und physische Verhalten des Depressiven ist. »Die negative Sicht von der Welt, von sich selbst und von der Zukunft nimmt dem Patienten alle positiven Wünsche und stimuliert stattdessen den Wunsch, die gegenwärtige unangenehme Situation zu meiden, verstärkt Abhängigkeitswünsche und produziert den Wunsch, einen Fluchtweg mittels Suizid zu finden« (Beck 1967, S. 273).

Depressives Verhalten kann also zumindest zu einem Teil als Versuch gedeutet werden, aus einer durch kognitive Prozesse entstandenen untragbaren Situation herauszukommen.

Ferster (1973) stellt den funktionalen Aspekt depressiven Verhaltens noch viel deutlicher dar. Er bezeichnet depressives Verhalten als ein passives Verhalten. Damit meint er jedoch nicht Passivität im üblichen Sinn, sondern ein unangepaßtes Problemlöseverhalten, ein quasieffizientes Verhalten. Aktuelle Probleme werden von Depressiven mit Strategien angegangen, die früher oder in anderen Situationen einmal problemadäquat und effektiv gewesen sein mögen. Während »aktives Verhalten« Initiativen startet, die aversive Stimulierung verändert, reagiert eine »passive« Person wie in einem Reflex auf die Umwelt. Ferster nennt folgendes Beispiel. Eine Person, die mit ihrer Arbeit unzufrieden ist, kann versuchen, die Ursachen zu beseitigen oder eine neue Arbeit zu finden. Eine passive Reaktion wäre, über die untragbare Situation zu klagen, zu erzählen, wie schwer sie zu ertragen ist und evtl. krank zu werden.

Lewinsohn (1971) beobachtete mit einem hierzu eigens entwickelten Kategoriensystem das Verhalten von Depressiven und Partnern. Die Befunde decken sich mit Ergebnissen von Lewinsohn u. a. (1970) und Libet und Lewinsohn (1973). Danach haben Depressive zunächst einmal eine insgesamt geringere Verhaltensrate als Vergleichspersonen. Hinzu kommt jedoch auch, daß sie ein qualitativ anderes Verhalten haben. Positive Reaktionen sind von der Verhaltenseinschränkung am stärksten betroffen, Depressive scheinen in ihren Reaktionen weitgehend auf einzelne Personen fixiert, und ihre Reaktionen erfolgen mit deutlicher zeitlicher Verzögerung. Lewinsohn (1969) faßt dieses Verhalten unter dem Begriff »Mangel an sozialer Fertigkeit« zusammen. Zu einer ausführlichen Diskussion verweisen wir auf die vorangehenden Kapitel. Hier soll nur folgendes festgehalten werden: Depressive reagieren auf ihre Umwelt, und sie tun es auf eine spezielle Art und Weise. Daß die Reaktion auf die Umwelt kein marginaler Anteil der Depression ist, konnten Lewinsohn u. a. (1970, 1971) dadurch wahrscheinlich machen, daß sie ihre therapeutischen Bemühungen auf die Korrektur dieser Reaktionen ausrichteten. Lewinsohn besprach mit den Patienten ihr Verhalten anhand der Beobachtungsprotokolle, er zeigte Auslöser und Konsequenzen ihres Verhaltens auf und besprach Alternativen. Das heißt nichts anderes, als daß er das depressive Verhalten im Hinblick auf seine Effizienz diskutierte, mit der es bestimmte Zustände der Umwelt beeinflußte. Veränderten Depressive ihr Verhalten, dann konnte eine Besserung der Depression beobachtet werden.

Liberman (1971) hat ein weiteres Argument dafür erarbeitet, daß auch depressives Verhalten so wie das meiste andere Verhalten zielorientiert (vgl. Tolman 1952) unter aktuellen Umweltkontingenzen steht und insofern einerseits Reaktion, andererseits aber Einflußnahme auf die Umwelt ist. Er beobachtete in Familien das Verhalten Depressiver und die Reaktionen ihrer Angehörigen. Es zeigte sich, daß die Familienmitglieder am häufigsten auf depressives Verhalten reagierten, während sie nichtdepressives Verhalten eher übersahen. Liberman instruierte nun die Angehörigen, ihr Verhalten zu ändern. Sie sollten weniger auf depressives als auf nichtdepressives Verhalten reagieren. Die Folge dieser Verschiebung von Aufmerksamkeit war, daß die Häufigkeit depressiven Verhaltens absank und statt dessen Alternativverhalten in den Vordergrund trat. Liberman hatte durch die Instruktion der Sozialpartner die Effizienz des Alternativverhaltens im Hinblick auf die Fähigkeit zur Umweltveränderung verbessert. Die Effizienz des depressiven Verhaltens wurde hingegen geringer.

Wir haben versucht, im vorliegenden Abschnitt aufzuzeigen, wie vielfältig die Bedingungen und die Reaktionsmöglichkeiten sind, wenn eine Person auf eine aversive Umwelt reagieren muß. Wir meinen gute Gründe für die Annahme zu haben, daß auch depressives Verhalten, so wie jedes andere Verhalten, ein funktionales Verhalten ist. Das besagt, daß depressives Verhalten Konsequenz auf einen bestimmten Umweltzustand ist und daß es selbst wieder bestimmte Konsequenzen der Umwelt hervorruft, die zu einer Verstärkung des depressiven Verhaltens beitragen. Sowohl die Untersuchungen zu Frustrationsfolgen, insbesondere zum Problem der abnormen Fixierung, wie auch die Überlegung verschiedener theoretischer Schulen scheinen uns diese Deutung depressiven Verhaltens zuzulassen.

Wir wollen nun im einzelnen aufzeigen, wie depressives Verhalten auf die Umwelt einwirkt und wie die Konsequenzen aussehen, die zu einem solch fixierten Verhalten führen. Bevor wir das jedoch leisten können, müssen wir den Gegenstand unserer Untersuchung, das depressive Verhalten, noch präziser umschreiben. Eine Aufzählung aller Begriffe, die zur Bezeichnung depressiven Verhaltens benutzt worden sind, würde eine ziemlich lange Liste ergeben. Die Begriffe sind meist aus der psychiatrisch-klinischen Beobachtung her abgeleitet, einige beziehen sich auf faktorenanalytische Untersuchungen, und einige sind in theoretische Bezüge hineingestellt. Unter Berücksichtigung einer Perspektive, die depressives Verhalten als eine Möglichkeit von Problemlöseverhalten sieht, scheint es uns sinnvoll, eine Klassifikation des Verhaltens unter funktionalen Gesichtspunkten zu versuchen. Wir meinen, daß mit Appellationsverhalten, Hostilitätsverhalten und Deprivationsverhalten die wichtigsten Aspekte depressiven Verhaltens erfaßt sind. Das heißt nicht, daß mit dieser Trias alle depressiven Lebensäußerungen eingeschlossen sein müssen. Die für das Wechselspiel Depressiver–Umwelt wichtigsten Verhaltensstrategien können damit jedoch beschrieben werden.

4.3. Appellationsverhalten

Wir haben oben schon aufgezählt, welche konkreten Verhaltensweisen wir in dieser Klasse zusammengefaßt sehen wollen. Allgemeiner definiert ist Appellationsverhalten ein Verhalten, das zum Ausdruck bringt, daß der Betroffene nicht in der Lage ist, mit einem bestimmten Problem fertig zu werden. Dabei sind zwei in der Tendenz unterschiedliche Arten von Appellationsverhalten noch einmal voneinander zu trennen. Zum einen kann ausgedrückt werden, daß die Umwelt zu viele Probleme bietet, es wird Klage über andere geführt. Zum anderen kann zum Ausdruck gebracht werden, daß man sich selbst für zu schwach und unfähig hält, um mit bestimmten Problemen fertig zu werden, es wird Klage über sich selbst geführt. Beide hier getrennten Tendenzen können natürlich auch gleichzeitig auftreten.

Konkret bleibt jedenfalls am Ende die Aussage: »Mir geht es schlecht, ich kann mir nicht helfen, die Umwelt überfordert mich.« Diese Fremd- und Selbstanklage ist ein wichtiger Anteil der Wirkung von Appellationsverhalten, und zwar durchgehend für alle so typisch depressiven Reaktionen wie Selbstvorwürfe, negative Selbstbewertungen, negative Zukunftserwartungen, Äußerungen des Überfordertseins, hypochondrische Klagen, suizidale Äußerungen und zum Teil wohl auch paranoische Vorstellungen.

Wir müssen vielleicht an dieser Stelle eine kurze Zwischenbemerkung machen, damit Mißverständnisse vermieden werden. Ein Leser, der mit psychologisch-wissenschaftlicher Sprache nicht sehr vertraut ist, kann versucht sein, funktionales Verhalten oder Verhalten, das sich entsprechend bestimmter Konsequenzen verändert, mit einer moralischen Wertung zu versehen. Etwa so, als würde sich ein Depressiver heimlich überlegen, wie er, auch unter Anwendung von Tricks, seinen eigenen Vorteil suchen könne. Wem dieser Gedanke käme, der hätte das anstehende Problem gründlich mißverstanden. Unser aller Verhalten wird zu wesentlichen Teilen nach den gleichen Prinzipien gesteuert, und diese Steuerung verläuft weitgehend ohne Beteiligung der Ratio bzw. vorbewußt. Für den Depressiven dürften die Bedingungen seines Verhaltens nur in den seltensten Fällen durchschaubar sein. Das entspricht auch dem Selbstgefühl Depressiver, die sich ihrer Krankheit ausgeliefert fühlen.

Wenden wir uns wieder dem Appellationsverhalten zu. Es ist eine naheliegende und durchaus in vielen Fällen sinnvolle und effektive Reaktion, um Hilfe zu rufen, wenn man sich einem Problem gegenübersieht. Der Zwang zur Hilfeleistung wird für die Umwelt um so größer, je deutlicher die Hilflosigkeit des Betroffenen zu Tage tritt. Darstellung der eigenen Hilflosigkeit ist eine Möglichkeit, zumindest in einem Teil der Fälle die Umwelt zu aktivieren, etwas zur Veränderung der Problemsituation beizutragen.

Wir wollen versuchen, diese recht globale Aussage noch weiter zu spezifizieren. Dazu ist es aber nötig, daß wir uns auf ein ganz konkretes Verhalten beschränken, da nur dann eine Detaildiskussion versucht werden kann. Es bietet sich hierfür das Verhalten der negativen Selbstdarstellung an. Synonyme sind Selbstanklage, negative Selbstbewertung und auch Selbstkritik, obwohl der letzte Begriff häufig auch in dem Sinn gebraucht wird, daß damit Lernen aus Fehlern oder auch die Suche nach neuen Wegen gemeint ist. Das ist in unserem Zusammenhang jedoch nicht unbedingt miteingeschlossen. »Selbstkritik« wird in den zu zitierenden Untersuchungen auch nicht in diesem Sinne gebraucht.

Die Funktionalität eines bestimmten Verhaltens wird am deutlichsten, wenn man seine Entstehungsgeschichte betrachtet. Für das Problem der negativen Selbstbewertung gibt Sears (1957) einen wichtigen Hinweis. Er geht von der Überlegung aus, daß Personen, die für ein Kind sorgen, einen hohen Belohnungswert für das Kind haben. Deshalb bekommen auch die Attribute dieser Person einen sog. »sekundären Verstärkerwert«. Das Kind hat nun eine Möglichkeit, sich selbst zu belohnen, indem es Verhalten und Attribute der Pflegeperson, d. h. sekundäre Verstärker, übernimmt und imitiert. Zu diesen nun eigenständig generierten Attributen der Pflegepersonen gehört nach Sears

(1957) auch kritisierendes Verhalten dem Kind gegenüber. Dieses Verhalten wird jetzt zum selbstkritisierenden Verhalten. Sears argumentiert auf dem Hintergrund einer Identifikationstheorie. Man kann die gemachten Aussagen auch derart übersetzen, daß man sagt, das Kind hat das Verhalten des Pflegers als effektiv erlebt, es übernimmt dieses Verhalten einschließlich der Kritik gegenüber der eigenen Person.

Ähnlich argumentiert Maccoby (1959). Da bisher alle Aspekte elterlichen Verhaltens seiner Meinung nach für die Verhaltenssteuerung des Kindes wichtig sind, wird das Kind auch auf alles elterliche Verhalten achten und es selbst zur Verhaltenssteuerung einsetzen. Ein Kind, dessen Eltern auf jede Verhaltensabweichung mit Liebesentzug reagieren, wird später auf eigene Verhaltensabweichungen ebenfalls mit Liebesentzug sich selbst gegenüber reagieren, weil es solches Verhalten am häufigsten in ähnlicher Reizsituation erlebt hat.

Zur Unterstützung dieser These berichten Sears, Maccoby und Levin (1957), daß Kinder von Müttern, die einen warmherzigen Erziehungsstil hatten und vorwiegend Liebesentzug als Strafmittel einsetzten, eine stärkere »Gewissensausprägung« zeigten, als Kinder von Müttern, die andere Straftechniken benutzten. »Gewissensausprägung« beschreibt auf der Verhaltensebene eine Bereitschaft, bzw. die Verhaltenswahrscheinlichkeit, sich selbst anzuklagen oder zu kritisieren.

Diese Erklärung der Genese selbstkritisierenden Verhaltens erinnert an die Beschreibung des sogen. »passiven Verhaltens« durch Ferster (1973). Er vermutet, daß depressives Verhalten sich zu einem Teil aus Reaktionen zusammensetzt, die aus der ursprünglichen Lernsituation herausgelöst sind und stereotyp in neuen Situationen wieder eingesetzt werden. Er bezeichnet das als »magische« oder »übertragene« Reaktionen. Ein Beispiel dafür wäre die klagende Bitte: »Ach, wenn es doch aufhören würde zu regnen!« Sie mag in anderen Situationen, bezogen auf andere Inhalte, durchaus sinnvoll gewesen sein. In dieser konkreten Formulierung fällt sie jedoch unter den Begriff des »passiven Verhaltens« nach Ferster.

Hill (1960) und Aronfreed (1964) betrachten diese Erklärungsversuche für selbstanklagendes Verhalten jedoch als Artefakt der Untersuchungsmethode. Sie meinen, daß aversive und strafende Situationen, etwa Liebesentzug der Pflegeperson, in vielen Fällen so lange andauern, bis das Kind zu erkennen gibt, daß es einsieht, falsch gehandelt zu haben. Selbstvorwürfe werden so negativ verstärkt, d. h. durch sie kann ein aversiver Zustand beendet werden. Erfolgt diese Verstärkung zudem noch in intermittierendem Rhythmus, dann wäre das eine ausreichende Erklärung für eine anhaltend hohe Auftretenswahrscheinlichkeit selbstkritisierenden Verhaltens.

Grusec (1966) hat versucht, die unterschiedlichen Effekte von Rollenimitation und negativer Verstärkung auf selbstkritisierendes Verhalten gegeneinander abzuschätzen. Er konstruierte einen Versuch, in dem er warmherzig auftretende Modellpersonen mit sich neutral verhaltenden Personen verglich. Gleichzeitig verglich er Gruppen, die Liebesentzug oder materielle Bestrafung kontingent oder nicht-kontingent auf Selbstkritik folgen ließen. Seine Ergebnisse zeigten, daß warmherzige Modelle, die Liebesentzug kontingent einsetzten, die größte Rate an selbstkritisierendem Verhalten bei der Experimentalgruppe hervorriefen. Den geringsten Effekt hatten neutrale Modelle mit nicht-kontingenter materieller Bestrafung. Verschiedene Kombinationen der Parameter brachten Ergebnisse zwischen den beiden Extrempolen. Eine genauere Analyse der Ergebnisse ließ Grusec (1966) zu dem Schluß kommen, daß sowohl die Auffassung von Sears (1957) wie auch die von Hill (1960) gestützt werden konnte. Im Vergleich hatte jedoch die Warmherzigkeit des Modells einen größeren Einfluß als die Kontingenz von Strafe und Verstärkung. Der Autor versucht zu belegen, daß für diesen Effekt die Erwartung des Probanden von ausschlaggebender Bedeutung gewesen sei. Er habe Selbstkritik in der Erwartung gezeigt, dadurch dem Modell gefallen zu können. Wir glauben, daß der Erwartungsbegriff zur Erklärung nicht nötig ist, vielmehr ist folgende Überlegung völlig ausreichend. Zum ersten garantiert die Warmherzigkeit des Modells, daß von ihm praktizierter Liebesentzug oder zum Ausdruck gebrachte Zuwendung tatsächlich einen negativen oder positiven Stimuluscharakter für den Probanden haben. Zum zweiten beinhaltet der Begriff Erwartung nicht mehr als die Aussage, daß es sich bei der negativen Selbstdarstellung um ein operantes Verhalten handelt, dessen Konsequenzen nach festem oder variablem Schema folgen können. Grusec (1966) hat auch die Extinktion des Verhaltens untersucht, das in seinen Experimenten gelernt worden ist. Interessanterweise konnte während der Beobachtungszeit kein Nachlassen der Selbstkritikrate festgestellt werden. Im Gegenteil deutet sich sogar ein eher ansteigender Trend an. Uns scheint, daß ein vergleichender Hinweis auf das sog. fixierte

Verhalten hier angebracht ist. Gerade der von Grusec in den Vordergrund gestellte Erwartungsbegriff schließt ein, daß Verstärkung, die erwartet wird, schon einmal eingetroffen ist, auch wohl wieder einmal eintreffen wird, aber nicht unbedingt jedesmal eintreffen muß. Das ist nichts anderes als die Umschreibung intermittierender Verstärkung nach variablem Schema, das gleiche Verstärkungsprinzip, das auch bei der sog. abnormen Fixierung von zentraler Bedeutung zu sein scheint.

Selbstkritisierendes Verhalten ist ein Ausschnitt aus der Klasse des Appellationsverhaltens. An ihm sollte beispielhaft versucht werden darzustellen, welche Faktoren an der Entstehung und Aufrechterhaltung beteiligt sind. Selbstverständlich ist Selbstkritik noch keine Depression, selbstkritisierendes Verhalten gehört aber sehr wohl zum depressiven Syndrom. Von daher ist es legitim, auch für depressives selbstkritisierendes Verhalten analoge Ursachen zu vermuten. Das wäre nur dann Unsinn, wenn man davon ausgehen wollte, daß Depressive nicht den allgemeinen psychologischen Gesetzen unterworfen sind. Aber selbst wenn man diese extreme Position beziehen wollte, müßte man dennoch berücksichtigen, daß wie auch immer begründetes Appellationsverhalten im sozialen Kontext eben als Appellationsverhalten in Erscheinung tritt und daher auch so wirken muß.

Die Untersuchung von Maccoby (1959), Hill (1960) und Grusec (1966) weist auf drei wichtige Wirkungen bzw. Konsequenzen selbstanklagenden Verhaltens und damit auch appellativen Verhaltens hin. Erstens ist selbstkritisierendes Verhalten geeignet, aktuelle aversive Situationen zu beenden, indem negative Stimulierung durch die Umwelt beendet und wohl in einem nicht geringen Teil der Fälle durch positive Zuwendung ersetzt wird. Positive Konsequenzen eines bestimmten Verhaltens führen zur Erhöhung seiner Auftretenswahrscheinlichkeit. Zweitens weisen die zitierten Untersuchungen auf den Faktor »Erwartung« hin. Für das Lernen von negativen Selbstbewertungen scheint demnach intermittierende Verstärkung ein fördernder Faktor zu sein. Intermittierende variable Verstärkung kann aber zu sehr rigidem, häufigem und löschungsresistentem Verhalten führen. Drittens diskutieren die Autoren die Möglichkeit, daß selbstanklagendes Verhalten die Funktion eines sekundären Verstärkers hat. Das bedeutet, daß dieses Verhalten an sich für den Betroffenen Verstärkerwirkung hat und damit zu einem Teil sich selbst stimuliert.

Wenn man bedenkt, zu welch rigidem Verhalten die hier aufgezählten Verstärkermechanismen führen können und wie wenig sie durch ungezieltes Vorgehen zu erkennen und zu beeinflussen sind, dann wird verständlich, weshalb zumindest ein Teil der Depressionen zu den Psychosen gezählt wird und daß Bräutigam (1969) meint, daß »alle analytischen und persuasiven Versuche an den akuten Depressionen oder gar an den Manien abprallen«. Bürger-Prinz (1969) ergänzt, »daß über zwei bis drei Jahrzehnte gehende Bemühungen, zyklothyme Phasen durch Intervall-Psychotherapie zu verhindern oder zu verzögern, als völlig mißglückt bezeichnet werden müssen«. Erst die sorgfältige Berücksichtigung und Analyse der hier genannten Bedingungen kann zu einer effektiven Veränderung und damit auch einer wirksamen Therapie führen.

4.4. *Hostilitätsverhalten*

Wir haben oben schon die wichtigsten depressiven Verhaltensweisen genannt, die unter dieser Klasse zusammengefaßt werden sollen.

Es ist durchaus nicht allgemein bekannt und selbstverständlich, feindseliges Verhalten und möglicherweise auch aggressives Verhalten mit Depression in Verbindung zu bringen. Dafür ist der apathisch zurückgezogene Anteil bzw. das Appellationsverhalten zu dominierend im Bild des depressiven Syndroms. Aber auch psychoanalytische Autoren, die explizit Depression und Aggression in Zusammenhang sehen, sind nur zu einem geringen Teil bereit, Hostilität im offenen Verhalten anzuerkennen. Im Gegenteil sehen sie wie Freud (1917) offene Aggression als gehemmt an und als gegen das Individuum selbst gerichtet.

Neuere psychoanalytische Autoren haben diese Position jedoch in wichtigen Teilen revidiert. So ist für Bibring (1953) nach innen gerichtete Aggressivität kein zentraler Faktor der Depression mehr, sondern lediglich ein sekundäres regressives Phänomen. Cohen (1954) betrachtet Feindseligkeit als sekundäre Folge der Frustration, die entsteht, wenn Abhängigkeitswünsche enttäuscht werden.

Inzwischen liegt eine Reihe von experimentellen Untersuchungen vor, die die ursprüngliche psychoanalytische Auffassung nicht stützen können, sondern statt dessen einen Zusammenhang zwischen offener Feindseligkeit und Depression herstellen.

Einen ersten empirischen Hinweis haben wir oben schon mit den Untersuchungen von Marris (1958) und Parkes (1965) gegeben. Depressive und ihre Kontrollgruppe unterschieden sich am meisten durch Selbstvorwürfe, Vorwürfe gegen andere, die Unfähigkeit, sich mit einem Verlust abfinden zu können und etwa auch durch Versuche, der Erinnerung an den erlittenen Verlust auszuweichen.

Raskin (1970) und Friedman (1970) legten Depressiven und einer Kontrollgruppe das Buss-Durkee Inventar für feindselig aggressive Tendenzen vor. Das Inventar hat sieben Subtypen feindselig-aggressiven Verhaltens. Das sind tätlicher Angriff, indirekte Aggression, Negativismus, verbale Feindseligkeit, Groll, Verdächtigungen und internalisierter Ärger. Entgegen psychoanalytischen Postulaten, die etwa eine negative Korrelation zwischen internalisiertem und offenem Ärger verlangen, zeigte sich, daß alle Maße für Feindseligkeit positiv miteinander korrelierten. Sie waren zudem negativ korreliert mit der klinischen Besserung der Depression. Im Vergleich Depressive und Kontrollgruppe zeigten Depressive weniger verbale Aggressionen und mehr Groll. Becker (1974) folgert aus diesen Ergebnissen, daß Feindseligkeit gleichzeitig auf viele Weisen zum Ausdruck gebracht werden kann, offen und versteckt, nach außen und nach innen gerichtet.

Zu ähnlichen Ergebnissen kam Izard (1972). Er versuchte spezifische Muster von Emotionen herauszuarbeiten. Seine zentrale These ist, daß emotionale Prozesse wie Liebe, Freundschaft, Depression, Angst u. a. durch ihren Anteil an mehreren Grundemotionen beschrieben werden können. Solche Grundemotionen sind Freude, Überraschung, Niedergeschlagenheit, Wut, Ekel, Verachtung, Scham/Scheu und Furcht. Aufgrund faktorenanalytischer Untersuchungen nennt er für die Depression als Grundemotion Niedergeschlagenheit, Wut, Ekel, Verachtung, Angst, Schuld und Scheu. Die Faktoren Wut, Ekel und Verachtung faßt Izard unter dem Oberbegriff Feindseligkeit zusammen. Niedergeschlagenheit und Feindseligkeit sind danach die beiden dominierenden Grundemotionen der Depressiven.

Izard (1972) kann auch zeigen, daß Depression sich klar von Angst unterscheiden läßt. Niedergeschlagenheit und die Feindseligkeits-Triade sind bei Depression sehr viel stärker ausgeprägt. Bei Angst sind demgegenüber Faktoren wie Furcht, Schuld und Scheu stärker ausgeprägt.

Zum Thema Depression gibt es noch eine ganze Reihe von faktorenanalytischen Untersuchungen. Man muß bei ihrer Würdigung jedoch berücksichtigen, daß das Ergebnis von Faktorenanalysen wesentlich davon abhängt, was als Rohdaten verarbeitet wurde, d. h. durch welche Tests, Skalen und andere Untersuchungen die Ausgangsdaten gewonnen wurden. Beispielsweise wird man nicht erwarten können, einen Faktor Traurigkeit zu erhalten, wenn in der zugrundeliegenden Testbatterie kein Meßinstrument enthalten ist, das Trauer messen könnte.

Obwohl die Untersucher meist auf das Phänomen der retardiert apathisch hoffnungslosen Verstimmung konzentriert waren und entsprechend auch die Meßinstrumente angelegt sind, beobachten wir dennoch in fast allen Analysen einen oder mehrere Faktoren, die an Izards Feindseligkeitsfaktor erinnern.

Hamilton (1959) erhielt in seiner Untersuchung die Faktoren retardiert, ängstlich, psychopathisch und agitiert. Grinker (1961) fand retardiert/apathisch, ängstlich/anhänglich, hypochondrisch/fordernd und ärgerlich/provokativ. Friedman (1963) beschreibt die Faktoren Schuldgefühle, biologische Symptomatik, retardiert/apathisch und hypochondrisch/querulatorisch. Cropley und Weckowicz (1966) nennen Schuld, Retardierung, Selbstabwertung, Selbstaggression, Irritabilität und Schizoidie. Hier wäre beispielsweise anzumerken, daß das zugrundeliegende Beck-Inventar Fremdaggression oder Äquivalente praktisch nicht enthält. Eine Übersicht über weitere Faktorenanalysen geben Becker (1974) und Beck (1970).

Für die Frage der Feindseligkeit im Zusammenhang mit Depression lassen sich zusammenfassend folgende Faktoren nennen: Feindseligkeit, Wut, Ekel, Hypochondrie, Ärgerlichkeit, Psychopathie, Agitiertheit, querulatorisches Verhalten, Erregbarkeit und paranoide Ideen.

Beck (1970) hebt hervor, daß trotz erheblicher methodischer Unterschiede doch sehr einheitliche Ergebnisse von den verschiedenen Untersuchern berichtet werden. In allen Arbeiten wurden übereinstimmend drei Faktoren gefunden, wovon der eine etwa dem entspricht, was wir Appellationsverhalten genannt haben. Der andere ist mit Retardiertheit am besten zu beschreiben und entspricht zum Teil dem, was wir unten noch mit Deprivationsverhalten darstellen werden. Als drittes wird ein Faktor somatische Beschwerden genannt. Nicht in allen, aber doch in einem großen Teil der Untersuchungen wurden außerdem noch ein Faktor Angst und schließlich auch ein hier zur Diskussion stehender Faktor Feindseligkeit gefunden.

Einen interessanten Beitrag zu unserem Problem geben Weissman, Fox und Klerman (1973). Sie haben Depressive und Suizidale miteinander verglichen. Beide Gruppen wurden entsprechend der Hamilton-

Skala als depressiv bezeichnet. Suizidale hatten in der Vorgeschichte des letzten halben Jahres vermehrt Spannungen mit Verwandten, Freunden und Liebhabern. Beide Gruppen zeigten deutlich feindselige Tendenzen. Akut depressive Frauen waren dabei besonders zu Familienangehörigen negativ eingestellt, während sie zu entfernten Bekannten und auch im psychiatrischen Interview sich durchaus kooperativ verhielten. Suizidale dagegen zeigten große Feindseligkeit sowohl zu nahen Bezugspersonen wie auch zu Fremden. Im psychiatrischen Interview waren sie meist unkooperativ und klagend. Weissman et al. (1973) meinen, daß Feindseligkeit und Depression unabhängige Affekte seien. Sie betonen den Gegensatz zu Freud und die Übereinstimmung mit Bibring.

Wichtig ist, daß durch ihre Arbeit aufgezeigt wird, daß Feindseligkeit offensichtlich ein gerichtetes Verhalten ist. Wenn feindseliges Verhalten verschiedenen Zielpersonen gegenüber in verschiedener Intensität und Ausprägung auftritt, dann ist das ein wichtiger Hinweis auf die Funktionalität dieses Verhaltens. Es müssen dementsprechend zwei Fragen gestellt und beantwortet werden. Erstens, welches Verhalten zeigen nahe Sozialpartner von Depressiven, worauf diese mit Feindseligkeit reagieren? Zweitens, welches Verhalten zeigen Sozialpartner, wenn Depressive feinseliges Verhalten gezeigt haben?

Die Antwort auf die erste Frage haben wir oben schon angesprochen. Die Untersuchungen zu Konflikten und negativen Umweltzuständen, denen Depressive in verstärktem Maße ausgesetzt sind, haben gezeigt, daß in besonderem Maße nahe Sozialpartner in solche Probleme hineingezogen sind. Eigene Untersuchungen haben in Übereinstimmung damit ergeben, daß Depressive wie auch ihre Sozialpartner im gemeinsamen Gespräch signifikant häufiger als Vergleichsgruppen negative Bewertungen über den Gesprächspartner äußern (Dutka, Hartman, Linden 1975). Feindseliges Verhalten Depressiver steht entsprechend dieser Befunde und Überlegungen also in Zusammenhang mit frustrierendem und feindseligem Verhalten des nahen Sozialumkreises.

Diese Feststellung entspricht einer altbekannten psychologischen Auffassung, die von Dollard et al. (1939) erarbeitet wurde, wonach aggressives Verhalten eine Möglichkeit ist, auf Frustration zu antworten. Inzwischen gibt es eine fast nicht mehr zu überblickende Fülle von Untersuchungen über die Bedingungen von Aggression. Es ist unmöglich, alle inzwischen herausgearbeiteten Faktoren hier auch nur zu nennen. Wir wollen nur einige Befunde herausgreifen, die für die Erklärung von feindseligem Verhalten im Rahmen der Depression beitragen können.

Janis (1971) faßt die wichtigsten Bedingungen aggressiven Verhaltens in drei Klassen zusammen: die Willkür der zu erleidenden Frustration, der Grad der Übereinstimmung von erlittener und erwarteter Frustration und schließlich die positiven und negativen Konsequenzen der aggressiven Reaktion.

Eine Frustration ist um so willkürlicher, je weniger der Betroffene den Grund seiner negativen Stimulierung einsehen kann. Janis (1971) betont, daß Willkür die Kumulation von zwei Frustrationsquellen bewirkt. Zur sachbedingten Frustration, etwa Vorenthalten eines erwünschten Zustandes, tritt noch eine soziale Frustration, nämlich die Tatsache, daß eine Person sich anders verhält, als erwartet wurde. Willkür kann entsprechend in lerntheoretischer Diktion definiert werden als aversiver Zustand, dessen Konsequenzen zu keinem Zeitpunkt positiv für den Betroffenen sind. Janis (1971) bringt als Beispiel, daß Behörden gegenüber üblicherweise eine große Frustrationstoleranz gezeigt wird, es werden Formulare ausgefüllt, Wege gemacht, vor Sprechzimmern gewartet usw., weil deren Forderungen als legitimiert angesehen werden, d. h. die Konsequenzen dieser Frustration sind auch für den Betroffenen letztlich positiv, und sei es nur über den langen Weg der Staatserhaltung als solcher. Denken wir zum Vergleich an die Arbeit von Weissman et al. (1973). Er berichtete, daß sich Depressive den Anforderungen von Psychiatern gegenüber eher kooperativ verhielten, als Ansprüchen ihrer Sozialpartner gegenüber.

Würden dieselben Ansinnen statt von einem Behördenvertreter von einem gewöhnlichen Sozialpartner gestellt, dann bekämen sie eine zusätzlich aversive Komponente und würden als persönlicher Affront beantwortet.

Der zweite wichtige Bedingungsfaktor aggressiven Verhaltens war entsprechend Janis (1973) die Relation von erwarteter und eingetroffener Frustration. Berkowitz (1962) ließ Sozialpartner Urteile übereinander abgeben. Er manipulierte die Erwartungen, indem er dem einen im voraus erzählte, was der andere wohl von ihm halten werde. Er manipulierte gegenseitige aversive Stimulierung, indem er die tatsächlich abgegebenen Bewertungen je nach Versuchsanordnung fälschte. Es zeigte sich, daß die Versuchspersonen, die von ihrem Partner gar nichts anderes erwartet hatten, sehr viel weniger aggressiv auf negative Bewertungen reagierten als Personen, die eigentlich eine freundlichere Bewertung erwartet hatten.

Erwartung heißt in diesem Zusammenhang nichts anderes, als daß bestimmte Personen oder Situationen diskriminative und antizipatorische Reize für bestimmte Konsequenzen sind, die im Falle der Frustration jedoch nicht eintreten. Das bedeutet, daß wir es auch hier mit einer kumulativen Frustration zu tun haben. Neben die sachbezogene aversive Stimulierung tritt hier auch noch eine soziale Frustration durch den Vergleich mit einer Bezugsperson oder -gruppe. Merton und Kitt (1950) weisen darauf hin, daß etwa durch Beförderung ein erheblicher Zuwachs an Frustrationsquellen erwachsen kann, weil sich plötzlich die Bezugsgruppen ändern. Der neue Berufsstatus wird dann zum antizipatorischen Reiz für einen bestimmten Wohnkomfort, muß es aber aus irgendwelchen Gründen beim alten Wohnstil bleiben, dann wird dieser, ohne sich selbst verschlechtert zu haben, aversiver und zur Quelle von Frustration.

Leider gibt es nur wenig experimentell gesicherte Hinweise darüber, wie Depressive ihre Sozialpartner sehen, welche Ansprüche sie an sie haben, d. h. für was Depressive ihre Sozialpartner als antizipatorische Stimuli erleben. Einzig die analytischen Autoren geben dieser Frage angemessenen Raum. Sie kommen zu dem Schluß, wie beispielsweise Bibring (1968) u. a., daß Depressive in besonderer Abhängigkeit zu ihren Sozialpartnern stehen und besonders hohe Ansprüche an deren Zuneigung und Fürsorge stellen. Man kann auch das Ergebnis der Untersuchungen von Libet und Lewinsohn (1973) in diesen Rahmen stellen. Sie beobachteten, daß Depressive sich in ihren sozialen Initiativen eingeschränkt auf einen Sozialpartner konzentrierten. Jede Nichtbeachtung durch diesen Sozialpartner muß dann zu vermehrter Frustration führen.

Die dritte wichtige Bedingung aggressiven Verhaltens waren nach Janis (1971) die positiven und negativen Konsequenzen dieses Verhaltens, was selbstverständlich die Abhängigkeit von der jeweiligen Situation einschließt. Buss (1966) konnte zeigen, daß kontingente Verstärkung aggressiven Verhaltens seine Auftretenswahrscheinlichkeit erhöht. Entsprechend können, wie Thibaut und Reicken (1955) zeigten, antizipatorische Reize für negative Konsequenzen die Auftretenswahrscheinlichkeit senken.

Sears (1961) weist auch in diesem Zusammenhang darauf hin, daß aggressives Verhalten nach kontingenter Verstärkung selbst zum sekundären Verstärker werden kann.

Sears deutet auch noch auf folgendes Problem hin. In experimentellen Situationen hat ein mittleres Strafmaß die stärkste Wirkung, während in realen Lebenssituationen offenbar ein mittleres Strafmaß zu erhöhter Gegenaggression führt. Geringe oder aber auch hohe Strafen schränken dagegen die Rate aggressiven Verhaltens ein.

Welche Reaktionen Sozialpartner auf feindseliges Verhalten hin zeigen, ist zur Zeit noch nicht experimentell untersucht. Generell kann jedoch zweierlei gesagt werden. Feindseliges Verhalten kann als negative Konsequenz auf unerwünschtes Verhalten des Partners folgend und damit selbst als Konsequenz eine Einschränkung des negativen Partnerverhaltens haben. Zum zweiten kann die Beendigung feindseligen Verhaltens kontingent auf Partnerverhalten als negativer Verstärker wirken und zu einer Erhöhung der Rate dieses Verhaltens führen.

Fassen wir noch einmal die Bedingungen feindseligen Verhaltens zusammen. Zunächst einmal haben wir gezeigt, daß Hostilitätsverhalten in der deskriptiven Psychologie zur Depression dazugehört. Zum zweiten haben wir versucht, deutlich zu machen, daß feindseliges Verhalten bei Depressiven zu erwarten ist, wenn man die früher aufgestellte These berücksichtigt, wonach Depressive in verstärktem Maße Frustrationen ausgesetzt sind. Zum dritten haben wir hier, ebenso wie in vorangegangenen Abschnitten, die Bedeutung des Sozialpartners für das feindselige Verhalten des Depressiven herausgestellt, indem wir Beobachtungen als Erklärungsmodelle herangezogen haben, die unter den Begriffen Willkür, sozialer Bezugsrahmen und Verstärkung zusammengefaßt werden.

4.5. Deprivationsverhalten

Die dritte depressive Verhaltensklasse haben wir deprivierendes Verhalten genannt. Diese Art von Verhalten ist zum Teil identisch mit appellativem und auch mit feindseligem Verhalten. Dennoch scheint uns der zugrundeliegende Mechanismus der Verhaltenssteuerung wichtig genug, um ihn in einem eigenen Abschnitt darzustellen.

Unter deprivierendes Verhalten fallen die meisten apathischen, regressiven, autistischen und verlangsamten Reaktionsweisen Depressiver. Dieses Verhalten macht einen wichtigen Teil des depressiven

Syndroms aus und wird in klinischen Beschreibungen nicht selten an erster Stelle genannt. Es gehören dazu auch Befunde von Libet und Lewinsohn (1973), wonach Depressive das Verhalten anderer mit deutlicher Verzögerung beantworten. Ebenso gehören Befunde von Rutter (1973) hierher, der fand, daß Depressive bei Gesprächen signifikant weniger Augenkontakt mit ihrem Gesprächspartner hatten als Vergleichspersonen.

Deprivierendes Verhalten ist ein Verhalten, das im weitesten Sinne Konsequenzen für Verhalten anderer vorenthält. Deprivierendes Verhalten ignoriert Verhalten anderer und ignoriert insbesondere übliche Regeln der gegenseitigen Verhaltenssteuerung.

Unter welchen Bedingungen tritt solches Verhalten auf? Barker, Dembo und Lewin (1943) konnten zeigen, daß Kinder, denen Spielzeug weggenommen worden war, in einer anschließenden freien Spielsituation vergleichsweise regressives Verhalten zeigten. Ihr Einsatz, ihre Produktivität, Kreativität und Konstruktivität beim Spiel waren deutlich vermindert. Beispielsweise schlugen einige Kinder ihnen zur Verfügung stehende Puppen in stupid monotoner Form gegeneinander. Interessant ist bei diesem Experiment auch die Beobachtung, daß solche Kinder die stärkste Einschränkung ihres Spielverhaltens zeigten, die am ausdauerndsten versuchten, doch noch an die entzogenen Spielzeuge heranzukommen, d. h. diejenigen, die sich mit dem Verlust am wenigsten abzufinden bereit waren.

Eine solche nicht-kontingente Einschränkung des Verhaltens als Folge aversiver Erlebnisse ist aus der Literatur über Strafe bekannt. Estes (1944) sowie Hunt und Brady (1955) fanden, daß Verhalten nicht nur nach reaktionskontingenter Strafe in seiner Auftretenswahrscheinlichkeit abnimmt, sondern daß es genügt, einen aversiven Reiz situationskontingent zu machen, um eine deutlich erniedrigte Verhaltensrate zu erzeugen. Annau und Kamin (1961) geben Hinweise dafür, daß dieser Effekt mit zunehmender Stärke der Aversivität einer Situation deutlicher hervortritt.

Gerade unter Berücksichtigung dieses Intensitätsfaktors ist die Nähe dieser Befunde zu den Ergebnissen von Seligman (1974) unübersehbar. Seligman hat Wert darauf gelegt herauszuarbeiten, daß aversive Stimulierung an sich keine Effekte hat, sondern daß es die sog. inkonditionelle Situation sei, die die Bedingung solcher Verhaltenseinschränkung sei. Situationskontingente Strafe wäre demnach für das betroffene Individuum eine inkonditionelle Strafe.

Tatsächlich lassen sich Versuchsanordnung und Ergebnis der Untersuchung von Hunt und Brady (1955) auch unter dem Hilflosigkeitskonzept erklären. Wichtig für uns sind jedoch auch noch folgende zusätzliche Befunde von Hunt und Brady. Situationskontingente Strafe unterscheidet sich von reaktionskontingenter Strafe dadurch, daß die Verminderung der Verhaltensrate in Abwesenheit von Strafreizen verhältnismäßig ausgeprägter blieb. Die Extinktionsresistenz war anschließend erheblich größer. Die situationskontingent bestraften Tiere fielen dadurch auf, daß sie sich erstarrt verhielten, herumkrochen, defäkierten, übrigens analog zu den Beobachtungen von Seligman (1974). Die reaktionskontingent bestraften Tiere stellten stattdessen nur das Hebeldrücken ein.

Die hier zitierten Untersuchungen geben also zunächst einmal einen Hinweis darauf, daß situationskontingente und inkonditionelle aversive Stimulierung zu einer generellen Verminderung von üblichem Verhalten führt. An dessen Stelle tritt apathisches, verlangsamtes Verhalten, begleitet von einer Reihe vegetativer Symptome. Gehen wir wiederum davon aus, daß Depressive einer vermehrten aversiven Stimulierung ausgesetzt sind, die beispielsweise arbeitsplatzkontingent sein kann, dann reichen die aufgeführten Befunde zu einer Erklärung der Entstehung apathischen Verhaltens aus. Sie berücksichtigen jedoch noch nicht, was danach kommt. Da depressives Verhalten nicht in einer Experimentierbox entsteht, muß gefragt werden, welche Konsequenzen es hat, wenn in einer sozialen Interaktion ein Partner apathisch verlangsamt reagiert.

Eine wichtige Konsequenz apathisch verlangsamten Verhaltens scheint uns die Deprivation des Sozialpartners zu sein. Deprivation bedeutet, daß der Depressive seiner Umwelt die Konsequenzen vorenthält, die üblicherweise deren Verhalten verstärken. Man könnte sagen, daß der Depressive das Verhalten seiner Umwelt löscht.

Betrachten wir zur Illustration das schön isolierbare Verhalten »Blickkontakt«. Kendon (1967) hat gezeigt, daß üblicherweise in Gesprächen die Partner recht einheitliche Blickreaktionen zeigen. Das hängt davon ab, ob sie sprechen oder zuhören, zustimmen oder ablehnen und ähnliches. So vergewissert sich der Sprechende, ob ihm zugehört wird. Der Zuhörer ermuntert durch Blicke zum Weitersprechen.

Depressive zeigen stattdessen ein völlig anderes Verhalten. Ekman und Friesen (1969) beobachteten, daß depressive Patienten signifikant häufiger in Gesprächen ihre Augen mit der Hand bedeckten und sie damit vor dem Interviewer verbargen. Damit vermieden sie gleichzeitig auch den Augenkontakt mit dem Interviewer. Hinchliffe, Lancashire und Roberts (1971) beobachteten den Augenkontakt und fanden, daß Depressive verhältnismäßig weniger Zeit in Blickkontakt mit dem Gesprächspartner waren. Außerdem wendeten sie sehr viel seltener den Blick zum Partner hin. Diese Befunde korrelierten mit der Schwere des Krankheitsverlaufs.

Rutter (1973) konnte diese Befunde bestätigen. Darüber hinaus zeigte er, daß auch bei Depressiven die Synchronisation des Blickverhaltens mit dem Redeverhalten durchaus noch besteht. Depressive reagierten, aber sie reagierten mit zeitlicher Verzögerung. Das muß zwangsläufig Auswirkungen auf die Interaktion der Gesprächspartner haben.

Nehmen wir nur ein Detail heraus. Sprechende sehen gewöhnlich in kurzen Abständen immer wieder einmal zum Zuhörer hin. Der Partner hält indessen seine Augen in längerdauernden Phasen auf den Redenden gerichtet. Treffen sich nun die Blicke, dann antwortet der Zuhörer häufig mit einem Nicken oder einem »Hmm«. Das wirkt als Rückmeldung und Verstärkung für den Sprechenden, in der bisherigen Weise fortzufahren.

Schaut ein Depressiver nun überhaupt nicht hin, dann entzieht er seinem Partner diese Verhaltenssteuerung. Er läßt ihn ohne Verstärkung für sein Redeverhalten, d. h. er depriviert seinen Partner.

Nach den bekannten Lerngesetzen müßte nun das Redeverhalten des Partners, langfristig gesehen, extingieren. Die Extinktion eines Verhaltens nach Verstärkerentzug beginnt jedoch nicht sofort mit einer Minderung der Verhaltensrate. Statt dessen kommt es anfangs zu einer Erhöhung der Verhaltensrate. Das bedeutet konkret, daß jemand, der im Gespräch eine Information gegeben hat und nun mittels Blickkontakt nach Bestätigung sucht, ob er verstanden worden ist, ob ihm zugestimmt wird und ob er fortfahren soll, diese Rückmeldung nicht findet, weil ein Blickkontakt nicht zustande kommt. Er wird dann in der Regel zunächst noch einmal versuchen, noch ausführlicher, weitschweifiger und auch mit mehr inhaltlichen Zugeständnissen, seine Position darzustellen. Es kommt also zunächst zu einer Erhöhung der Verhaltensrate. Erst langfristig wird, wenn auch dann keine Reaktion erfolgt, es zu einer Einschränkung des Verhaltens kommen, das Gespräch wird zum Erliegen kommen, der Gesprächspartner sich abwenden. Die Befunde sprechen jedoch eher dafür, daß

Depressive, da sie verzögert reagieren, dann den Blickkontakt wieder aufnehmen, wenn der Partner seine Verhaltensrate erhöht hat.

Wichtig ist das hier aufgezeigte Prinzip. Nicht-reagieren da, wo Reaktionen üblich sind und erwartet werden, bedeutet zunächst einmal für den Partner Deprivation und Extinktion. Das gilt für den verbalen wie den motorischen Bereich. Solches Verhalten wird in der Regel mit erneuter Bemühung, vermehrter Anstrengung, weitergehenden inhaltlichen Vorschlägen, d. h. einer erhöhten Verhaltensrate beantwortet. Löschungsphänomene im Sinne von Absinken der Verhaltensrate sind erst langfristig zu erwarten.

Das bedeutet aber, daß auch depressives deprivierendes Verhalten ein kurzfristig effizientes und verstärktes Verhalten ist.

5. Langfristige Konsequenzen depressiven Verhaltens

Am Ende dieses Kapitels wollen wir noch auf einen Aspekt depressiven Verhaltens hinweisen, der bislang in der Literatur nicht ausreichend berücksichtigt worden ist. Es geht um die Differenzierung zwischen kurzfristigen und langfristigen Konsequenzen neurotischen Verhaltens.

Alle verhaltenssteuernden Prinzipien, die wir bislang aufgezeigt haben, beziehen sich auf recht kurzfristig aufeinanderfolgende Ereignisse. Nehmen wir als Beispiel aus der Klasse des Appellationsverhaltens das suizidale Verhalten heraus. Eine Suiziddrohung oder ein Suizidversuch sind kurzfristig effiziente Verhalten, wenn es darum geht, Sozialpartner zu aktivieren. Liberman (1974) nennt, abgesehen von der Möglichkeit des Todes, als weitere kurzfristige Konsequenzen suizidalen Verhaltens die Flucht aus dem Bewußtsein über Konfliktsituationen, Flucht aus einer konkreten Situation durch Einweisung in ein Krankenhaus, Verhaltensänderungen bei direkt betroffenen Bekannten, Aktivierung von Hilfsverhalten von Personen außerhalb des direkt betroffenen Personenkreises, Produktion eines neuen emotionalen Zustandes, der mit dem konfliktbezogenen emotionalen Zustand interferiert und schließlich auch Mitteilung eigener Probleme.

Unter Berücksichtigung dieser verschiedenen Wirkungen wäre suizidales Verhalten als nahezu hundertprozentig effektiv zu bezeichnen, indem als Konsequenz kurzfristig es zu Konfliktlösungen oder

Konfliktbeendigung kommt. Langfristig müßte ein solches Verhalten jedoch als desorganisiert, destruktiv und ineffizient bezeichnet werden, wenn als Konsequenz der Aufbau oder die Zerstörung einer Sozialbeziehung gesehen wird. Die Bedeutung dieser Unterscheidung zwischen langfristigen und kurzfristigen Verstärkern ist von Glasser (1972) ausführlich diskutiert worden.

Diese Unterscheidung zwischen kurzfristigen und langfristigen Konsequenzen scheint uns für alle Formen depressiven Verhaltens wichtig zu sein, d. h. sowohl für appellatives als auch für feindseliges und deprivierendes Verhalten. Rehm und Plakosh (1975) haben denselben Gedanken in Anlehnung an die Arbeiten von Lewinsohn geäußert und versucht, ihn experimentell zu überprüfen. Sie konnten erste empirische Befunde dafür bringen, daß Depressive kurzfristige Verstärker vor langfristigen zu bevorzugen scheinen.

Zu erklären bleibt, warum kurzfristig belohntes Verhalten langfristig negative Konsequenzen nach sich zieht. Es können hier nur einige Denkansätze aufgezeigt werden.

Depressives Verhalten hat zu wichtigen Teilen für die Umwelt, aber auch für den Depressiven selbst, aversiven und frustrierenden Charakter. Anteile appellativen und deprivierenden Verhaltens mögen unter bestimmten Bedingungen anders wirken, das müßte jedoch im einzelnen untersucht werden. Sie können einerseits als Strafe auf bestimmtes Verhalten folgen, sie können jedoch auch zur Belohnung auf bestimmtes Verhalten hin aufhören. In der Psychologie gibt es einige Ansätze zur Erklärung, wann Verhaltenssteuerung durch aversive Stimuli ihre Wirksamkeit verliert oder ins Gegenteil umschlägt.

Das erste Prinzip, auf das wir hinweisen wollen, besagt, daß aversive Reize, die allmählich an Intensität zunehmen, zu einer Art Immunität beim Betroffenen führen und schließlich sogar zu einer Art Auslöser für das bestrafte Verhalten werden können. Brown und Wagner (1964) konnten an Untersuchungen mit Ratten zeigen, daß gelegentliche Strafreize, die allmählich an Häufigkeit und Intensität zunahmen, ihre verhaltensmindernde Wirkung verloren. Statt dessen konnte bei gleichzeitiger kontinuierlicher Verstärkung ein äußerst extinktionsresistentes Verhalten aufgebaut werden. Ein gleiches Ergebnis erhielt Vogel-Sprott (1967) bei Untersuchungen mit Menschen. Die Deutungen dieses Phänomens lehnen sich an Überlegungen von Miller (1960) und Amsel (1962) an. Am Anfang erfolgt Belohnung und Strafe für dasselbe Verhalten, die Strafreize sind jedoch mild und unregelmäßig. Deshalb wird der Konflikt zwischen Annäherung und Vermeidung zugunsten der Annäherung entschieden. In der Folge lernt das Individuum nun, in der Gegenwart von aversiver Stimulierung zu reagieren. Es wird dafür kontinuierlich oder intermittierend verstärkt. Auch stärkste Strafreize verlieren nun ihre verhaltenblockierende Wirkung.

Übertragen wir dieses Prinzip nun auf das depressive Verhalten. Der Sozialpartner des Depressiven steht vor zwei grundsätzlichen Verhaltensalternativen: Annäherung oder Meidung. Für Annäherung spricht, daß durch das spezifisch depressive Verhalten Meideverhalten bestraft wird, während Annäherungsverhalten negativ verstärkt wird. Gerade der Einsatz vorwiegend aversiver Reize zur Verhaltenssteuerung durch den Depressiven führt aber andererseits dazu, daß der Depressive quasi situationskontingent aversiven Charakter bekommt. Er wirkt selbst als aversiver Reiz und belohnt auf diese Weise letztendlich wieder Fluchtverhalten. Zusammengefaßt heißt das, daß Fluchtverhalten des Sozialpartners sporadisch mit wechselnder Intensität bestraft wird, jedoch gleichzeitig kontinuierlich belohnt wird. Damit sind alle Teile des Designs von Brown und Wagner (1964) gegeben. Wir müssen also damit rechnen, daß der Depressive zwar einerseits Meideverhalten des Sozialpartners bestraft und es dadurch kurzfristig zunächst einmal verhindert. Andererseits schlägt diese verhaltenskontingente Bestrafung jedoch in eine situationskontingente aversive Stimulierung des Sozialpartners um, was zur Belohnung von Meideverhalten führt. Die nächstliegende Strategie, die dem Depressiven nun wiederum als Antwort darauf zur Verfügung steht, ist, sein depressives Verhalten zu intensivieren. Er wird erneut wieder kurzfristige positive Konsequenzen erfahren, jedoch langfristig Meideverhalten noch mehr verstärken. Gleichzeitig nimmt die Wirksamkeit verhaltenskontingenter Bestrafung allerdings ab. Der Depressive schafft also durch sein spezifisches Verhaltensrepertoire selbst die Voraussetzungen dafür, daß er einerseits gezwungenermaßen selbst zunehmend depressiver wird, während sich seine Umwelt zunehmend mehr von ihm zurückzieht.

Leider gibt es zur Zeit noch keine Möglichkeit, die Intensität aversiver Stimulierung quantitativ absolut zu messen. Es wären dann nämlich Voraussagen möglich, unter welchen Bedingungen es zu einer akuten Verschlechterung des klinischen Zustandsbildes kommen muß und unter welchen Bedingungen es zu einem stabilen Gleichgewichtszustand kommen kann. Man kann theoretisch annehmen, daß zu bestimmten Zeitpunkten positive und negative Konsequenzen für Annäherungs- und Meideverhalten so ausgeglichen sind, daß es zu den in der Klinik häufiger beobachteten neurotischen Partnerfixierungen kommt, wie sie etwa von Lauter (1969) beschrieben werden.

Unter Berücksichtigung der langfristigen Effekte depressiven Verhaltens muß nun noch diskutiert werden, welche Konsequenzen es hat, daß depressives Verhalten für den Depressiven selbst aversiv sein kann, d. h. daß auch er selbst unter seinem eigenen Verhalten leidet. Hier wird ein zweites lerntheoretisches Prinzip deutlich, das sich am besten an einem Experiment von Gwinn (1950) aufzeigen läßt. Aversive Stimulierung, die von Belohnung gefolgt wird, verstärkt Verhalten zusätzlich. Gwinn (1950) ließ Ratten durch einen Gang laufen, den er unter Strom gesetzt hatte. In einer Zielbox waren die Ratten in Sicherheit. Sie lernten schnell, vom Start sofort zum Ziel zu laufen. Gwinn schaltete nun den Strom auf einem Großteil der Strecke ab. Einzig das letzte Wegstück kurz vor dem Ziel blieb weiterhin elektrisch geladen. Es zeigte sich nun, daß diese Barriere keinesfalls die Ratten von ihrem Lauf abhielt. Sie hätten unbeschadet im Anfangsteil des Ganges bleiben können. Statt dessen liefen sie noch schneller als vorher zur Zielbox. Gwinn (1950) folgert, daß bestraftes Verhalten, das kompatibel mit dem Versuch ist, der Strafe zu entgehen, in Intensität und Häufigkeit durch die Strafe verstärkt wird. Auf die Zusammenhänge mit den Experimenten von Brown und Wagner (1964) soll hier nur hingewiesen werden.

Auf die depressive Problematik übertragen heißt das, daß gerade dadurch, daß das funktionale Verhalten Depressiver im Rahmen ihrer sozialen Interaktion auch für die Depressiven selbst aversiv ist, eben dieses Verhalten verstärkt wird. Depressives Verhalten, das einen negativen Umweltzustand beenden soll und es zum Teil und zumindest kurzfristig auch tut, verstärkt sich selbst, indem zur situationskontingenten Bestrafung auch noch eine reaktionskontingente Bestrafung hinzukommt.

Fassen wir zusammen. Langfristige Konsequenzen depressiven Verhaltens müssen von kurzfristigen Konsequenzen unterschieden werden. Insbesondere die für die Umwelt und für den Depressiven selbst aversiv wirkenden Anteile depressiven Verhaltens können Ursache für eine Exazerbation depressiver Interaktionsstrategien zu klinisch schwersten Depressionsformen sein.

6. Zusammenfassung

Es wurde versucht darzustellen, daß die meisten Theorien zur Depression sich vorwiegend konzentrieren auf die Entstehung dieses Syndroms. Die meisten Beschreibungen enden mit mehr oder weniger verschlüsselten Aussagen über Persönlichkeitsfaktoren. Einige wenige widmen sich mehr der Beschreibung von Umweltfaktoren. Depressives Verhalten wird in beiden Fällen vorrangig als abhängige Variable gesehen.

In Ergänzung zu diesem Denkansatz wurde ein Modell vorgestellt, das depressives Verhalten als unabhängige Variable deutet. Danach ist depressives Verhalten einerseits eine Konsequenz auf aversive Umweltzustände, andererseits aber eine Strategie, um diese Zustände zu verändern. Unter diesem Gesichtspunkt wurde depressives Verhalten in drei Klassen geordnet. Dabei fand die Interaktion Depressiver mit ihrer sozialen Umwelt besondere Berücksichtigung.

Es wurde zwischen appellativem, feindseligem und deprivierendem Verhalten unterschieden. Für jede dieser Verhaltensklassen wurde an Details beispielhaft aufgezeigt, nach welchen Verhaltensprinzipien solches Verhalten entstehen und wirken kann.

Die Konsequenzen depressiven Verhaltens wurden in kurzfristige und langfristige Konsequenzen unterteilt. Es wurde diskutiert, daß die kurzfristigen Konsequenzen depressiven Verhaltens zwar als positiv im Sinne des Betroffenen bezeichnet werden können, die langfristigen dagegen eher als negativ angesehen werden müssen.

V

SOMATISCHE ASPEKTE DER DEPRESSION: BEFUNDE UND PSYCHOLOGISCHE ERKLÄRUNGSMODELLE

FRANK RAINER KRÜGER, MICHAEL LINDEN UND ELISABETH WEISS

1. Das Problem der Zuordnung von Depression und Symptom

Im Vergleich zu anderen psychischen Störungen fällt bei depressiven Patienten die Häufigkeit und Intensität auf, mit der sie über körperliche Beschwerden klagen. Bräutigam und Christian (1973) bezeichnen Depressionen in ihrer Symptomatik als die »leibnahesten seelischen Erkrankungen«. Hole und Graw (1973) sowie Kerek-Jarto (1973) sehen sogar einen direkten Zusammenhang zwischen der Schwere depressiver Störungen und dem Ausprägungsgrad somatischer Symptome. Hordern et al. (1965) fanden in einer faktorenanalytischen Untersuchung, daß depressive Störungen verschiedenster Klassifikationen mit größter Wahrscheinlichkeit von somatischen Manifestationen begleitet sind. Schließlich beschreiben auch Beck, Seligman, Lazarus und Costello im Rahmen ihrer Darstellungen des depressiven Syndroms somatische Begleiterscheinungen und beziehen sie, wenn auch zum Teil nur ansatzweise, in ihre theoretischen Überlegungen mit ein.

Diese körperlichen Begleitsymptome der depressiven Störung können sich im einzelnen Fall in Art und Stärke sehr unterschiedlich manifestieren. Daraus erklären sich erhebliche Schwierigkeiten bei der systematischen Erfassung dieser Phänomene. Auf der einen Seite kann der somatische Aspekt das klinische Bild vollkommen beherrschen, während die im allgemeinen für Depressive als typisch bezeichneten verhaltensmäßigen und affektiven Komponenten fehlen oder stark in den Hintergrund treten. Diese Erscheinungsbilder werden von Walcher (1969) und anderen als »depressive Äquivalente« oder »larvierte Depression« bezeichnet. Sie machen nebenbei einmal mehr die Problematik der Definition des Depressionsbegriffes deutlich. Das andere Extrem bilden Störungen, bei denen genau umschreibbare körperliche Symptome fehlen oder zurücktreten, während die psychologischen, d. h. verhaltensmäßigen, kognitiven und emotionalen Komponenten den zentralen Platz unter den beobachtbaren und geklagten Beschwerden einnehmen. Spiegelberg, Schirg und Betz (1970) weisen schließlich auch auf die Beobachtung hin, daß bei depressiven Verstimmungen übersignifikant häufig ein sog. Syndrom-Shift zu beobachten ist, d. h. Verstimmungssymptome und somatische Symptome wechseln einander ab.

Eine weitere Schwierigkeit in der systematischen Erfassung depressiver Phänomene besteht in der Vielfalt ihrer Ausprägungsformen. Es finden sich manifeste Organprozesse (z. B. Magengeschwüre), Organfunktionsstörungen (z. B. sexuelle Störungen), organneurotische Prozesse, bei denen der Patient über lokalisierte Beschwerden klagt, ohne daß sich ein organisches Substrat finden läßt (z. B. herzneurotische Symptome), und schließlich mehr allgemeine körperliche Mißempfindungen wie Schwäche, Benommenheit, Schlaflosigkeit, Appetitlosigkeit. Neben diesen vom Patienten geklagten Beschwerden gibt es eine Reihe von Untersuchungen und Annahmen über die verschiedensten physiologischen und biochemischen Veränderungen im Zusammenhang mit depressiven Störungen.

Die Abgrenzung des somatischen Aspekts wird weiterhin erschwert, wenn man beachtet, daß z. B. emotionale Reaktionen eine somatische Komponente haben und daß die Lokalisation körperlicher Mißempfindungen einer Person häufig durch kognitive Faktoren mitbestimmt wird. Solche Überlegungen verbieten prinzipiell eine klare Grenzziehung oder Dichotomisierung zwischen Somatischem und Psychischem. Sie legen demgegenüber nahe, somatische und psychische Erscheinungen als Komponenten eines einheitlichen Interaktionsprozesses des Organismus mit seiner Umwelt anzusehen.

Schließlich soll auch noch ein vierter Grund genannt werden, der eine kritische Würdigung der Bedeutung somatischer Depressionsäquivalente erschwert. In unserer Gesellschaft und auch bei der allgemeinen Ausrichtung der Medizin sind somatische Klagen als besondere Klasse von Verhaltensweisen eine weit eher legitimierte Äußerungsform von Krankheit als das Sprechen über psychologische Probleme und soziale Schwierigkeiten. Der Druck mancher Krankenkassen, die eine psychotherapeutische Behandlung nur bedingt finanzieren, dürfte dazu auch seinen Teil beitragen. Die so zustandegekommenen Klagen führen den behandelnden Arzt unter Umständen zu inadäquaten Maßnahmen. Bräutigam und Christian schreiben: »Das ›Krankheitsangebot‹ kann oft so einseitig körperlich zentriert sein, daß zahllose vergebliche, aufwendige Untersuchungsverfahren eingesetzt werden. Unter dem nachhaltigen Klagen und Insistieren der Patienten kommt es nicht selten auch zu operativen Eingriffen. Es hängt sehr vom Arzt ab, ob er durch seine Haltung und seine Fragen dem seelischen Zustand überhaupt Aufmerksamkeit schenkt und seine Bereitschaft bekundet, das Befinden des Patienten einzubeziehen und nicht zu diskreditieren« (1973, S. 292).

2. Untersuchungen, Befunde und Interpretationen

2.1. Häufige Klagen depressiver Patienten

Wieck (1965) hat aus einer Population von zweihundert als depressiv diagnostizierten Patienten eine Statistik über deren somatische Klagen aufgestellt. Die wichtigsten Ergebnisse sind in der folgenden Tabelle zusammengefaßt:

Lokalisation	Häufigkeit	Art der Beschwerden
Kopf	50 %	Schmerzen, Druckgefühle, Gefühl des Zerspringens, Kopfleere
Herz Brust	30 % 20 %	Druck, Beklemmung, Schmerz, Angst, Unruhe, Herzjagen
Oberbauch, Unterleib	25 %	Druck, Schmerzen, Stechen, Angst
Hals	15 %	Zuschnürung, Schluckbeschwerden, Verbrennungsgefühle
Augen	10 %	Flimmern, Sehstörungen, »als wenn das eine Auge dicker ist«
Ohren, Mundhöhle, Rachen, Nase	10 %	Ohrensausen, Hörminderung, Mundtrockenheit, Geschmacksbeeinträchtigungen
Beine Rücken Arme Füße	10 % 5 % 3 % 2 %	vor allem Schmerzempfindungen

Tab. 1: Klagen depressiver Patienten (nach Wieck, 1965)

Neben diesen mehr lokalisierten Symptomen treten Beschwerden allgemeinerer Art auf, die ebenfalls sehr häufig im Zusammenhang mit klinischen Beschreibungen des depressiven Syndroms genannt werden. Dazu zählen Schlafstörungen, Libidoverlust, Menstruationsstörungen, Appetitlosigkeit, Gewichtsverlust (auch ohne Appetitlosigkeit), motorische Retardierung, Schwächegefühle, Benommenheit. In der äußeren Erscheinung wirken depressive Patienten gealtert, zeigen im Gesicht einen geringen Turgor der Haut, Faltenbildungen, herabgezogene Mundwinkel, schmale zusammengepreßte Lippen. Der körperliche Haltetonus ist beeinträchtigt, was sich in müdem, schleppendem Gang und schlaffer, gebeugter Haltung äußert.

2.2. Zusammenhänge von Depression und anderen Krankheitsbildern

Zusammenhänge von Depression und anderen Störungen mit somatischem Erscheinungsbild werden häufig genannt. Nach Bräutigam und Christian (1973) koppeln sich depressive Störungen oftmals mit sog. typischen psychosomatischen Erkrankungen wie Kolitis, Ulcera im Gastrointestinaltrakt, Urtikaria, Asthma usw. Dies kann sich sowohl auf ein alternierendes wie gleichzeitiges Auftreten beider Störungen beziehen (vgl. hierzu auch Spiegelberg et. al., 1970).

Auf bemerkenswerte Zusammenhänge zwischen Depressivität und herzneurotischen Symptomen haben Richter und Beckman (1973) hingewiesen. Als Herzneurotiker gelten Patienten mit vorwiegend anfallsartigen Herz-, Kreislauf- und Atembeschwerden ohne organischen Befund. Dazu begleitend treten hypochondrische Befürchtungen, panische Ängste und Todeserwartungen auf. Untersuchungen zeigten, daß 80 bis 85 % der Herzneurotiker an depressiver Verstimmung leiden. Analog dazu fanden Kielholz und Beck (nach Richter und Beckman, 1973) in einer Untersuchung an Patienten mit Erschöpfungsdepression in einem Drittel der Fälle eine Vorphase mit Symptomen wie Tachykardie, pektanginösen Zuständen und anderen Herzsensationen.

Als auslösende Faktoren für die Beschwerden der herzneurotischen Patienten nennt Richter in erster Linie Trennungsereignisse. Die Patienten zeigten in ihrem Krankheits- und Sozialverhalten starke Anklammerungstendenzen, eine Häufung von Klagen und Angstreaktionen sowie Äußerungen von Hoffnungslosigkeit und Interesseverlust. Hier sind offensichtliche Analogien zum depressiven Formenkreis.

Die Querverbindungen zwischen Depression und anderen somatischen bzw. psychosomatischen Erkrankungen werden auch in einer Arbeit von Luborsky et al. (1973) deutlich. Er versucht, einen systematischen Überblick über dreiundfünfzig Studien zu geben, welche sich mit den Ausgangsbedingungen psychosomatischer Symptome im weitesten Sinne befassen. Er fand, daß keine Erkrankungen berichtet wurden, welche ohne »psychologische« Vorbedingungen aufgetreten waren. Die subjektiven Erfahrungen der Patienten vor Symptomeintritt waren Ärger, Verstimmung, Frustration, Angst, Hilflosigkeit, Trennungserlebnisse, bedrohliche Lebenssituationen und, wie nicht anders zu erwarten, auch Depression. Insbesondere die Studien, die einen breiteren Kontext erfaßten, d. h. weiter in die Vergangenheit zurückgingen und auch einschleichende Krankheitsverläufe beachteten, berichteten zum Teil signifikant häufiger von Depressionen und Trennungsproblemen (vgl. auch Levitt u. Lubin, 1975).

Der Wert solcher Untersuchungen ist sicherlich begrenzt. Retrospektive Befragungen ermitteln nur sehr unzuverlässige Daten, zudem sind die angeführten Kategorien ungenau definiert und weisen erhebliche Überschneidungen auf. Man kann aus solchen Daten keine endgültigen Schlußfolgerungen über die ätiologische Bedeutung solcher Vorbedingungen knüpfen. Die Erforschung des Zusammenhangs zwischen organischen Erkrankungen und psychischen Bedingungskonstellationen ist nicht nur für die Depression, sondern auch für den gesamten Bereich der Psychosomatik noch in den Anfängen.

2.3. Physiologische Forschungen

Ein Schwerpunkt der Depressionsforschung liegt in der Suche nach biochemischen und physiologischen Korrelaten der psychologischen Symptomatik. Eine wichtige Hypothese ist, daß es sich bei bestimmten Formen der Depression um eine primär organische Störung handelt. Im folgenden sollen einige der wichtigeren Forschungsergebnisse referiert und diskutiert werden. Vollständigkeit kann in diesem Rahmen nicht erstrebt werden, dafür sei auf die genannte Literatur verwiesen.

Eine Reihe von Untersuchungen befaßt sich mit Veränderungen im Elektroenzephalogramm (EEG) bei depressiven Patienten. Abweichungen gegenüber Kontrollgruppen (bzw. klinisch gebesserten Depressiven) zeigten sich in folgenden Punkten:

1. Die Weck-Reaktion (Unterbrechungsdauer der Alpha-Wellen

des Ruhe-EEGs durch externe Stimuli) dauerte während der Depression länger als nach Besserung.

2. Die Häufigkeit des spontanen Auftretens der Weck-Reaktion ist bei akuter Depression vermindert.

3. Die Erholungsphase nach summato-sensorisch evozierten Potentialen (durch Summation geringer peripherer Reize hervorgerufene Aktivität in bestimmten kortikalen Bereichen, beispielsweise durch wiederholte leichte taktile Reizung) dauerte bei sog. psychotischen Depressiven länger als bei normalen Versuchspersonen. D. h. der Zeitraum, in dem die ursprüngliche Erregbarkeit wiederhergestellt wurde, war verlängert. (Paulson u. Gottlieb, 1961; Shagass u. Schwartz, 1962).

Nach Mendels (1970) können diese Ergebnisse die Hypothese einer instabilen Übererregbarkeit unterstützen. Diese Hypothese besagt, daß Depression einhergeht mit einer Reduzierung des Schwellenwertes neuronaler Entladung. Das heißt, daß ein geringerer Stimulus als gewöhnlich erforderlich ist, um eine Nervenzelle zu erregen. Gleichzeitig ist die Erholungsperiode nach einer solchen Entladung im Vergleich zum Normalfall verlängert. Mendels weist jedoch darauf hin, daß die Daten mit Vorsicht zu interpretieren sind. In den EEG-Untersuchungen wurde die Patientenpopulation meist unzureichend definiert und wichtige Variabeln wie Alter, Medikamentation etc. nicht kontrolliert. Bente (1975) berichtet über eine Verlangsamung der durchschnittlichen EEG-Frequenzen und gleichzeitigen Spannungsabfall bei Depressiven im Vergleich zu Schizophrenen. Ähnliche Unterschiede fand er zwischen Depression und Manie. Er führt dies auf fehlerhafte Vigilanzeinstellung bzw. eine Akzentuierung hemmender Prozesse zurück.

Die referierten Ergebnisse lassen keine endgültige Aussage über spezifische Prozesse bei der Depression zu. Abgesehen von der experimentellen Problematik bestehen Schwierigkeiten in der Einordnung der Befunde. Es kann nicht ausgeschlossen werden, daß die ermittelten Veränderungen ganz einfach Begleiterscheinungen der bei der Depression charakteristischen eingeschränkten Aufmerksamkeit und allgemeinen Apathie darstellen. Sicher ist, daß aus dem EEG keine Diagnose der Depression abzuleiten ist, was auch von Shagass und Schwartz (1962) betont wird.

Auch elektromyographische Untersuchungen zur Depression wurden durchgeführt. Die elektrische Aktivität eines Muskels, die mittels des Elektromyogramms (EMG) aufgezeichnet werden kann, ist ein Maß für die Muskelspannung.

Mehrere Untersuchungen ermittelten bei Depressiven einen erhöhten Ruhetonus der Muskulatur im Vergleich zu Kontrollgruppen. Die Untersuchungen wurden meist am Unterarm, aber auch an anderen Körperregionen, z. B. der Stirn vorgenommen. Auch nach klinischer Besserung wurde z. T. kein Rückgang auf normale Werte beobachtet (Whatmore u. Ellis, 1962). Die Ergebnisse wurden gedeutet als Ausdruck einer erhöhten diencephalen Erregung. Übereinstimmend damit berichten Noble und Lader (1971 a), daß hohe EMG-Aktivitäten unter bestimmten Streßbedingungen wie z. B. Kopfrechnen positiv korrelieren mit den Variablen Depression, Angst, gastrointestinale Störungen, Gewichts- und Libidoverlust. Es liegen jedoch auch dem widersprechende Befunde vor. Rimon et al. (1966) berichten, daß in ihren Untersuchungen die EMG-Aktivität negativ mit der Schwere der Depression korreliert. Möglicherweise heben sich solche Widersprüche auf, wenn berücksichtigt wird, daß sich Depressivität sowohl in gehemmten wie auch in erregten klinischen Zustandsbildern manifestieren kann.

Eine gerade in jüngster Zeit wieder stärker beachtete Variable ist die Rate der Speichelsekretion. Verschiedene Untersuchungen lassen vermuten, daß eine geringe Rate der Speichelsekretion für depressive Patienten charakteristisch ist. Die Ergebnisse sind z. T. allerdings widersprüchlich und lassen häufig die Kontrolle wichtiger Einflußgrößen wie Alter, Nahrung, Rauchgewohnheiten und medikamentöse Therapie vermissen (Mendels, 1970). Noble und Lader (1971 b) konnten einen signifikanten Anstieg der Speichelsekretion nach klinischer Besserung bei Depressiven mit ausgeprägter Retardierung beobachten. In einer Arbeit von Hafner (1974 a) konnte gezeigt werden, daß Depressive auch nach klinischer Besserung einen signifikanten Abfall der Speichelsekretion unter Streßbedingungen aufwiesen. Solche Ergebnisse legen den Schluß nahe, daß Depressive relativ überdauernde physiologische Reaktionsmuster in Belastungssituationen zeigen, und zwar auch unabhängig von der akuten depressiven Verstimmung (vgl. Hafner, 1974 b). Die geringe Untersuchungspopulation läßt bislang jedoch noch keine endgültigen Schlußfolgerungen zu.

Schlafstörungen sind ein häufiges Zeichen depressiver Erkrankung. Ihre Beobachtung birgt jedoch eine Reihe von technischen Problemen.

Berichte von Angehörigen, Krankenhauspersonal oder gar von den Patienten selbst über ihr Schlafverhalten sind unzuverlässige Informationsquellen. Besser sind physiologische Aufzeichnungen unter kontrollierten Bedingungen, wobei EEG, EMG, Augen- und evtl. auch Körperbewegungen registriert werden.

Nach Dement und Kleitman (1957) kann der normale Schlafverlauf in vier charakteristische Stufen eingeteilt werden, welche vor allem unterschiedliche EEG-Muster aufweisen:

1. Einschlafphase (relativ schnelle EEG-Frequenz, geringe elektrische Spannung)
2. leichter Schlaf (Auftreten sog. Schlafspindeln, allgemein geringe elektrische Spannung)
3. Übergangsphase (langsame Wellen, Schlafspindeln, hohe Spannung)
4. Tiefschlaf (ausschließlich langsame Wellen). Zusätzlich treten sog. REM-Phasen (rapid eye movements) auf, welche im allgemeinen mit Träumen assoziiert sind.

Mendels und Hawkins (1970) studierten den Schlaf einer Reihe von depressiven Patienten kurz nach ihrer Klinikeinweisung. Die Ergebnisse lassen sich folgendermaßen zusammenfassen:

1. Die Gesamtschlafdauer ist im Vergleich zu Kontrollgruppen nur unwesentlich verringert.

2. Die aktuelle Schlafdauer (Gesamtdauer minus Einschlafphase und zwischenzeitlichem Erwachen) ist signifikant verringert.

3. Die Stufen 1 bis 3 weisen keine Unterschiede auf im Vergleich zu Kontrollgruppen.

4. Stufe 4 (tiefer Schlaf) sowie die REM-Phasen sind in ihrer zeitlichen Dauer signifikant verringert.

Wiederholungsmessungen nach klinischer Besserung ergaben, daß weiterhin signifikante Abweichungen im Schlafverlauf bestehen blieben. Die ehemaligen Patienten schliefen weniger tief und wachten leichter und häufiger auf. Mendels (1970) vermutet, daß solche Störungen vielleicht zur Entwicklung und Aufrechterhaltung der Depression in gewissem Umfang mit beitragen könnten. Ein Problem dieser Ergebnisse ist jedoch, daß Wiederholungsmessungen in der Klinik den Nachteil haben, daß diese Umgebung für die ehemaligen Patienten mit ihrer Krankheitserfahrung assoziiert ist. Eine neuere Arbeit von Hauri et al. (1974), bei welcher die Messung in einem neutralen Laboratorium durchgeführt wurde, konnte die obigen Befunde nur teilweise bestätigen. Danach zeigten unipolar Depressive im Vergleich zu Kontrollgruppen einen verzögerten Einschlaf, eine Ausweitung der ersten Stufe, eine Verringerung der vierten Stufe sowie insgesamt eine signifikant höhere Variabilität des Schlafes im Vergleich von Nacht zu Nacht. Die Gesamtschlafdauer war bei Depressiven und Kontrollpersonen gleich. Diese Befunde bestanden auch noch sechs Monate nach klinischer Besserung.

2.4. Biochemische Forschungen.

Hydrocortison (Cortisol) ist ein Hormon, welches vorwiegend in den Nebennierenrinden produziert wird. Seine Hauptwirkungen beziehen sich auf den Eiweiß- und Kohlehydratstoffwechsel. Einige Studien haben ergeben, daß depressive Patienten eine erhöhte Cortisolproduktion zeigen. Zum Teil wurde beobachtet, daß die Cortisolproduktion mit dem phasischen Verlauf der Depression korrelierte. Eine kausale Beziehung zwischen diesem Hormon und depressiver Pathologie ist jedoch zweifelhaft, weil eine erhöhte Cortisolproduktion in den verschiedensten Streßsituationen und bei den verschiedensten psychiatrischen Populationen gefunden wurde. Sachar (1967) nimmt daher an, daß ein solcher Anstieg eine unspezifische Streßreaktion ist. Dem entspricht der Befund, daß der Cortisolspiegel bei Depressiven in psychotherapeutischen Sitzungen im allgemeinen normal war, jedoch anstieg, wenn affektiv bedeutsame Inhalte angesprochen wurden.

Auch die Sexualhormone wurden in Beziehung zur Depression untersucht. Vor allem zwei Tatsachen wiesen in diese Richtung. Erstens wird in epidemiologischen Studien von einer größeren Inzidenz depressiver Erkrankungen bei Frauen berichtet, und zweitens treten viele depressive Erkrankungen erstmals im Involutionsalter auf. Es konnten nach Mendels (1969) jedoch keine Zusammenhänge zwischen hormonaler Aktivität und Depression gefunden werden. Einflüsse der absoluten oder relativen Verteilung der Sexualhormone auf die Stimmung können nicht ausgeschlossen werden, jedoch dürften andere Faktoren psychologischer und sozialer Art in diesem Zusammenhang den größeren Einfluß haben.

Auch der Elektrolythaushalt war Gegenstand vielfältiger Untersuchungen, da insbesondere Natrium und Kalium bei der Aktivität der Nervenzelle eine wichtige Rolle spielen. Sie sind wesentlich für das Membranpotential und die Erregbarkeit der Zelle verantwortlich.

Eine physiologische Hypothese geht nun davon aus, daß eine instabile Übererregbarkeit des Zentralnervensystems besteht, welche unter anderem auf ein gestörtes Verhältnis von Natrium- und Kalium-Ionen zurückzuführen ist. Es wird berichtet, daß bei psychotischen Depressiven intrazelluläres Natrium erhöht ist, während Kalium sich nicht wesentlich verändert (Coppen, 1965; Shaw, 1966).

Abweichungen im Calzium-Haushalt wurden ebenfalls berichtet. Calzium reguliert unter anderem den Transport von Natrium und Kalium durch die Zellmembran und spielt damit auch eine wichtige Rolle bei der neuronalen Erregung. Möglicherweise ist mit Depression eine erhöhte Ausscheidung von Calzium im Urin verbunden. Nach Mendels (1970) läßt die geringe Anzahl der experimentellen Daten jedoch noch keine endgültigen Schlüsse zu.

Zusammenfassend muß gesagt werden, daß die hier referierten biochemischen und physiologischen Befunde in der Depressionsforschung an Bedeutung verloren haben, im Gegensatz zu Untersuchungen über die Rolle verschiedener biogener Amine, die im Anschluß diskutiert werden soll. Der Hauptmangel der dargestellten Untersuchungen ist, daß sie recht isoliert nebeneinander stehen, ohne daß sie zu einem Erklärungsmodell der Depression integriert werden könnten. Das weist ihnen den Platz von sekundären abhängigen Variablen zu. Entsprechend lassen sich bislang daraus auch noch keine therapeutischen Konsequenzen ableiten. Es bleibt abzuwarten, ob weitere Forschungsarbeiten die noch fehlenden Verbindungsglieder aufhellen können.

2.5. Amin-Hypothesen der Depression

Recht weitreichende Konsequenzen haben Forschungen gehabt, die sich mit der Rolle befassen, die bestimmte Aminosäureabkömmlinge, die sog. biogenen Amine, bei der Depression haben. Ein beträchtlicher Teil der Depressionsforschung hat sich mit möglichen Zusammenhängen zwischen Veränderungen im Aminosäuren-Stoffwechsel und depressiver Symptomatik befaßt. Zentrales Interesse galt dabei den Katecholaminen Adrenalin und Noradrenalin sowie dem Indolamin Serotonin. Zwei wichtige Hypothesen wurden formuliert, die Katecholamin-Hypothese von Schildkraut (1965) und die Serotonin-Hypothese von Woolley (1962) und Glassman (1969). Beide Hypothesen gehen von einem Mangel der betreffenden Substanzen in bestimmten Bereichen des Gehirns aus.

Zum besseren Verständnis wollen wir kurz die Funktion der biogenen Amine im Organismus skizzieren. Adrenalin und Noradrenalin fungieren als Reizübertragungssubstanzen an den verschiedensten Synapsen im peripheren und wohl auch im zentralen Nervensystem. Noradrenalin ist im ganzen Körper verteilt und findet sich auch in allen Regionen des Gehirns, mit höchster Konzentration im Hypothalamus. Adrenalin erscheint verglichen mit Noradrenalin nur in geringen Mengen im Gehirn. Bei der neuronalen Reizübertragung werden etwa zu 80 % Noradrenalin und zu 20 % Adrenalin freigesetzt. Abbildung 1 veranschaulicht schematisch die Aktivität des Noradrenalins an einer Synapse:

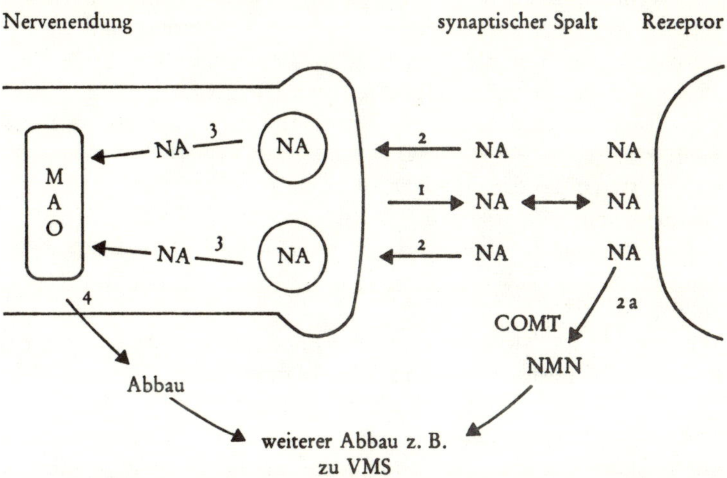

Abbildung 1: Schematische Darstellung der noradrenergen Übertragungsprozesse an einer Synapse (in Anlehnung an Schildkraut und Kety, 1967).

Noradrenalin wird in spezifischen Zellteilchen (Granula) im Nerven gespeichert. Durch neuronale Impulse wird es freigesetzt, gelangt in den synaptischen Spalt und schließlich an den Rezeptor (1). Es existiert dann in physiologisch aktiver freier Form. Noradrenalin wird hauptsächlich inaktiviert durch Rückbindung an die Zellmembran und Rücktransport in die Zelle (2) oder durch biochemischen Abbau (2 a) mittels des Enzyms Catechol-O-Methyl-Transferase (COMT) zu Normetanephrin (NMN). Intrazellulär freigesetztes Noradrenalin (spontan oder auch etwa durch Medikamente wie Reserpin) wird inaktiviert durch Umformung zu Abbauprodukten mittels des

Enzyms Monoaminoxydase (MAO), welches in den intrazellulären Mitochondrien gespeichert ist (3 und 4).

Noradrenalin wird synthetisiert aus der Aminosäure Tyrosin über die Zwischenstufen Dopa und Dopamin. Adrenalin wird aus Noradrenalin synthetisiert. Abbauprozesse der beiden Substanzen, welche in Leber, Nieren oder auch im ZNS stattfinden können, führen zu Vanillinmandelsäure (VMS), welche das hauptsächliche Abbauprodukt der Katecholamine im Urin darstellt.

Serotonin fungiert gleichfalls als Neurotransmitter an spezifischen Nervenendigungen. Es ist ähnlich wie Noradrenalin im Gehirn verteilt. Auch der Prozeß der Speicherung, Freisetzung und Inaktivierung gleicht dem des Noradrenalin. Es wird über mehrere Zwischenstufen aus Tryptophan synthetisiert. Hauptabbauprodukt ist die 5-Hydroxy-indolacet-Säure. Die Konzentrationen von Serotonin und Noradrenalin im Zentralnervensystem sind wesentlich Produkt im Gehirn stattfindender Synthese, da Serotonin gar nicht und Noradrenalin nur geringfügig die Blut-Hirn-Schranke überschreiten.

Für eine ausführlichere und gut verständliche Darstellung dieser Zusammenhänge möchten wir auf Benkert und Hippius (1974) verweisen.

Bevor wir im folgenden speziell depressionsrelevante Befunde besprechen, soll noch ein Wort zu den experimentellen Schwierigkeiten gesagt werden, die sich der Forschung in diesem Bereich stellen.

Am lebenden Körper gibt es nur die Möglichkeit, Konzentrationen der genannten Amine und deren Abbauprodukte im Blut oder im Urin, eventuell auch im cerebrospinalen Liquor zu messen. Die Ergebnisse solcher Messungen repräsentieren jedoch die Aktivität und Verfügbarkeit dieser Substanzen im gesamten Körper. Signifikante Abweichungen im ZNS können durch diese Durchschnittsrepräsentanz verschleiert werden, ebenso wie gemessene Abweichungen nicht unbedingt auf zentralnervöse Aktivitäten zurückgehen müssen (vgl. Barchas et al., 1972). Hinzu kommt, daß eine Vielzahl von Störvariablen die Ergebnisse beeinflussen können: Nahrungsaufnahme, motorische Aktivitäten, Behandlungsprozeduren, Organfehlfunktionen außerhalb des ZNS etc. Direkte Messungen in Tierexperimenten durch chirurgische Eingriffe und Gewebeanalysen werden wiederum mit dem Problem der Übertragbarkeit auf klinische Phänomene konfrontiert. Artspezifische Reaktionsmuster gerade bezüglich der biogenen Amine sind bekannt.

Auf diesem methodologischen Hintergrund sind die im folgenden berichteten Befunde und Interpretationen zu betrachten.

Eine vieldiskutierte Hypothese besagt, daß Depression die Folgeerscheinung eines Mangels an freien Aminen (also den bei der Reizübertragung am synaptischen Spalt physiologisch aktiven Hormonen) ist. Diese Annahme stützt sich auf folgende Beobachtungen:

1. Reserpin und ähnliche Medikamente, welche den Abbau von Katecholaminen fördern, bewirken depressionsähnliche Phänomene bei Tieren und normalen Versuchspersonen.

2. Drogen, welche auf das Katecholamine abbauende Enzym Monoaminooxydase einwirken (MAO-Hemmstoffe), reduzieren das klinische Bild der Depression.

3. Drogen, welche die Rückbindung der Amine an die Zelle verhindern (trizyklische Antidepressiva), sind bei der Depression therapeutisch wirksam.

4. Bei manchen Personen wirken Gaben von L-DOPA, einer Vorstufe des Noradrenalins, depressionshemmend.

Über die besondere Art der mit der Depression einhergehenden Störungen gibt es unterschiedliche Annahmen. Zu den wichtigsten zählen:

1. Die Annahme einer Schädigung der intrazellulären Granula, in denen Katecholamine gespeichert werden. Diese Auffassung wird von Matussek (1969) vertreten. Eine Zerstörung der Granula konnte von Matussek unter Einfluß von Reserpin im Tierexperiment elektronenoptisch nachgewiesen werden. Die Relevanz dieses Befundes für die depressive Pathologie am Menschen ist jedoch nur eine Vermutung.

2. Die Hypothese einer Störung oder Fehlleitung der Synthese- oder Abbauprozesse, in welche die Katecholamine einbezogen sind (»biochemischer Shunt«). Eine solche Auffassung wird unter anderen von Birkmeyer et al. (1969) vertreten.

3. Die Annahme einer Störung des sog. Belohnungs- und Bestrafungszentrums im Gehirn, welches hypothalamische Bereiche einschließt. Eine solche Auffassung wird von Akiskal und McKinney (1973) vertreten (vgl. dazu auch Stein, 1968; Pfaff, 1969; Berquist, 1972). Costello (1972) bringt auf diesem Hintergrund den Verlust der Verstärkerwirksamkeit in Beziehung zu Veränderungen im NA-Spiegel im Gehirn.

Solche Ergebnisse biochemischer Depressionsforschung sind zur Zeit noch mit vielen Fragezeichen zu versehen.

Mendels und Frazer (1974) setzen sich mit den Ergebnissen pharmakologischer Forschungen, die zur Unterstützung der Amino-Hypothese der Depression herangezogen werden, auseinander. Ihrer Meinung nach scheint es nur wenige Ergebnisse klinischer Studien zu geben, welche mit der Amino-Hypothese vereinbar sind. Das Hauptargument für eine Amino-Hypothese war der Befund, daß Gaben von Reserpin die Konzentrationen von Serotonin und Katecholaminen im Gehirn senken konnten und gleichzeitig ein Syndrom hervorriefen, welches als »Modelldepression« bezeichnet wurde. Dieses Syndrom wurde zuerst von Bein (1953) bei Ratten beschrieben, welche nach Gabe von Reserpin eine auffällige Retardierung und Verminderung sozialer Aktivitäten zeigten. Ein Überblick über die klinischen Studien, welche über depressionsähnliche Zustände bei Patienten nach Reserpinbehandlung berichten, ergibt jedoch, daß nur etwa 8 Prozent der Patienten, welche einer Langzeitbehandlung mit diesem Medikament ausgesetzt waren, ein depressionsähnliches Syndrom entwickelten (Reserpin wird als Medikament gegen Bluthochdruck eingesetzt). Mendels und Frazer argumentieren, daß viele, wenn nicht alle dieser Patienten bereits in der Vergangenheit psychiatrische Störungen, vor allem depressiver Natur, aufwiesen. Mit anderen Worten, je mehr das Reserpin-Syndrom einer klinischen Depression ähnelt, desto wahrscheinlicher ist es, daß der Patient bereits in der Vergangenheit depressive Reaktionen zeigte. Hinzu kommt, daß die typische Reserpin-Retardierung wesentliche Symptome der Depression vermissen läßt: Die Patienten sind zwar stark beruhigt und psychomotorisch retardiert, müde und initiativlos, aber es fehlen Beschwerden mit affektiven Inhalten, Selbstbeschuldigungen, Klagen, Weinen etc. Somatische Symptome wie Schlaflosigkeit, Anorexie usw. sind kaum ausgeprägt. Mendels und Frazer ziehen aus diesen Befunden die Konsequenz, zwischen der Verstimmungskomponente und der psychomotorischen Retardierung der Depression zu unterscheiden. Die »Modelldepression« unter dem Einfluß von Reserpin könnte eher auf die psychologische Wirkung, welche die durch die Droge bewirkte Retardierung für den einzelnen Patienten hat, als auf die unmittelbare pharmakologische Aktivität zurückzuführen sein. Es könnten hier ähnliche Mechanismen wirksam sein, wie sie bei Gaben von Adrenalin beobachtet wurden und von Schachter und Singer (1962) beschrieben worden sind.

Damit ist für Mendels und Frazer die Evidenz für eine Amino-

Hypothese der Depression, welche sich aus der Reserpinwirkung ergeben soll, zumindest in Frage gestellt.

Da Reserpin sowohl die NA- als auch die Serotoninkonzentration im Gehirn beeinflußt, ist eine differenzierende Beurteilung der Katecholamin-Hypothese und der Serotonin-Hypothese auf der Grundlage der Reserpinwirkung nicht möglich. Zwei Stoffe, Alpha-Methyl-Para-Tyrosin (AMPT) und Parachlorophenylalanin (PCPA), haben demgegenüber spezifische Wirkungen. AMPT verringert selektiv Dopamin und NA und übt nur minimalen Effekt auf Serotonin aus. Es reduziert auch die peripheren Konzentrationen von Katecholaminen. Wenn also Katecholamine im wesentlichen für die Depression verantwortlich sind, müßte die Applikation dieser Droge depressionsähnliche Zustände hervorrufen. Dies ist jedoch nicht der Fall. Mit AMPT behandelte Tiere zeigten zwar einen Rückgang sozialer Initiative, aber kein Rückzugsverhalten und antworteten unvermindert auf soziale Stimuli. Sie entwickelten auch keine typisch depressiven Symptome wie Schlafstörungen, Appetit- und Libidoverlust (Redmond et al., 1971). Auch die Verabreichung von AMPT an Menschen erbrachte kaum Hinweise, daß diese Substanz direkte Effekte auf die Stimmung – sowohl bei Normalen als auch bei psychiatrischen Versuchspersonen – hat. Einige Patienten entwickelten euphorische Phasen, andere waren sediert, drei Patienten mit »psychotischer Depression« verschlechterten sich, manische Patienten besserten sich zum Teil, zeigten zum anderen Ausweitungen der Manie (Mendels und Frazer, 1974). PCPA hemmt selektiv Serotonin (zu 80–90%) und nur zu 25% NA. Die offenbare Gefährlichkeit der Droge erlaubte nur beschränkt klinische Studien. Sie wurde wenigen freiwilligen Versuchspersonen verabreicht. Beobachtete Verhaltensänderungen waren Müdigkeit, Ruhelosigkeit, Angst, Verwirrtheit, Agitation und paranoide Symptome, aber es war keine besondere Tendenz festzustellen, daß diese Personen depressiv wurden (Carpenter, 1970).

Aufgrund der klinischen und experimentellen Befunde kommen Mendels und Frazer zu dem Schluß, daß die Reduzierung von NA, Dopamin oder Serotonin als solche nicht ausreichend sei, die Entwicklung eines klinischen depressiven Syndroms zu erklären. Wenn es auch nicht zulässig sei, zu behaupten, daß diese Amine keine Bedeutung im Zusammenhang mit der Depression haben, so bleibe jedoch noch eine Menge ungeklärt. Interaktionen dieser Substanzen mit anderen biochemischen Subsystemen müßten in der experimentellen

Forschung stärker berücksichtigt werden. Eine Verbesserung der Forschungsmethoden, insbesondere eine bessere Einteilung relevanter Untergruppen der Untersuchungspopulationen und eine bessere Kontrolle psychosozialer Faktoren sei dringend erforderlich.

Es gibt noch eine Reihe weiterer Befunde, welche offensichtlich einer Amino-Hypothese der Depression widersprechen. Wyatt et al. (1971) fanden in ihrer Untersuchungspopulation von depressiven Patienten eine erhöhte Plasmakonzentration sowohl von Adrenalin als auch von NA. Curtis et al. (1960) fanden im Urin von depressiven Patienten erhöhte Ausscheidungen von NA, nicht so bei ängstlichen Patienten. In der Untersuchungspopulation von Dencker et al. (1966) waren die Konzentrationen von NA im cerebrospinalen Liquor bei Depressiven erhöht. Selbstverständlich müssen auch solche Befunde mit der nötigen Vorsicht interpretiert werden.

In einer neueren Arbeit von Mendels et al. (1975) wurde die sog. »precursor-loading«-Strategie angewandt. In einer Doppelblind-Placebo-Studie wurden hospitalisierten depressiven Patienten L-DOPA bzw. L-Tryptophan, Vorstufen der biogenen Amine, gegeben. Relativ große Dosen reichten jedoch nicht zur Besserung und Entlassung der Patienten aus der Klinik aus. Die Durchsicht weiterer Arbeiten zur »precursor-loading«-Strategie durch die Autoren der oben genannten Studie ermittelte widersprüchliche Ergebnisse.

Die Katecholamin-Hypothese wurde 1965 von Schildkraut aufgestellt. Er formulierte sie wie folgt: »Einige, wenn nicht alle Depressionen sind mit einer absoluten oder relativen Defizienz von Katecholaminen assoziiert, insbesondere des Noradrenalins, und zwar in funktionell wichtigen Bereichen des Gehirns. Erhöhte Stimmung könnte dagegen mit einem Überschuß solcher Amine assoziiert sein.« Wir möchten darauf hinweisen, daß in dieser Formulierung keine ätiologischen Annahmen enthalten sind. In einem zusammenfassenden Artikel von Schildkraut und Kety (1967) wird betont, daß aufgrund vorliegender Daten weder eine Bestätigung noch eine Widerlegung der Katecholamin-Hypothese möglich sei. Ebensowenig könne von pharmakologischen Studien direkt auf pathophysiologische Ereignisse geschlossen werden.

Schildkraut und Kety (1967) schreiben: »Es sollte betont werden, daß die Demonstration solcher biochemischer Abnormalitäten weder eine genetische oder konstitutionelle noch eine umweltbedingte oder psychologische Ätiologie implizieren muß. Während spezifische genetische Faktoren in einigen, vielleicht allen Depressionen von Wichtigkeit sein können, ist es gleichermaßen denkbar, daß frühe Erfahrungen des Kindes oder Jugendlichen andauernde biochemische Veränderungen bewirken können, die einige Individuen für Depressionen im Erwachsenenalter prädisponieren können ... Die normalerweise auftretenden affektiven Veränderungen aufgrund von Umweltereignissen sind allen aus persönlicher Erfahrung wohlbekannt. Die Interaktionen zwischen solchen Umweltdeterminanten des Affekts, verschiedensten physiologischen Faktoren und der Komplexität psychologischer Determinanten einschließlich kognitiver Faktoren, welche sich aus vergangenen und gegenwärtigen Erfahrungen des Individuums ableiten lassen, sind bisher nur in begrenztem Umfang unter angemessen kontrollierten Bedingungen untersucht worden. Dies dürfte sich als ein besonders fruchtbares Gebiet zukünftiger Forschungen erweisen, weil nur in einem solchen multifaktoriellen Rahmen ein volles Verständnis der Beziehungen zwischen biogenen Aminen und emotionalem Zustand erwartet werden kann.«

Aus dem Gesagten lassen sich unserer Meinung nach folgende allgemeine Schlußfolgerungen ziehen:

1. Es sind offensichtlich spezielle biochemische und physiologische Veränderungen bei der Depression vorhanden, jedoch sind anhand der ermittelten Befunde noch keine Kausalaussagen möglich.

2. In der biologischen Depressionsforschung mangelt es offenbar an theoretischen Vorstellungen über die Rahmenbedingungen psychologischer, entwicklungsgeschichtlicher und psychosozialer Art, welche in die experimentellen Befunde mit eingehen.

3. Dieser Mangel an Modellvorstellungen äußert sich in der konkreten Forschung vor allem darin, daß solche Faktoren nicht oder nur unzureichend kontrolliert werden.

In allgemeinen psychiatrischen Lehrbüchern werden häufig vereinfachte Darstellungen der Beziehungen zwischen organischen Befunden und Depressionen gebracht. Die von den Autoren vieler Originalartikel geäußerten Vorbehalte hinsichtlich der Interpretation biochemischer und physiologischer Messungen sowie deren vorsichtige Schlußfolgerungen bleiben dabei leicht unbeachtet. Der Praktiker, welcher zusätzlich natürlich auch beeindruckt ist durch die teilweisen Erfolge chemotherapeutischer Maßnahmen bei Depressiven, wird so eher zu einem organisch orientierten Verständnis affektiver Störungen tendieren. Allgemeine Probleme im Bereich der Gesundheitsversorgung, wie geringe Verfügbarkeit von therapeutischem Personal und einseitige Ausrichtung auf somatische Behandlungsmethoden aus finanziellen und zeitökonomischen Gründen, dürften darüber hinaus auch einen Einfluß auf die Theorie von Krankheiten haben.

3. Psychologische Modelle

Ausgehend von den genannten Schwierigkeiten einer einseitig somatisch orientierten Theorie der Depression, wollen wir im folgenden Kapitel versuchen, psychologische und somatische Phänomene gemeinsam und in ihren möglichen Zusammenhängen zu betrachten.

Im ersten Abschnitt sollen einige allgemeine Zusammenhänge zwischen Situation, Affekt und biochemischen Reaktionen erläutert werden. Dabei sollen schwerpunktmäßig solche experimentellen Befunde herangezogen werden, die sich auf die Aktivität biogener Amine, speziell der bekannten Katecholamine, beziehen.

Zusammenhänge zwischen Streßreaktionen und Depression werden im zweiten Abschnitt behandelt.

Im dritten Abschnitt wird versucht, die depressive Reaktion (einschließlich ihres somatischen Aspekts) als Ergebnis einer in der Vergangenheit der Person stattgefundenen »Traumatisierung« zu verstehen.

Schließlich sollen im letzten Abschnitt somatische Reaktionen als Folgen von bestimmten Lernkontingenzen dargestellt werden.

Allen Abschnitten gemeinsam ist die Auffassung, daß depressive Reaktionen auch hinsichtlich ihres somatischen Anteils Lernprozessen unterworfen sind und kognitive Faktoren bei solchen Lernprozessen eine bedeutende Rolle spielen.

3.1. Emotionen

Als einer der ersten ermittelte Ax (1953) Zusammenhänge zwischen Emotionen und der Aktivität der Katecholamine im Organismus. Aufgrund eigener Befunde schloß er, daß eine Injektion von NA ähnliche physiologische Reaktionen auslöste, wie sie auch bei Zuständen von Wut und Ärger auftraten. Demgegenüber zeigten sich Ähnlichkeiten zwischen Furcht- und Angstreaktionen und den Folgen einer kombinierten Injektion von Adrenalin und NA.

Funkenstein und Meade (1954) ermittelten ähnliche Befunde. Sie untersuchten normale und psychiatrische Personen unter psychologischem Streß. Dabei stellte sich heraus, daß aggressive Reaktionen der Versuchspersonen mit bestimmten Blutdruckveränderungen verbunden waren, welche auch nach einer Injektion von NA zu beobachten waren. Ängstlich-depressive Patienten dagegen zeigten Blutdruckveränderungen, welche bei normalen Versuchspersonen nach Injektionen von Adrenalin auftraten.

Mason, Brady et al. (1961) führten Experimente mit Rhesusaffen durch. Sie fanden dabei, daß ein Anstieg von Adrenalin im Serum immer in Situationen auftrat, welche angesichts eines bedrohlichen Reizes schwer durchschaubar, ungewiß und hinsichtlich ihrer Konsequenzen nicht vorhersagbar waren. Der NA-Spiegel dagegen stieg, ohne gleichzeitiges Ansteigen von Adrenalin, in bedrohlichen Situationen, welche vertraut und vorhersagbar waren.

Elmadjian et al. (1957) konnten zeigen, daß höhere Urinausscheidungen von NA bei Personen auftraten, welche in einer Wettbewerbssituation (Hockeyspiel) aktive Teilnehmer waren, während passiv beobachtende Spieler eine erhöhte Adrenalinsekretion aufwiesen. Ähnliche Reaktionen zeigten psychiatrische Patienten während aggressiver Ausbrüche (erhöhtes NA) und während Besprechungen mit dem Krankenhauspersonal (erhöhtes Adrenalin).

Frankenhäuser und Patkai (1964) untersuchten die Ausführung von Geschicklichkeitsaufgaben und fanden, daß vermehrte Ausscheidung von NA mit einer besseren Aufgabenbewältigung korrelierte.

Die hier angeführten Beispiele sowie eine Fülle ähnlicher Untersuchungen sind nach Schildkraut und Kety (1967) mit der generellen Hypothese vereinbar, daß psychologische und situationale Faktoren die absolute und relative Ausschüttung von Adrenalin und NA in unterschiedlicher Weise beeinflussen. Ein Anstieg von Adrenalin ist in Situationen zu erwarten, welche bedrohlich, schwer durchschaubar und nicht vorhersagbar sind und in denen aktives Bewältigungsverhalten erforderlich ist, aber nicht geleistet wird. NA ist verstärkt beteiligt in Situationen, welche Wut oder Aggressionen hervorrufen, in denen die Ereignisse vorhersagbar und kontrollierbar sind und eine aktive Bewältigungsstrategie möglich ist. Dies ist eine Modifizierung und Erweiterung der Funkenstein-Hypothese (Funkenstein, 1956), welche besagte, daß Adrenalin mit Furcht und Angst, NA dagegen mit Wut und Ärger assoziiert ist.

Man könnte versucht sein, aus all diesen Ergebnissen direkte Beziehungen zwischen Situationen und Emotionen einerseits und bestimmten biochemischen Veränderungen im Organismus andererseits anzunehmen. Die Zusammenhänge scheinen jedoch wesentlich komplexer zu sein. Beispielsweise hängt das Ausmaß der Aktivität der genannten Neurohormone auch von der Gesamtaktivität des Organismus ab. Lang (1973) schreibt: »Die muskuläre Aktivität und die damit verbundene kardiovaskuläre Veränderung bei aktiv bewältigendem Verhalten kann erhöhte Noradrenalinsekretion erfordern, während diese Art der physiologischen Mobilisierung bei passiver Hilflosigkeit nicht notwendig erscheint. Diese Überlegungen zeigen, daß die spezifischen Neurohormone nicht direkt von spezifischen emotionalen Zuständen oder Reizen ausgelöst werden, sondern eher mit der Art und dem Ausmaß der darauffolgenden Aktivität variieren. Diese Fragen machen eine Untersuchung der Interaktion zwischen physiologischen, verbalkognitiven und verhaltensmäßigen Reaktionen notwendig« (zit. nach Birbaumer, 1973, S. 34).

Die Sache wird weiterhin kompliziert durch Ergebnisse, welche z. B. zwei Arbeiten von Levi (1965) und Patkai (1971) erbrachten. Levi untersuchte Gruppen von Versuchspersonen, welche sich unterschiedliche Filme anzuschauen hatten. Es zeigte sich, daß ein amüsanter Film ähnliche Anstiege von Adrenalin bewirkte wie beispielsweise ein Kriegsfilm. Patkai setzte seine Versuchspersonen verschiedenen Situationen mit unterschiedlicher emotionaler Wertigkeit aus: Spielen eines Glücksspieles, psychologisches Testen, Ansehen eines chirurgischen Films und neutrales Nichtstun. Die Adrenalinausschüttung war am höchsten während der Spielszene, welche von den Vpn als angenehmste Beschäftigung bezeichnet wurde.

Es ist also nicht zulässig, eine eindeutige Korrelation zwischen bestimmten emotionalen Situationen und der absoluten und relativen Aktivität der Katecholamine im Organismus anzunehmen.

Die Interaktion situativer, kognitiver, emotionaler und physiologischer Variablen wurde besonders anschaulich in den bekannten Experimenten von Schachter und Singer (1962) aufgezeigt (siehe auch Schachter, 1964). Sie kamen zu der Schlußfolgerung, daß die kognitive Interpretation eines unspezifischen physiologischen Erregtheitszustandes, im Zusammenhang mit den Eigenschaften der Erlebnissituation, die Qualität der Emotion bestimmte. In ihren Experimenten konnten Schachter und Singer zeigen, daß Vpn, welchen zuvor Adrenalin injiziert wurde, sowohl »Ärger« und »Wut« als auch »Freude« empfinden konnten: Das emotionale Erlebnis war abhängig von der sozialen Situation und von zuvor gegebenen (oder unterlassenen) Informationen über die Wirkungsmöglichkeiten der Injektion. Es ließe sich also die Hypothese aufstellen, daß eine Emotion nichts weiter sei als die kognitive Interpretation eines primär neutralen physiologischen Erregtheitszustandes. Es gibt jedoch Hinweise, daß eine solche Hypothese keine allgemeine Gültigkeit besitzt. Lang (1973) hält es für möglich, daß Rückmeldungen aus dem Körperinnern direkt kortikale Aktivitäten beeinflussen können und führt zur Unterstützung Versuche an, in denen z. B. plötzliche Manipulation des Blutdrucks zu sehr schnell einsetzenden emotionalen Veränderungen führte. Verschiedenste emotionelle Reaktionen können danach sehr schnell einsetzen, so daß der Umweg über kognitive Prozesse nicht vollzogen werden kann.

Die Schachtersche Theorie wird auch in einer späteren Arbeit von Nisbett und Schachter (1966) relativiert: Eine kognitive Manipulation des Emotionserlebens der Vpn war zwar bei leichten Reizen (elektrischen Schocks) möglich, nicht jedoch bei stärkeren Reizintensitäten.

Experimente, welche sich der Injektion von Substanzen wie Adrenalin bedienen, sind auch mit methodologischen Problemen konfrontiert. Die Vpn sind in einer experimentellen Situation, welche bereits starke Emotionen, auch Angst auslösen kann, insbesondere da es sich um Injektionen handelt. Ihre Reaktionsmöglichkeiten in dieser Situation sind eingeschränkt. Bezüglich der injizierten Dosen besteht Unsicherheit, ob sie vielleicht außerhalb des Rahmens liegen, der als physiologisch normal bezeichnet werden kann. Es muß schließlich ganz allgemein hinterfragt werden, ob die Injektion einer einzigen chemischen Substanz das normale physiologische Substrat einer Emotion hervorrufen kann. Versuchspersonen, denen in einer relativ neutralen Situation Adrenalin injiziert wurde (Maranon, 1924; Cantril und Hunt, 1932), berichteten z. T. so etwas wie »trockene Emotionen« (cold emotions), welchen die psychologische Komponente fehlte. Solche Phänomene sind allein für die experimentelle Situation charakteristisch und dürften in der alltäglichen Realität nicht vorkommen.

Angesichts der vielseitigen und z. T. schwer interpretierbaren Ergebnisse über die Zusammenhänge von situationalen, psychologischen und physiologischen Faktoren können unserer Meinung nach dennoch einige allgemeine Schlußfolgerungen gezogen werden:

1. Emotionen sind das Ergebnis der Interaktion des Organismus mit seiner Umwelt.

2. Physiologische bzw. chemische Ereignisse allein können nicht für bestimmte Emotionsqualitäten verantwortlich sein.

3. Zu einer umfassenden Erklärung eines emotionalen Zustandes sind Informationen über Situationsstruktur, physiologische Beschaffenheit des Organismus, Lerngeschichte, kognitive Reaktionsmuster und Verhaltensmerkmale des Organismus erforderlich.

4. Die Katecholamine Adrenalin und Noradrenalin sind an emotionalen Zuständen beteiligt. Es sind situationsabhängige Änderungen ihrer absoluten und relativen Verfügbarkeit im Organismus zu beobachten.

5. Es ist anzunehmen, daß solche Substanzen in quantitativer Hinsicht mit der Intensität der erlebten Emotion korrelieren.

Die genannten Daten sind für das Phänomen der Depression relevant, weil diese zu einem wesentlichen Teil aus inadäquaten emotionellen Reaktionen besteht. Wie bereits in den vorangehenden Kapiteln gezeigt werden konnte, weisen Depressive abweichende Reaktionsmuster auf kognitiver Ebene und im Bereich sozialer Interaktion auf. Experimente zeigen, daß Depressive auch – vor allem in Streßsituationen – von Nichtdepressiven abweichende physiologische Reaktionsmuster haben können, welche (mit den genannten Vorbehalten) ein möglicher Index für deren emotionelle Reaktionsweisen sein können. Wir haben bereits im Zusammenhang mit EEG, EMG und Speichelsekretion Hinweise in dieser Richtung referiert. Es wurde auch ermittelt, daß verschiedene Personen z. B. auf Injektionen von Adrenalin in gleichen Situationen sehr unterschiedlich reagierten: Die einen berichteten ängstliche, die anderen positive oder auch nur neutrale Erregtheit. Aufgrund dieser Befunde ist anzunehmen, daß bestimmte Personen prädisponiert sein können, eine Vielzahl von Erregtheitszuständen als Signal für ängstliche oder depressiv getönte Emotion zu erleben. Im Hinblick auf personenspezifische Reaktionsmuster gibt es folgende Möglichkeiten, welche sich gegenseitig nicht ausschließen:

1. Eine Person reagiert in bestimmten (Streß-)Situationen mit spezifischen physiologischen Antwortmustern und unterscheidet sich dadurch von anderen Personen in der gleichen Situation.

2. Eine Person erlebt gleiche physiologische Veränderungen anders als Vergleichspersonen.

3. Außerdem können Reaktionsstereotypien bestehen, welche eine Person in den unterschiedlichsten Reizsituationen umgeachtet ihrer Angemessenheit zeigt.

Solche Zusammenhänge konnten von Lacey und Lacey (1958) aufgrund experimenteller Daten belegt werden. Wir wollen in den folgenden Abschnitten andeuten, wie sich solche personspezifischen Reaktionsmuster im Hinblick auf die Depression und ihre somatischen Korrelate aufgrund spezifischer Lernprozesse entwickeln können.

3.2. Streß

Eine besondere Art der Reaktion des Organismus auf Umweltbedingungen läßt sich mit dem Begriff »Streß« umschreiben. Auch hier scheinen Wechselbeziehungen zwischen psychischen und somatischen Faktoren von Bedeutung zu sein. Das grundlegende Konzept hierfür wurde in der physiologischen Streßforschung entwickelt (Cannon, 1939; Selye, 1957). Es konnte beobachtet werden, daß eine große Anzahl von verschiedensten Reizen (»Stressoren«) vom Organismus stets mit einem gleichartigen physiologischen Reaktionsmuster (»Streß«) beantwortet wird. Dabei spielt es prinzipiell keine Rolle, ob es sich um physische Reize (z. B. chemisch-toxisch oder eine bereits entwikkelte Krankheit), um bedrohliche äußere Reize sozialer Art (z. B. ein existenzgefährdender Angriff) oder ganz allgemein um mehr oder weniger andauernde, vom Organismus belastend erlebte Umweltbedingungen handelt. Diese allgemeine physiologische Reaktion hat nach Selye die Funktion, den Organismus an veränderte und gefährdende Bedingungen anzupassen. Dabei wird in Kauf genommen, daß die Reaktion selbst den Organismus schädigt, vor allem, wenn sie über längere Zeit aufrechterhalten werden muß und das normale Gleichgewicht zwischen Organismus und Umwelt nicht wiederhergestellt werden kann. So konnte von Selye und nach ihm von vielen anderen Forschern wahrscheinlich gemacht werden, daß eine Vielzahl von somatischen und auch psychischen Krankheiten die Folge physiologischer Anpassungsprozesse an extreme Umweltbedingungen sein kann. Es gibt mehrere Hinweise dafür, daß das Streßkonzept auch für die Depression von Bedeutung ist:

1. Depressionen können als Folge von extrem belastenden Situationen auftreten (Paykel, 1969; Leff et al., 1970).

2. Depressive zeigen die Tendenz, vermehrt Ereignisse als belastend zu erleben, bzw. sie antworten mit heftigeren physiologischen Reaktionen auf Belastungen als normale Personen (Schless et al., 1974; Lewinsohn et al., 1973).

3. Die depressive Störung kann als äußerst schwerwiegende Bedrohung und Krankheit erlebt werden und damit selbst als Stressor wirken.

Außerdem scheint es Verbindungen zwischen den organismischen Veränderungen beim Streß und denen bei der Depression zu geben.

Welcher Art ist nun die von Selye beschriebene allgemeine Streßreaktion? Er faßt die auftretenden Veränderungen unter dem Begriff des »General Adaptation Syndrom« (G.A.S.) zusammen. Das G.A.S. ist durch drei aufeinanderfolgende Phasen gekennzeichnet: Alarm, Widerstand und Erschöpfung. Diese Folge charakterisiert den Anpassungsprozeß des Organismus an den Stressor, mit der Funktion, den Organismus als ganzes zu erhalten und den Auswirkungen des Stressors mit dem geringstmöglichen Aufwand an organismischen Veränderungen zu begegnen. Die erste Phase, gekennzeichnet durch die Alarmreaktion, bezieht größere Teile des Körpers mit ein, ohne bereits ein spezifisches Organsystem für die Auseinandersetzung zu mobilisieren. Die Sekretion der Nebennierenrinde an Cortisol ist stark erhöht, das sympathische Nervensystem wird aktiviert, wobei vermehrt Adrenalin und Noradrenalin in den Blutstrom gelangen. Es ist dies die Phase, in der der Organismus die Wahl zu treffen hat zwischen aktiver Auseinandersetzung mit dem Stressor (Kampf) oder aber, wenn möglich, vermeidendem Rückzug (Flucht). Die Widerstandsphase beinhaltet eine spezifischere Auseinandersetzung mit dem Stressor, wobei die Körperfunktionen aktiviert werden, welche die Auseinandersetzung am besten bewerkstelligen können. Dabei wird zugleich die allgemeine Widerstandskraft reduziert, d. h. während die Widerstandskraft gegenüber dem ursprünglichen Stressor wächst, wird der Organismus gegenüber eventuell neu auftretendem Streß anfälliger. Das Stadium der Erschöpfung schließlich tritt ein, wenn der Widerstand vergeblich war, d. h. wenn das spezifische Organsystem »zusammenbricht« und seine Bewältigungsfunktion nicht mehr erfüllen kann. In dieser Phase steigt wiederum die Sekretion der Nebennierenrinde, und andere unspezifische Funktionen werden, ähnlich wie in der ersten Phase, erneut aktiviert. Dieses letzte Stadium muß nicht erreicht werden, wenn der Stressor bereits vorher erfolgreich bewältigt worden ist. Aber auch, wenn der Zustand der Erschöpfung erreicht worden ist, bedeutet dies nicht unbedingt den Untergang des Organismus. Auch nicht einmal eine fortdauernde, irreversible Schädigung muß resultieren, obwohl solche Folgen möglich sind.

Versuchen wir nun, dieses Modell auf die Depression anzuwenden. Dabei kommt es darauf an, Analogien in Verlauf und Konsequenzen herauszustellen. So ist es möglich, den im Streßmodell beschriebenen phasenhaften Verlauf auf die Entstehung einer Depression anzuwenden. In Analogie zum physiologischen Streßmodell kann die Depression dann als Ergebnis eines Anpassungsprozesses an den Stressor verstanden werden. Die Depression korrespondiert am ehesten mit dem Stadium der Erschöpfung, denn sie läßt sich kaum in Analogie zur Alarmreaktion interpretieren (sie ist zu andauernd) und auch nicht zur Widerstandsreaktion (sie ist nicht auf ein Widerstandsorgan beschränkt, sondern eher eine generelle Reaktion). Wir müssen dann auch nach einem spezifischen Organsystem fragen, welches in der Widerstandsphase die hauptsächliche Auseinandersetzung mit dem Stressor führt. Wenn sich dieses System schließlich erschöpft, muß dies zu den charakteristischen Symptomen der Depression führen.

Nach den bislang vorliegenden Ergebnissen aus der biologischen Forschung zur Depression scheint es wahrscheinlich, daß bestimmte Zentren des Zentralnervensystems Funktionsstörungen aufweisen, wenn eine Person unter Depression leidet. Das chemische Bindeglied zu den Ergebnissen der Streßforschung bilden offenbar die Katecholamine. Bei der allgemeinen Streßreaktion ist eine erhöhte Beteiligung von Noradrenalin zu finden, vor allem in der ersten Phase, während der NA-Spiegel in den darauffolgenden Phasen unter das normale Niveau sinken kann.

Mendels (1970) nimmt an, daß über längere Zeit aufrechterhaltene vermehrte Amin-Produktion (das entspräche der Widerstandsphase) zu einer Erschöpfung der metabolischen Prozesse bzw. zu einem engpaßähnlichen Versagen der Synthese der Amine führen kann. Eine anfängliche Überbeanspruchung der Neurotransmitter führt also schließlich zu ihrer Erschöpfung und damit zur Depression. Rein formal ähnelt ein solcher Verlauf sehr den bei der allgemeinen Streßreaktion beobachteten Ereignissen.

Ein weiterer Versuch, Streßreaktionen und Depression in Verbindung zu bringen, wurde von Akiskal und McKinney (1975) unternommen. Sie nehmen eine enge Interaktion zwischen vier physiologischen

Systemen an, die bei der Depression von Bedeutung sein sollen: Das Reinforcementsystem im Zwischenhirn, das Arousalsystem, das psychomotorische System sowie das neuroendokrine Streßsystem. Störungen in einem dieser Systeme können das Zusammenwirken aller Systeme stören, wobei die für die Depression zentrale Funktion dem Reinforcementsystem zugeschrieben wird. Mit Hilfe dieses Modells gelingt es Akiskal und McKinney, eine Vielzahl soziologischer, psychologischer und biologischer Daten zur Depression zu integrieren.

Der Ansatz, Depression als Streßreaktion zu verstehen, kann auch anhand der Experimente von Seligman (1974) und Weiss (1970) verdeutlicht werden. Auch in den Experimenten von Seligman (vgl. Kapitel IV) läßt sich ein prozeßhafter Verlauf erkennen. Die elektrisch geschockten Hunde reagieren zunächst mit Vermeidungsverhalten. Sie springen über die Barriere und entkommen dem Schock. Wenn sie in späteren Versuchen erfahren haben, daß sie dadurch den Schock nicht mehr vermeiden können, zeigen sie hochgradige emotionelle Reaktionen (Defäkation, Winseln etc.), verfallen im Laufe des Hilflosigkeitstrainings in absolute Passivität angesichts der traumatischen Situation und zeigen auch den für Depression charakteristischen Mangel an Noradrenalinausschüttung. Weiss et al. (1970) konnten bei Ratten mit Hilfe unkontrollierbarer elektrischer Schocks Magengeschwüre herbeiführen. Eine schließlich verminderte Rate an Vermeidungsverhalten war auch hier verbunden mit einer Reduktion von Noradrenalin.

Weitere in unserem Zusammenhang interessierende Befunde finden sich auch in anderen theoretischen Konzepten. Dazu gehören der Komplex des »giving up« – »given up« (Engel, 1968; Schmale, 1972 a) sowie das Phänomen des »conservation withdrawal« (Engel u. Reichsmann, 1956; Engel u. Schmale, 1972).

»Giving up – given up« (»aufgeben – aufgegeben haben«) stellt einen Prozeß dar, der nach klinischen Beobachtungen einer Vielzahl von somatischen und psychischen Erkrankungen vorausgeht und sich auf die Auseinandersetzung der Person mit wichtigen Veränderungen in ihrer Umwelt bezieht (»life changes«). In der Phase des »giving up« dominiert Hilflosigkeit, d. h. das Gefühl, daß wichtige Gratifikationen nicht erreicht werden können. Es vollzieht sich ein Verlust von Kontrolle über die Umwelt als Folge eines vergeblichen Kampfes gegen die Zwänge der Realität. »Given up« ist schließlich das endgültige Resultat vergeblicher Auseinandersetzung. Diese Phase ist gekennzeichnet durch allgemeine Hoffnungslosigkeit, d. h. das Gefühl, daß eigene Ziele als unrealistisch aufgegeben werden müssen, und die Einstellung, daß man keine Hilfe mehr erwarten kann, wobei die eigene Schuld an dem Geschehen betont wird. Es fällt auf, wie sehr diese Phänomene denen der Depression ähneln.

Engel und Reichsmann (1956) beobachteten erstmalig an einem zweijährigen Mädchen, welches wegen eines Krankenhausaufenthaltes zeitweilig von seiner Mutter getrennt worden war, eine Verhaltenssequenz, welche sie mit dem Begriff des »conservation withdrawal« (etwa: Rückzug zum Schutze des Organismus) charakterisierten. Während das Kind anfänglich durch Schreien und Weinen sein Unbehagen an der Situation äußerte, reagierte es zunehmend häufiger, vor allem in Anwesenheit fremder Personen, mit der Einstellung aller Körperbewegungen und mit Desinteresse an äußeren Reizen. Dies wird interpretiert als ein Umgehen der aktiven Reaktion, wenn das Kind die Erfahrung gemacht hat, daß sie ihm keine Erleichterung verschafft. Der Rückzug selbst wird vor allem als eine energiesparende Reaktion des Organismus auf aversive Reize betrachtet.

Engel und seine Mitarbeiter ergänzten ihre Beobachtungen durch andere klinische und experimentelle Befunde und kamen – unter Einbeziehung chemisch-physiologischer Daten – zu dem Schluß, daß »conservation withdrawal« eine allgemeine, biologisch determinierte Reaktion auf psychosozial belastende Situationen ist, welche durch ein Überwiegen biologischer Sparfunktionen und einen Rückzug von Umweltreizen charakterisiert ist.

Es ist nach Angabe von Engel und Schmale nicht zulässig, »conservation withdrawal« mit Depression gleichzusetzen. Sie schreiben: »›Giving up‹, eine psychologische Reaktion, mag beitragen zu Gefühlen der Depression im Sinne von ›traurig‹, ›niedergeschlagen‹ und ›entmutigt‹, welche zu den Manifestationen des ›conservation withdrawal‹, wie Müdigkeit, Schwäche, Energie- und Interessemangel, hinzukommen. Deshalb differenzieren wir zwischen den subjektiven Aspekten des ›conservation withdrawal‹ einerseits und den psychologisch differenzierteren Aspekten des ›giving up‹ andererseits. Aber wir möchten auch diese nichtspezifischen ›depressiven‹ Manifestationen des ›giving up‹ von den klinischen Syndromen der Depression abgrenzen. Diese betrachten wir als psychologisch komplexere Anpassungsstörungen, welche auch durch besondere neurophysiologische Veränderungen charakterisiert sein können« (1972, S. 72).

Zu diesen Unterscheidungen von Engel und Schmale scheinen uns einige kritische Anmerkungen nötig. Ein Unterscheidungsmerkmal zur Depression soll nach Ansicht der Autoren die spezifische neurobiologische Abnormalität beim Depressiven sein. Es gibt jedoch keinen Hinweis dafür, daß bei den von Engel und Schmale beobachteten Personen solche Veränderungen nicht bestanden haben. Im Gegenteil, diese Konzepte werden ausdrücklich gebraucht, um psychosomatische Störungen zu erklären, die in vielem einer sogenannten larvierten Depression durchaus ähnlich sind. Das zweite Unterscheidungsmerkmal soll die größere Komplexität der psychologischen Phänomene bei der Depression sein. Die Autoren geben allerdings keine Kriterien an, wann und warum eine solche Komplexität in die neue Qualität »Depression« umschlägt. Die Differenzierungen der Autoren scheinen uns deshalb inhaltlich wenig begründet, sie sollten wohl auch eher zur weiteren Diskussion anregen. Es fragt sich, ob es nicht in erster Linie ein diagnostisches Problem und somit eine Frage des theoretischen Rahmens ist, ob man einen bestimmten Verhaltenskomplex als »conservation withdrawal«, »giving up« oder als »depressive Reaktion« bezeichnet.

Ein weiteres Beispiel für Untersuchungen, die sowohl Analogien zum Verlauf der Streßreaktion wie auch zur Depression erbrachten, finden wir bei Robertson (1958) und Bowlby (1960). Sie führten Fallstudien an über 50 Vorschulkindern durch, welche in chirurgische Behandlung kamen und dadurch von ihrer Mutter getrennt wurden. Die Autoren beschreiben drei Hauptphasen emotioneller Reaktion auf die Trennung und bezeichnen sie als »protest«, »despair« (Verzweiflung) und »detachment« (Rückzug). Das heißt, in den ersten Tagen reagierten die Kinder allgemein mit Ärger- und Protestreaktionen sowohl gegenüber dem Pflegepersonal als auch gegenüber der Mutter, welche zeitweise zu Besuch kommen durfte. In der zweiten Phase beherrschten Angstreaktionen und Weinen das Bild, während in der dritten Phase die Kinder sich von Umweltreizen zurückzogen und ein völlig apathisches Verhalten zeigten. Sie reagierten auch nicht mehr zuwendend, wenn die Mutter zu Besuch kam, wirkten emotional verflacht und in sich zurückgezogen.

Schließlich möchten wir noch auf ein literarisches Beispiel hinweisen, welches bereits von Janis (1971) im Zusammenhang mit den Studien von Robertson und Bowlby referiert wurde und gewisse Ähnlichkeiten mit deren Beobachtungen aufweist. Das autobiographische

Tabelle 2: Wichtige Konzepte der Streßreaktion

Autoren	Stressor	Phasen			Ebene der Analyse
Cannon Selye	physisch oder sozial	Alarmreaktion, Widerstand	Versagen der Widerstandsreaktion	Erschöpfung	physiologisch, chemisch
Mendels	Ereignis, welches zu erhöhter Katecholamin-ausschüttung führt	lange aufrechterhaltene erhöhte Katecholamin-ausschüttung	Erschöpfung der metabolischen Prozesse		biochemisch
Engel Reichsmann	Trennung, aversive Reize	Schreien, Weinen	»conservation withdrawal«		Verhaltensbeschreibung, biologisch
Seligman Weiss	unkontrollier-barer Schock	Flucht- und Vermeideverhalten	emotionale Reaktionen	Apathie, gelernte Hilflosigkeit	lerntheoretisch, kognitiv
Engel Schmale	wichtige Lebens-veränderungen	Auseinandersetzung, Kampf um eigene Ziele	»giving up«	»given up«	psychosomatisch, psychosozial, kognitiv
Robertson Bowlby	Trennung von der Mutter	Protest	Verzweiflung	Rückzug	Verhaltensbeschreibung
De Quincey	Trennung, Sorgen	»Lady of Tears« fordernd, protestierend	»Lady of Sighs« verzweifelnd, zurückziehend	»Lady of Darkness« wahnsinnig, selbstmörderisch	literarisch

Essay Thomas de Quinceys (1884) »Levana and Our Ladies of Sorrow« beschreibt in allegorischer Weise drei Stadien menschlichen Leidens und gibt ihnen die Namen »Lady of Tears« (Lady der Tränen), »Lady of Sighs« (Lady der Seufzer) und »Lady of Darkness« (Lady der Dunkelheit).

Wir haben nun eine Reihe unterschiedlicher Konzepte dargestellt. Sie kommen unter verschiedenen Gesichtspunkten und auf unterschiedlichen Ebenen der Analyse zu Ergebnissen, welche eine Reihe von Gemeinsamkeiten aufweisen. Zunächst beschreiben sie die Auswirkungen eines Stressors, einer Belastungssituation auf den Organismus. Die Reaktion des Organismus verläuft in charakteristischen Phasen, wobei Kampf, Auseinandersetzung, Ärger und auch Angst am Anfang stehen und am Ende ein Verhalten auffällt, welches durch Rückzug, Apathie, Depression und Überwiegen biologischer Sparfunktionen bzw. physiologische Erschöpfung gekennzeichnet ist. In der umseitigen Tabelle sind die einzelnen Konzepte in vergleichender Übersicht dargestellt.

Es soll hier nicht behauptet werden, daß die angeführten Konzepte sich auf den gleichen empirischen Vorgang beziehen. Dazu sind die empirischen Ausgangsdaten und die zugrunde liegenden theoretischen Bezüge zu unterschiedlich. Es kann aber auch nicht ausgeschlossen werden, daß auf unterschiedlichen Ebenen der Analyse vielleicht prinzipiell gleiche oder sehr ähnliche und miteinander verflochtene Vorgänge widergespiegelt werden. Eine bessere Integration der Forschung in den einzelnen Bereichen, Anwendung verschiedener Konzepte auf gleiche empirische Daten und genaue Differenzierung bzw. Abgrenzung der einzelnen Konzepte untereinander könnten hier allein eine Klärung ergeben.

3.3. Traumatisierung

Wir wollen uns nun mit zwei Beobachtungen auseinandersetzen, die im Zusammenhang mit Depression häufig gemacht werden.

Zum einen geschieht es oft, daß eine Person auf einen Stressor unmittelbar mit depressiven Reaktionen antwortet. Zum anderen können oft schon geringfügige Belastungen depressive Reaktionen auslösen, die ein Beobachter selten als verständlich und angemessen nachvollziehen kann. Zur Erklärung dieser Phänomene wollen wir das Konzept der »Traumatisierung« diskutieren, was von »Streß« abzugrenzen ist.

Eine Traumatisierung findet statt, wenn die Auseinandersetzung mit einem Stressor anhaltende Veränderungen einer Person bewirkt und die spätere Reaktion in Streßsituationen wesentlich mitbestimmt. Dabei kann der ursprüngliche Stressor das einmalige Erlebnis beispielsweise eines emotionalen Schocks sein. Aber auch die Häufung von mäßig stressenden Erlebnissen kann zu starken akuten oder chronischen Beeinträchtigungen führen.

Es kann nun sein, daß der erlebte Streß unmittelbar in eine Krankheit oder in eine akute traumatische Neurose (Janis, 1971) mündet. Andererseits beinhaltet der Begriff Traumatisierung auch, daß der Betroffene aufgrund seiner Vorerfahrungen in späteren Situationen, oft nach langen scheinbar symptomfreien Zeitintervallen, mit unangemessenem und überschießendem depressiven Verhalten reagiert. Diese Reaktion auf in späterer Zeit neu auftretenden Streß oder auf oft nur geringfügige Belastungen muß auf der Grundlage erklärt werden, daß bereits in der Vergangenheit Streßereignisse von der Person in bestimmter Weise erfahren und verarbeitet worden sind. Traumatisierung bezeichnet also einen Lernprozeß, im Gegensatz zu den ursprünglich unbedingten Streßreaktionen.

Dabei ist es wichtig, daß sich als Folge der Auseinandersetzung mit einem Stressor situationsüberdauernde Erwartungen, Einstellungen, Verhaltensmuster o. ä. entwickeln können, die zu bestimmten Reaktionsweisen disponieren. Eine Erklärung der depressiven Reaktion müßte somit über die aktuell bedingenden und aufrechterhaltenden Faktoren hinausgehen und die individuelle Lerngeschichte und entscheidende Erfahrungen in der Auseinandersetzung mit Stressoren miteinbeziehen.

Janis (1971) gibt eine Reihe experimenteller Beispiele dafür, daß bei Tieren und Menschen oft ein einziges Erlebnis eines traumatischen Reizes genügt, um andauernde emotionale Reaktionen auf ehemals neutrale Reize zu erzeugen. Dabei bleiben diese Reaktionen in einigen Fällen stark resistent gegenüber einer großen Anzahl von Löschungsversuchen. Auch konnte gezeigt werden, daß bei Fällen, bei denen die emotionalen Reaktionen unmittelbar scheinbar gelöscht wurden, sie später wieder in derselben Heftigkeit auftraten und nicht mehr verschwanden. Das bedeutet, daß Personen, die zunächst ein traumatisches Erlebnis überwunden zu haben schienen, doch irgendwelche latenten Veränderungen erfahren haben mußten. Eine Erklärung der Art dieser Veränderungen wäre auch die Erklärung dafür, daß in späteren mit dem Trauma irgendwie verbundenen Situationen die gleichen emotionalen Reaktionen hervorgerufen werden wie in der traumatischen Situation selbst.

Zu gleichen Beobachtungen kommen auch Archibald und Tuddenham (1965). Sie stützen sich vor allem auf Langzeitstudien an Kriegsveteranen. So konnten 20 Jahre nach der angenommenen vollständigen Erholung bei den Veteranen dieselben Symptome beobachtet werden, die sie auch schon vorübergehend während des Krieges beeinträchtigt hatten (z. B. Unruhe, Depression, Erregbarkeit, Kopfschmerzen, Herzklopfen). Eine Studie an Personen, die ehemals an einer akuten Kriegsneurose gelitten hatten, inzwischen jedoch »geheilt« waren, erbrachte, daß ein Drittel von ihnen durch die alten Symptome in ihrer Arbeit beeinträchtigt wurden.

Auch Dobbs und Wilson (1960) kommen in ihrer Untersuchung über Streßtoleranz von Kriegsveteranen zu ähnlichen Ergebnissen: Die Veteranen mit traumatischen Kriegserlebnissen, die sich scheinbar völlig davon erholt hatten, zeigten extreme verhaltensmäßige und physiologische Störungen, wenn sie erneut Kriegslärm ausgesetzt wurden.

Aus all diesen Untersuchungen läßt sich also vermuten, daß schwerwiegende traumatische Erlebnisse, selbst wenn die akuten Symptome zunächst verschwunden sind, latent bleibende Veränderungen bei einer Person hervorrufen können. Diese bestehen vor allem in einer erniedrigten Streßtoleranz und einer Disposition, auf Streßerlebnisse stärker mit emotionalen Reaktionen zu antworten. Vermutlich kann man dieses Phänomen mit dem Begriff der Bahnung, wie er in der neurophysiologischen Forschung auftaucht, in Verbindung bringen. Gleichzeitig kann man es als eine Form einer unangemessenen Generalisierung betrachten, die vom Organismus eine erhöhte Anpassungsleistung fordert. Dabei kommt kognitiven Prozessen eine große Bedeutung zu.

Eine Differenzierung des Generalisierungskonzepts findet sich bei Wolff (1953). Er beschreibt fehlerhafte Adaptation als gleichbleibende Reaktion des Organismus auf grundsätzlich verschiedene Bedingungen. Beispiele für solche Bedingungen sind: (1) eine objektive Bedrohung, (2) eine drohende Gefahr, (3) eine vermeintliche Gefahr, (4) die Erinnerung an eine Gefahr bzw. ein erlebtes Trauma, sowie (5) neutrale Reize, die ehemals (vielleicht nur zufällig) mit einer Gefahr verbunden waren. In dieser Weise können Angstreaktionen, somatische Reaktionen sowie auch depressive Reaktionen fehlerhaft generalisiert werden. In den Bedingungen 2 bis 5 stellt dabei nicht der Stressor selbst, sondern die fehlerhafte Mobilisierung von Anpassungsleistungen eine Gefährdung des Organismus dar. Es ist nun einsichtig, daß eine solche fehlerhafte Generalisierung sich eher entwickelt nach traumatischen, für eine Person bedeutsamen Streßsituationen. Es sind ja solche Ereignisse mit sehr vielen Reizen assoziiert, die immer wieder die Streßreaktion auslösen können; z. B. rufen nach Verlust eines Elternteils sehr viele neutrale Reize immer wieder die Erinnerung daran wach und lösen somit Streßreaktionen aus. Schließlich ist es sehr wahrscheinlich, daß traumatische Situationen häufig im Denken und in der Vorstellung wiederkehren. Dies wird in den Untersuchungen von Horowitz und Becker (1971) und Becker et al. (1973) belegt.

Versuchspersonen wurden mit einem streßvollen Film konfrontiert und mußten anschließend Denkaufgaben lösen, die eine gewisse Konzentration erforderten. Hinterher berichteten die Versuchspersonen, daß Szenen des Films häufig in der Vorstellung wiederkehrten, und daß sie diese »Störeinflüsse« willentlich nicht beeinflussen konnten. Solche zwanghaften Vorstellungen können als erneute Stressoren betrachtet werden. Das bedeutet, daß es auch zu einer Aktivierung der somatischen Streßreaktionen kommen kann.

Depressive Reaktionen aufgrund fehlerhafter Generalisierung können auch dadurch zustande kommen, daß die Erfahrung und kognitive Verarbeitung des Traumas zu einem kognitiven »Set« (Einstellung) führen (Beck, 1967; Seligman, 1974). Diese können in wiederholten, auch nur geringfügigen Belastungssituationen »voreilig« aktiviert werden und damit sowohl die emotionalen wie verhaltensmäßigen Reaktionen determinieren.

Die hier skizzierten Mechanismen der subjektiven Verarbeitung eines Traumas und die sich daraus ergebenden Konsequenzen für wiederholte traumatische Situationen und depressive Reaktionen erscheinen als plausibel und stehen in Übereinstimmung mit lerntheoretischen und kognitiven Konzepten, doch muß selbstverständlich betont werden, daß empirisches Material zu ihrer Beurteilung noch weitgehend fehlt. Gerade auf dem Gebiet der Depression ist hier noch recht wenig gearbeitet worden. Deshalb soll der spekulative und hypothetische Charakter der gemachten Äußerungen nicht geleugnet werden.

Auf der Grundlage der angedeuteten Mechanismen ließen sich die zwei wesentlichen Bestimmungsmomente der diagnostischen Kategorie »endogene Depression«, nämlich grundlose Verstimmung und wiederholt auftretende depressive Phasen, auch als Ergebnis der Lerngeschichte der Person interpretieren. Wesentlich sind die daraus sich ergebenden diagnostischen und therapeutischen Konsequenzen: Erstens eine genaue Erhebung von Daten über in der Vergangenheit des Patienten stattgefundene Traumatisierungen – auch wenn kein unmittelbarer Bezug zu den aktuellen Beschwerden sich aufdrängt. Zweitens der Versuch (a) mit den Mitteln kognitiv-psychologischer Therapie die dominierenden streßverarbeitenden Mechanismen des Patienten zu durchbrechen sowie (b) die Anwendung verhaltenstherapeutischer Methoden zwecks Aufbau neuer Umweltkontingenzen und besserer Anpassung an neu auftretende Stressoren. Auch, und gerade wenn eine Person disponiert ist für depressive Reaktionen, gehört zu den prophylaktischen Maßnahmen eine angemessene Veränderung der Umweltbedingungen und der Bewältigungsmechanismen der Person.

3.4. Konditionierung

Unsere bisherigen Überlegungen wurden vor allem durch die Frage bestimmt, welche längerfristigen biologischen und gelernten Prädispositionen für bestimmte somatische Reaktionsweisen des Organismus von Bedeutung sind. Daneben muß aber auch die Frage gestellt werden, welche aktuellen, unmittelbaren Bedingungen somatische Reaktionen beeinflussen. Dies ist die Frage nach den auslösenden und aufrechterhaltenden Bedingungen solcher Reaktionen. Zur Beantwortung wollen wir die lerntheoretischen Konzepte des »klassischen« und des »operanten« Konditionierens heranziehen.

Wie bereits in Abschnitt 3.1. beschrieben, können aktuelle Umweltreize zu bedeutsamen körperlichen Reaktionen führen. Dieses Phänomen ist seit langem bekannt, wobei meist an naturgesetzliche Zusammenhänge gedacht wurde. So führt beispielsweise ein plötzlicher lauter Knall zu einer Schreckreaktion, ohne daß der Organismus eine solche »Reiz-Reaktionsverbindung« gelernt hat. Zu diesen unbedingten Reaktionen auf Umweltreize gehören der von Pawlow (1953) beschriebene Orientierungsreflex, die Notfallreaktion von Cannon (1939) oder das allgemeine Adaptationssyndrom von Selye (1950).

Auf der Grundlage der Überlegungen Pawlows konnte jedoch gezeigt werden, daß eine Vielzahl von Körperreaktionen von Reizen abhängig gemacht werden kann, welche vorher keinerlei Einfluß auf die entsprechende Reaktion hatten. Dies läßt sich mit dem Prinzip des klassischen Konditionierens erklären, welches Pawlow anhand seiner berühmten Hundeexperimente entwickelt hat.

Wir wollen das allgemein bekannte Prinzip hier nur kurz skizzieren. Ein »unbedingter Reiz« (UCS), der aufgrund naturgesetzlicher Zusammenhänge eine bestimmte »unbedingte Reaktion« (UCR) hervorruft, wird mehrere Versuche lang mit einem bislang neutralen Reiz dargeboten. Bald kann dieser ehemals neutrale Reiz allein die ursprüngliche Reaktion hervorrufen, welche nun zu einer »bedingten Reaktion« (CR) geworden ist. Damit ist er nun auch »bedingter Reiz« (CS) geworden.

Ein bestimmtes somatisches Symptom kann also eine bedingte Reaktion auf einen ursprünglich neutralen und nun bedingten Reiz sein. Die solchen Reaktionen unmittelbar vorausgehenden Reize können grundsätzlich von dreierlei Art sein: Sie können rein external (exteroceptiv) sein, beispielsweise der Anblick eines Gegenstandes, ein bestimmtes Geräusch, eine Berührung oder ein bestimmter Geruch. Sie können auch internaler (interoceptiver) Art sein, beispielsweise der Spannungszustand bestimmter Muskelpartien, die Wahrnehmung gastrointestinaler Peristaltik, Veränderungen der Vasomotorik oder auch bestimmte sexuelle Empfindungen. Schließlich können solche Reize auch gedanklicher Art sein, beispielsweise, wenn eine Person sich an bestimmte Ereignisse oder Situationen erinnert.

Die letzte Art von Auslösereizen scheint uns für die Interpretation depressiver Reaktionen theoretisch und auch therapeutisch von besonderer Bedeutung zu sein. In diesen Zusammenhang gehört das Phänomen des »semantischen Konditionierens«. Razran (1961) führt hierzu eine Reihe instruktiver Beispiele an. So konnte gezeigt werden, daß vegetative Reaktionen wie beispielsweise vasoregulatorische Veränderungen auf Bedeutungsinhalte von Begriffen hin konditioniert werden können. Das heißt, der Gedanke an einen bestimmten Inhalt reicht aus, um nach abgelaufenem Lernprozeß eine bestimmte somatische Reaktion hervorzurufen.

In diesem Zusammenhang ist auch wichtig, daß die unmittelbar auslösenden Reize der Person selbst gar nicht bewußt zu sein brauchen. Das bedeutet, daß eine Person andere Reize für die eigene Reaktion verantwortlich machen kann als jene, welche sie tatsächlich auslösten. Dies wird durch ein interessantes Experiment von Hefferline und Perera (1963) belegt. Sie forderten Versuchspersonen auf, jedesmal, wenn ein bestimmter Ton hörbar wurde, eine Taste zu drücken. Mit den Tönen wurde gleichzeitig eine für die Versuchspersonen nicht wahrnehmbare minimale Muskelkontraktion elektrisch ausgelöst. Dann wurde der Signalton zunehmend leiser, bis er schließlich gar nicht mehr hörbar war. Die Versuchspersonen reagierten dennoch weiter, und zwar auf das Muskelzucken hin. Gleichzeitig erklärten sie aber auf Befragen, sie würden weiterhin auf den Signalton reagieren.

Wenn man versucht, die somatischen Symptome eines Patienten im Rahmen des klassischen Konditionierens zu erklären, dann muß man detailliert analysieren, welche möglichen Reiz-Reaktionszusammenhänge vorliegen könnten. Dies ist insofern von Vorteil, weil es zu kritischem und konsequentem Denken zwingt. Allerdings liegen die Grenzen, welche diesem theoretischen Rahmen gesteckt sind, sehr eng. Wir wollen im folgenden nur zwei besonders wichtige Argumente dafür ansprechen. Das erste bezieht sich auf das Phänomen der sog. »Extinktion«, einer Form des Verlernens konditionierter Reaktionen.

Mit Extinktion ist gemeint, daß eine bedingte Reaktion auf einen bedingten Reiz allmählich schwächer wird und schließlich ganz ausbleibt, wenn die Verbindung nicht ab und zu »aufgefrischt« wird durch erneute Paarung mit dem unbedingten Reiz. Diese Extinktion verläuft in den üblichen Experimenten häufig schneller als der ursprüngliche Lernprozeß. Wenn keine erneute Paarung mit dem unbedingten Reiz stattfindet und dennoch Reiz-Reaktionsbeziehungen über lange Zeit konstant bleiben, wie es ja gerade bei vielen psychopathologischen Verhaltensweisen der Fall ist, dann müssen Zusatzannahmen gemacht werden.

Die zweite Einschränkung des vorgestellten Ansatzes besteht darin, daß oft mehrere Reize einem unbedingten Reiz vorausgehen bzw. parallel laufen, daß jedoch das Individuum eine Selektion vornimmt. Je nach Spezies oder auch nach Individuum haben bestimmte Reize und bestimmte Reaktionen deutliche Überlegenheit über andere vom rein formalen Standpunkt aus gleichberechtigte Reize und Reaktionen. Auch die Erklärung dieses Phänomens geht über die Möglichkeiten der Theorie des klassischen Konditionierens hinaus. Seligman (1971) hat den Implikationen, die sich aus diesen Überlegungen ergeben, eine recht ausführliche Diskussion gewidmet.

Eine Möglichkeit, über den engen Rahmen des klassischen Konditionierens hinauszugehen, bietet das Modell des operanten Konditionierens. Wie in vorangegangenen Kapiteln bereits gezeigt wurde, kann depressives Verhalten allgemein in seiner Auftretenswahrscheinlichkeit durch Konsequenzen verändert werden. Dabei können die Konsequenzen eines Verhaltens positiv (angenehm) oder negativ (unangenehm) sein oder auch in dem Fortfall oder der Vermeidung einer unangenehmen Situation bestehen. Diese operanten Lerngesetze können auch auf somatisches Verhalten angewendet werden.

Miller (1969) und seine Schüler konnten in einer Vielzahl von Experimenten zeigen, daß fast jede viszerale Reaktion in ihrer Auftretenswahrscheinlichkeit zunahm, wenn eine positive Konsequenz unmittelbar folgte. In verschiedenen Untersuchungen mit Ratten konnten die Herzfrequenz, der Blutdruck, die Darmmotilität und vieles andere in beliebiger Richtung verändert werden, d. h. es konnte sowohl eine Blutdruckzunahme wie auch eine Blutdruckabnahme gelernt werden, wenn als positive Konsequenz eine elektrische Reizung des Belohnungszentrums im ZNS, Flüssigkeitsgabe oder anderes Ähnliches folgte. Als positive Konsequenz konnte auch die Vermeidung einer negativen Reizung eingesetzt werden. Die Ratten lernten beispielsweise auch dann eine bestimmte vegetative Reaktion zu zeigen, wenn als Konsequenz etwa eine elektrische Schmerzreizung am Schwanz beendet wurde.

Miller (1972) deutet psychosomatische Symptome in Analogie zu Prinzipien des sog. Meideverhaltens. Meideverhalten ist dadurch gekennzeichnet, daß es potentielle negative Stimulierung umgeht, noch bevor sie tatsächlich eingetreten ist. Solches Verhalten schließt jedoch auch ein, daß nie mehr vom Betroffenen überprüft werden kann, ob die aufgrund von Hinweisreizen erwartete negative Stimulierung denn auch in Wirklichkeit eintreten würde. Meideverhalten wird also dadurch verstärkt, daß ein Ereignis nicht eintritt. Ein Beispiel, das vielen vertraut sein wird und hier zur Illustration dienen soll, ist der Examenskandidat, der nicht eher »beruhigt« in eine Prüfung gehen kann, bis er sich aufgeregt hat. Jede erfolgreich bestandene Prüfung wird in Zukunft die Aufregung vor Prüfungen verstärken, weil der Kandidat sein Nicht-Durchfallen u. a. damit erklärt, daß er sich angespannt und unter Druck völlig auf die Prüfung konzentriert hat. Er wird nie in die Lage kommen, überprüfen zu können, ob er Prüfungen nicht auch ohne vorhergehende Erregungen bestehen kann. Die Aufregung hat in bezug auf das Durchfallen die Funktion eines Meideverhaltens.

Zwei Eigenheiten von Meideverhalten sollen noch besonders erwähnt werden, da sie möglicherweise einige Befunde aus dem Bereich der Psychosomatik erklären können. Zum ersten ist Meideverhalten ausgesprochen extinktionsresistent. Da der wirksame Verstärker ein Nicht-Ereignis ist, behält er praktisch unbegrenzt seine Wirksamkeit. Zweitens kann ein Meideverhalten durch ein beliebiges anderes Meideverhalten ersetzt werden. Miller (1972) widmet dem eine ausführliche Diskussion. Bleiben wir bei unserem Beispiel. Wenn es möglich wäre, eine bestimmte Art der Erregung vor Prüfungen zu verhindern, dann könnte mit größter Wahrscheinlichkeit erwartet werden, daß der Kandidat auf irgendein anderes Symptom ausweichen würde, und sei es das Klammern an ein Amulett. Die Verhinderung von Meideverhalten erzeugt Angst, die erst dann wieder nachläßt, wenn ein alternatives Meideverhalten gelernt ist oder durch wiederholte Konfrontation mit der kritischen bislang stets vermiedenen Situation die Angst selbst verlernt worden ist. Beispiele für Symptomsubstitutionen werden vielen Lesern aus der psychotherapeutischen Praxis bekannt sein. Spiegelberg, Schirg und Betz (1970) zeigen, daß Psychotherapie gerade auch im Zusammenhang mit Depression oft der Anlaß für einen Symptomwechsel zu sein scheint. In solchen Fällen liegt die Vermutung nahe, daß man es mit Meideverhalten zu tun hatte und in der Therapie zwar das »symptomatische« Meideverhalten verhindern konnte, nicht jedoch die Angst in bezug auf die gemiedene Situation extingieren konnte.

Inzwischen wurde in einer Reihe von Arbeiten, beispielsweise von Schwartz, Shapiro und Tursky (1971), gezeigt, daß diese Lernprinzipien auch auf den Menschen übertragbar sind. Allerdings sind die erzielten Lernergebnisse hier weniger deutlich und konsistent, was auf Einflüsse kognitiver und sozialer Faktoren hinweist (Legewie u. Nusselt, 1975).

Zusammenfassend läßt sich aber mit gutem Grund annehmen, daß somatische Veränderungen, wie sie auch beim depressiven Syndrom zu beobachten sind, durch ihre Konsequenzen mitbedingt sind. Leider liegt der Zusammenhang zwischen Reaktion und Konsequenz selten so offen zu Tage wie bei folgendem Beispiel. Jeder weiß aus eigener Anschauung, daß ein Kind die gar nicht so selbstverständliche Lernleistung vollbringen kann, in kritischen Situationen die parasympathisch innervierten Tränendrüsen zur Produktion anzuregen, wenn das Nachgeben der Mutter mit einer gewissen Wahrscheinlichkeit die Konsequenz ist. Eine Analyse der Kontingenzen depressiver Symptomatik ist da erheblich schwieriger.

Natürlich finden wir auch bei depressiven somatischen Symptomen positive soziale Konsequenzen, die u. U. für deren Auftretenshäufigkeit mitverantwortlich sein können. So wird z. B. das Auftreten körperlicher Beschwerden von der Umwelt ernster genommen und führt auch eher zu positiver Zuwendung als die Klage über psychisches Unwohlsein. Kopfschmerzen werden beispielsweise eher von der Umwelt als Entschuldigung für Rückzugsverhalten akzeptiert als der Hinweis darauf, daß man sich psychisch nicht wohl fühle. Zusätzlich muß man mit dem Hinweis auf Kopfschmerzen nicht Rechenschaft über seine eingeschränkte Leistungsfähigkeit ablegen und nicht seine individuellen Schwierigkeiten erläutern. Auf depressive psychische Äußerungen folgt von der Umwelt oft der Vorschlag, daß man sich zusammenreißen solle, während körperliche Symptome eher außerhalb der Verantwortlichkeit der Person gesehen werden. Es ist auch eher akzeptiert, daß man als körperlich Kranker ärztlicher Behandlung bedarf und keine Leistung gefordert werden kann, während man mit seinen psychischen Problemen selber fertig werden muß. Auch Krankschreibung durch den Arzt erfolgt in der Regel leichter, wenn der Patient körperliche Symptome vorbringt.

Bei all dem muß man freilich zwischen der bloßen Äußerung körperlicher Beschwerden und ihrem wirklichen Auftreten unterscheiden. Obwohl es zunächst einmal zwei voneinander trennbare Verhalten sind, scheinen doch die Grenzen fließend zu sein. Schließlich haben Klagen und Gedanken auch Einfluß auf das körperliche Befinden. Außerdem unterliegen beide Verhalten auch denselben Kontingenzen, so daß wer »Grund« zum Klagen hat, auch »Grund« zu tatsächlichem körperlichem Mißempfinden hat.

Positive soziale Verstärkung, wie wir sie eben vorgestellt haben, dürfte jedoch in der Regel alleine nicht ausreichen, um das Auftreten von somatischen Beschwerden zu erklären. Als Begründung führen Cahoon und Turner (1971) an, daß kaum eine experimentelle Arbeit verfügbar ist, in der generalisierte soziale Reize auf relativ andauernde, autonome vegetative Veränderungen bezogen worden wären. Zum zweiten findet man bei einer Durchsicht der einschlägigen Literatur, daß die effektiven Verstärker für autonome Reaktionen typischerweise ziemlich direkten Einfluß auf den Organismus nehmen. Cahoon und Turner (1971) fordern deshalb, daß nach Verstärkern gesucht wird, die in unmittelbarerem Zusammenhang mit der pathologischen Reaktion stehen, als dies üblicherweise für soziale Konsequenzen gilt.

Die dargestellten Überlegungen zum Problem der Verstärker von somatischem Verhalten können zur Zeit nur als Modelle gelten. Inwieweit sie sich bei der Erklärung depressiver Symptomatik bewähren, muß durch experimentelle Forschung gezeigt werden.

Ein Problem im Zusammenhang mit dem operanten Konditionieren muß jedoch noch angesprochen werden. Die Konsequenzen auf eine Reaktion können nach unterschiedlichen Regeln erfolgen. Jede Reaktion kann unmittelbar von einer Konsequenz gefolgt sein, es kann aber auch nur auf jede zweite, dritte oder vierte Reaktion eine Konsequenz folgen. Schließlich kann der Zusammenhang zwischen Reaktionen und Konsequenzen einem Zufallsmuster folgen. Alle diese unterschiedlichen Zusammenhangsmuster zwischen Reaktion und Konsequenz haben Einfluß auf die Lernleistung. Gerade die unregelmäßigen Muster erzielen die besten und vor allem andauerndsten Lernerfolge. Auf eine eingehende Diskussion muß hier verzichtet werden. Dazu möchten wir z. B. auf Mednik u. a. (1975) verweisen.

Das Modell des operanten Konditionierens stellt eine wesentliche Bereicherung für die Erklärung psychosomatischer Phänomene dar. Es bringt aber auch eine deutliche Zunahme der theoretischen und praktischen Probleme. Zum einen ergibt sich aus diesem Modell die Notwendigkeit, die unmittelbaren und mittelbaren Konsequenzen auf somatisches Verhalten genau zu analysieren. Dabei müssen die unterschiedlichen Regeln beachtet werden, nach denen diese Konsequenzen erfolgen können. Außerdem hat sich nach diesem Modell die Zahl der Umweltbedingungen, die eine somatische Reaktion in ihrer Häufigkeit verändern können, erhöht. Denn es gibt keine unbedingten Zusammenhänge zwischen Reiz und Reaktion. Sie brauchen in keinem inhaltlichen Zusammenhang zueinander zu stehen. Weinen kann sowohl dazu führen, daß man bestraft, als auch daß man belohnt wird, und beides kann auf vielerlei Art geschehen. Also kann eine spezifische Reaktion durch eine Vielzahl verschiedener Konsequenzen beeinflußt werden. Ebenso können sehr verschiedene Reaktionen durch ein und dieselbe Konsequenz verstärkt werden. Aber es beeinflußt nicht jedes Ereignis, das einer Reaktion zeitlich folgt, deren Auftretenswahrscheinlichkeit. Vielmehr ist ihre Wirksamkeit als Verstärker sowohl biologisch als auch durch Lernerfahrungen determiniert. Gerade bei der Übertragung der lerntheoretischen Prinzipien, die ja zum großen Teil auf der Basis von Tierexperimenten erarbeitet wurden, auf die klinisch-therapeutische Praxis stößt man immer wieder auf die Schwierigkeit, die für den Humanbereich wirksamen Verstärker zu identifizieren.

Neben der theoretischen Erweiterung weist das Modell des operanten Konditionierens also gleichzeitig deutlich Grenzen auf. Zu dem Problem der wirksamen Verstärker kommt hinzu, daß das Modell keine Möglichkeit bietet, über die Veränderung der Häufigkeit von bestimmten somatischen Reaktionen hinaus auch ihre qualitative Eigenart zu erklären. So können keine Angaben über die Organspezifität psychosomatischer Reaktionen als auch über komplexe individuelle Reaktionsmuster auf Belastungssituationen gemacht werden. Dazu müßten Zusatzannahmen gemacht werden (z. B. Organlabilität, biochemisch-physiologische Vermittlungen; vgl. Abschnitte 3.1 und 3.2). Die dargestellten Hypothesen und Befunde zeigen zunächst einmal nur, daß somatische Verhaltensweisen wie anderes Verhalten in ihrem Auftreten von Reizen und Konsequenzen der aktuellen Situation abhängig sein können.

Die Frage ist nun, ob nicht für ein spezielles Syndrom auch spezielle Bedingungen angegeben werden müssen. Diese Frage fordert allerdings eine Gegenfrage heraus. Gibt es ein spezielles Syndrom von somatischen Beschwerden für die Depression? Weiter oben sind entsprechende Symptomlisten aufgeführt worden. Unser Eindruck ist, daß es kaum eine Art funktioneller Beschwerden gibt, die nicht auch zu den depressiven Beschwerden gezählt werden kann. Und spätestens seit der Terminus »larvierte Depression« von Walcher (1969) propagiert wurde, gewinnt man bei der Durchsicht der entsprechenden Literatur den Eindruck, daß jede Entdeckung psychosomatisch verdächtiger Symptome den Patienten auch depressionsverdächtig macht, oder aber zumindest eine Therapie mit Antidepressiva angezeigt sein läßt.

So wie wir die bisherige Forschung zu den angedeuteten Zusammenhängen zwischen Lerntheorie und somatischen Phänomenen einschätzen, ergeben sich folgende Schlußfolgerungen:

1. Man sollte sich in der Diskussion die Möglichkeit offen halten, daß auch die somatischen Beschwerden und Symptome im Zusammenhang mit der Depression denselben lernpsychologischen Gesetz-

mäßigkeiten folgen wie die im engeren Sinn psychologischen Symptome.

2. Die aus den vorangehenden Überlegungen erwachsenen Hypothesen sollten einer genaueren empirischen Überprüfung unterworfen werden. Dazu gehören auch folgende Fragen: Wie hängen depressionsspezifische »psychologische« Phänomene mit den somatischen Phänomenen zusammen? Gibt es spezifische Einstellungen, welche die Entwicklung von somatischen Veränderungen fördern? Welche Lebenserfahrungen, die der Depression vorausgehen, bedingen häufig auch somatische Veränderungen? Reagiert die Umwelt gerade bei depressiven Personen besonders verstärkend bezüglich somatischer Symptome?

3. Es spricht vieles dafür, daß die traditionellen diagnostischen Kategorien den Erfordernissen von Theorie und Therapie nicht mehr entsprechen. Das schon genannte Konstrukt der »larvierten Depression« mag als Beispiel für die Anforderungen der Praxis dienen.

4. Die dargestellten Theorien geben Hinweise dafür, welche Fragen und Beobachtungen wichtig sein können, wenn es gilt, einen bestimmten Patienten zu explorieren und die Ätiologie seiner Beschwerden zu verstehen. Insbesondere der Hinweis auf eine systematische Analyse der Antezedenzen und Konsequenzen somatischen Verhaltens scheint uns der wichtigste Fortschritt zu sein, den die beschriebenen theoretischen Ansätze für die Praxis bringen.

4. Schlußwort

Am Ende dieses Kapitels sollte unserer Meinung nach eine wichtige Schlußfolgerung gezogen werden. Es zeigt sich u. E., daß zwei einflußreiche theoretische und therapeutische Konzepte zur Depression unzulänglich sind: das traditionell psychiatrische und das rein lerntheoretische. Das psychiatrische Konzept verführt dazu, bei offensichtlich »grundlosen« bzw. wiederholt auftretenden Depressionen voreilig die Diagnose »endogen« zu stellen, physiologische Veränderungen als Kausalbedingungen zu interpretieren und eine differenzierte Erarbeitung der Zusammenhänge zwischen Lebensgeschichte und aktueller Situation des Patienten auszuklammern. Die Alternativen therapeutischen Handelns werden dann auf die Verordnung von

Psychopharmaka reduziert. Das mag vielleicht praktisch angenehm sein, jedoch der spezifischen Situation des Patienten nicht immer gerecht werden.

Die lerntheoretischen Konzepte tendieren dazu, einseitig die aktuellen Kontingenzen zwischen Patient und Umwelt zu betonen und bedeutsame biologische Grundlagen individueller Reaktionen zu vernachlässigen. Dabei ist jedem Psychologen die sog. »Organismusvariable« als Mediator zwischen Reiz und Reaktion ein selbstverständlicher Begriff. Dieses hypothetische Konstrukt kann zumindest für den Bereich der Depression inzwischen schon mit einer Reihe konkreter inhaltlicher Daten gefüllt werden.

Eine Synthese der verschiedenen Richtungen scheint vielversprechend (vgl. Akiskal u. McKinney, 1975), sie ist im wesentlichen jedoch noch zu leisten.

VI

DIAGNOSTIK BEI DEPRESSIVEN

NICOLAS HOFFMANN, WOLFGANG SCHÄDRICH UND URSULA SCHILLER

Der therapeutische Ansatz, der von den psychologischen Modellen über die Entstehung von Depression nahegelegt wird, erfordert eine Diagnostik, die sich bezüglich der Zielsetzung und zum Teil auch bezüglich der Mittel, die eingesetzt werden, um die für relevant gehaltenen Informationen zu erheben, beträchtlich von der traditionellen Diagnostik unterscheidet.

Deshalb sollen beide diagnostische Ansätze sowohl allgemein als auch in bezug auf das Spezialproblem »Depression« in ihren Grundzügen dargestellt und, was ihre wesentlichen Unterschiede anbelangt, voneinander abgehoben werden.

1. Traditionelle psychiatrische Diagnostik

1.1 Vorgehensweise

Die psychiatrische Diagnostik besteht darin, »einschlägige Informationen« zu sammeln, aufzuzeichnen und zu klassifizieren, d. h. eine »... Schlußfolgerung (zu formulieren), die den vorliegenden Krankheitsfall treffend bezeichnet« (Redlich u. Freedman, 1974, S. 369). Zentrale Informationsquelle ist dabei das ärztliche Gespräch mit dem Patienten. In diesem Gespräch werden Daten zur Lebensgeschichte, zur Krankheitsgeschichte und zu den momentanen Beschwerden des Patienten erhoben, es werden Beobachtungen hinsichtlich seines Auftretens, seines Sprechens, seiner Mimik und Gestik usw. gemacht. Aus den Äußerungen des Patienten und aus den Verhaltensbeobachtungen gewinnt der Arzt Eindrücke, die er als Lebens- und Krankheitsgeschichte im »klinisch-psychiatrischen Befund« schriftlich niederlegt (vgl. Bauer et al., 1973, S. 17–19). Spätestens zu diesem Zeitpunkt stellt er auch die erste »Vermutungsdiagnose« (Schulte u. Tölle,

1971, S. 24), nimmt also eine vorläufige Klassifizierung der Informationen vor.

Zur Überprüfung dieser »Eindrucksdiagnose« (Bauer et al., 1973, S. 18), wie sie manchmal auch genannt wird, werden zum einen in einer Fremdanamnese die Angehörigen, die Arbeitskollegen oder andere Bezugspersonen des Patienten befragt, zum zweiten allgemeine und spezielle (neurologische) körperliche Untersuchungen durchgeführt und zum dritten Tests und Fragebögen angewendet. Die testpsychologische Untersuchung wird dabei als Spezialuntersuchung aufgefaßt (vgl. Schulte u. Tölle, 1971, S. 26), deren Durchführung zusätzlich begründet werden soll und die in der Regel an einen klinischen Psychologen delegiert wird. Unter Berücksichtigung der zusätzlich gewonnenen Informationen wird dann eine – vorläufig – endgültige Zuordnung zu einer Klasse oder einem Typ von Störungen vorgenommen, wobei zwischen Krankheiten, d. h. organisch bedingten Störungen und Normabweichungen des Verhaltens, und der Persönlichkeit wohl inhaltlich unterschieden, der »vertraute und handliche Terminus krank« (Redlich u. Freedman, 1974, S. 378) aber für alle Störungen beibehalten wird. Es soll hier nur am Rande bemerkt werden, daß es eine ganze Reihe von Störungen gibt [1], von denen unklar ist, ob sie nun den Krankheiten im eigentlichen Sinne oder den psychischen Normabweichungen zugeordnet werden sollen.

Mit der Zuordnung zu einem »Schubfach« (Redlich u. Freedman, 1974, S. 373) eines Klassifikationssystems ist die diagnostische Prozedur beendet und die Diagnose als ihr Ergebnis gestellt.

So einheitlich der Prozeß hier – verallgemeinernd – dargestellt wurde, so wenig einheitlich kann das Ergebnis sein, wenn *ein* Patient von vielen Psychiatern unabhängig voneinander beurteilt wird, denn in der Praxis gibt es viele inhaltliche, aber auch einige formale Divergenzen. Es kommt z. B. vor, daß für ein und dieselbe Störung vollkommen verschiedene Bezeichnungen gewählt werden. Redlich und Freedman (1974) halten es für möglich, daß »... ein und dieselbe Verhaltensstörung ... in den USA als Angstreaktion (anxiety reaction), in Deutschland als vegetative Dystonie und in der UdSSR als Neurasthenie (mit der Nebenbedeutung der cerebralen Erschöpfung) bezeichnet ...« wird (S. 372).

[1] Sie tauchen in den Klassifikationsschemata als Zyklothymie und Schizophrenie oder als »endogene Psychosen« auf.

Auch unter anderen Gesichtspunkten sind die heute noch gültigen Klassifikationssysteme uneinheitlich: »Alle nosologischen Systeme enthalten Mischungen von ätiologischen und symptomatischen Gesichtspunkten« (Redlich u. Freedman, 1974, S. 380); und in neuerer Zeit wurden durch den Einfluß der Psychoanalyse immer mehr »dynamische« statt deskriptive Aspekte in die nosologische Systematik mit aufgenommen.

Ein weiterer strittiger Punkt liegt im Gebrauch der »Ein-Wort-Diagnose«. Während diese Ein-Wort-Diagnose das Endprodukt der traditionellen Vorgehensweise ist, wenden z. B. Redlich und Freedman (1974) dagegen ein, daß die »... bloß klassifizierenden Diagnosen ... nur zu oft die Zusammenhänge gar nicht treffend wiedergegeben und zudem keine Verhaltensvoraussagen erlauben, an denen man doch besonders interessiert ist ...« S. 383).

Auch Bauer und Mitarbeiter (1973) finden es »[unbefriedigend], den Patienten einlinig zu klassifizieren [wie es noch im internationalen Diagnoseschlüssel der Weltgesundheitsorganisation angelegt ist / Anm. d. Verf.], weil seine Krankheitssituation stets multikonditional, d. h. in jeweils unterschiedlicher Mischung durch neuro-behaviorale, psychologische und soziale Faktoren bestimmt ist. Zudem wird man kaum je einen Patienten nur *einer* klassifikatorischen Kennzahl zuordnen können« (S. 22).

Redlich und Freedman schlagen statt dessen eine »umfassende Diagnose« vor, die die Ein-Wort-Diagnose durch umfassendere Formulierungen der biologischen, psychologischen (psychodynamischen) und soziologischen Faktoren ersetzt.

Schließlich besteht Unstimmigkeit hinsichtlich der Art der Befunderhebung: Während es Psychiater gibt, die die Intuition, also den Eindruck von unmittelbarer Evidenz z. B. in der Schizophreniediagnostik für das wichtigste Mittel halten (vgl. Schulte u. Tölle, 1971, S. 169), gibt es andere, die diese Art von Diagnostik kategorisch ablehnen und eher für eine standardisierte Form der Befunderhebung eintreten, wie sie in jüngster Zeit z. B. mit dem sog. AMP-System durchgeführt wird, einem umfangreichen Merkmalskatalog, in dem systematisch zu jedem Merkmal nach einem standardisierten Entscheidungsprozeß Stellung genommen wird [2]. Eine dritte Gruppe von

[2] Das AMP-System wird allerdings noch hauptsächlich für Forschungszwecke verwendet.

Psychiatern hält eine Kombination von Befunderhebungsweisen für den besten Weg (vgl. Schulte u. Tölle, 1971, S. 169; Redlich u. Freedman, 1974, S. 381).

1.2. Ziele

Redlich und Freedman (1974) weisen darauf hin, daß bei dem Versuch der Systematisierung und Vergleichung die Gefahr besteht, daß »der lebendige Patient ... zu einem bloßen Begriff, zum Träger eines diagnostischen Etiketts wird.« (S. 370). Auf ihre Frage: »Diagnostik wozu?« soll hier hinsichtlich der psychiatrischen Diagnose kurz eingegangen werden.

Vorweg sei gesagt, daß in den einschlägigen Lehrbüchern die Frage, wie die Diagnose als Ergebnis der Diagnostik aussehen soll, was sie enthalten und in welcher Form sie es enthalten soll, viel eingehender und expliziter beantwortet wird als die Frage, wozu die Diagnose, wenn sie einmal gestellt ist, dient.

Vier Hauptziele werden genannt: Die Diagnose dient (1) der systematischen und wissenschaftlichen Darstellung, (2) dem Abstecken von Behandlungsrichtlinien (im weitesten Sinne), (3) der Vergleichbarkeit von Populationen zu Forschungszwecken und zur Kommunikation zwischen den Psychiatern und Ärzten usw. und (4) dem Bilden von prognostischen Hypothesen.

Unter dem Aspekt der Ziele ist es nach Redlich und Freedman (1974) möglich, zwei Hauptrichtungen in der Psychiatrie zu unterscheiden: eine konservativere, deren Diagnosen nur wenige eigentlich therapeutische Implikationen haben, sondern vorwiegend solche Behandlungsrichtlinien beinhalten, die sich auf Hospitalisierung, Isolierung usw. beziehen, und eine neuere, deren ausgesprochenes Ziel es ist, in den Diagnosen Handlungsanweisungen zu implizieren, die speziell die Therapieplanung betreffen und damit wesentlich über die vorwiegend administrativen Handlungsanweisungen der konservativen Richtung hinausgehen. Redlich und Freedman gestehen zu, daß die systematische Erfassung von Störungen und die Kennzeichnung größerer Patientenpopulationen durchaus sinnvolle Ergebnisse für die epidemiologische Forschung und zur Planung öffentlicher Gesundheitsmaßnahmen erbringt, kritisieren aber die zugrundeliegenden, vorwiegend auf Kraepelin zurückgreifenden Klassifizierungssysteme, deren einzelne diagnostische Klassen häufig Hinweise auf die therapeutischen Implikationen vermissen lassen und soziale Daten oft nicht berücksichtigen [3]. Sie stellen dagegen die Forderung, daß die Diagnose – im Gegensatz zur Ein-Wort-Diagnose – umfassendere Formulierungen hinsichtlich biologischer, psychologischer und soziologischer Faktoren enthalten sollte, wobei mit dem psychologischen Faktor vor allem die Psychodynamik des Patienten gemeint ist.

Auch bei Berücksichtigung der Weiterentwicklung der Systeme ist der Einfluß und die Bedeutung der konservativeren Richtung nicht zu unterschätzen: Dem internationalen Diagnoseschlüssel (ICD) der Weltgesundheitsorganisation (WHO), der erst Ende der sechziger Jahre entwickelt wurde, um die Diagnostik und Prognostik international vergleichbar zu machen, liegt nach wie vor »... wie allen neueren Klassifikationen ... das System von E. Kraepelin ... zugrunde« (Bauer u. a., 1973, S. 21).

Soweit ein psychotherapeutischer Bezug [4] der Diagnostik gefordert wird, geschieht das bislang vorwiegend unter dem Gesichtspunkt tiefenpsychologischer Therapie. Tests und Fragebögen, die zur objektivierten Befunderhebung beitragen können, werden in der heutigen Praxis hauptsächlich für spezielle Fragestellungen herangezogen (z. B. ob sich der Verdacht einer hirnorganischen Störung erhärten läßt) oder von vornherein der Forschung zugewiesen (vgl. Redlich u. Freedman, 1974, S. 364/65 und 382; Schulte u. Tölle, 1971, S. 24–26). Das Selbstverständnis mancher Testpsychologen steht damit nicht unbedingt im Widerspruch: »In jedem Fall besteht das Hauptstück eines guten psychologischen Testgutachtens in einer Beschreibung der Funktionsmuster des Patienten« (Schafer, 1974, S. 365). Zu Fragestellungen administrativer und therapeutischer Art »... kann der Test meistens nichts Wesentliches aussagen« (ebd.).

[3] Sie erklären sich beides damit, »... daß es zur Zeit Kraepelins eine psychiatrische Therapie praktisch nicht gab« und »... Kraepelin, wie die meisten seiner Kollegen, seine Patienten in der Isolierung der traditionellen psychiatrischen Anstalten untersuchte«. (S. 385).

[4] Unter »Psychotherapie« fassen wir alle auf psychologischen Theorien begründeten Therapieansätze.

2. *Traditionelle Diagnostik bei Depressionen*

Zu Beginn eines Überblicks über diagnostische Aspekte der Depressionsforschung stellen Levitt und Lubin (1975) fest: »Von allen Begriffen des Kraepelinschen Lexikons schien Depression ursprünglich der am klarsten konzipierte zu sein, kein anderer erwies sich jedoch als so unempfänglich für Definitionen« (S. 1). So spiegeln sich die bereits erwähnten Tendenzen der traditionellen Diagnostik gerade auch in der Diagnostik depressiven Verhaltens oder depressiver »Symptomatik« wider; sie reichen von nicht näher spezifizierten Eindrükken (der sog. »Eindrucksdiagnose«) bis zur standardisierten und überprüfbaren Informationserhebung durch Fremd- oder Selbstbeurteilungen. Soweit die Diagnose »Depression«, wenn auch spezifiziert durch verschiedene adjektivische Zusätze wie etwa »neurotische Depression«, »larvierte Depression« und ähnliche, nur auf Eindrücken beruht, läßt sich in diesem Rahmen kaum wiedergeben, was unter diesem Begriff zusammengefaßt wird. Deshalb soll nach einer kurzen auf methodologischen Überlegungen basierenden Problematisierung psychiatrischer Depressionsdiagnostik [1] besonders auf die objektiven Verfahren der Selbst- und Fremdbeurteilung eingegangen werden, die durch eine objektive Festlegung der Diagnosekriterien für die Praxis einen erheblichen Fortschritt darstellen und Diagnosestellungen qualitativ und quantitativ inter- und intrapersonell vergleichbar machen.

Zu den gebräuchlichsten der inzwischen stark differenzierten diagnostischen Gütekriterien gehören die Kriterien der Validität und der Reliabilität [2], die hier zur Problematisierung psychiatrischer Depressionsdiagnostik herangezogen werden sollen. Aus den über beide Kriterien vorliegenden Untersuchungen sollen Beispiele einige Probleme »subjektiver« Diagnostik deutlich machen.

Zubin (1967) stellte die Ergebnisse einer Reihe von Studien zur Übereinstimmungsvalidität zusammen, in denen der Grad der Übereinstimmung zwischen der Diagnose eines Spezialisten und der seiner psychiatrischen Kollegen ermittelt wurde, um die Verläßlich-

[1] Diese Problematisierung hat auch in anderen Bereichen psychiatrischer Diagnostik ihre Gültigkeit, wird hier jedoch nur bezüglich der Depressionsdiagnostik behandelt.

[2] Hinter den Begriffen »Reliabilität« und »Validität« verbergen sich unterschiedliche Konzepte, die jeweils einen Teil der Probleme der Gültigkeit und der Verläßlichkeit abdecken. Ausführliche Erläuterungen dieser Konzepte finden sich bei Lienert (1961) oder Wiggins (1973).

keit der Diagnosen genauer zu bestimmen. Für die Diagnose »reaktiv-depressiv« gibt er empirisch vorgefundene Übereinstimmungen von 18 % und 63 % an, für »manisch-depressiv« 36 % und 82 %, für »Involutionspsychose« 26 %, 40 % und 57 % und für »affektive Psychose« 65 %. Das Problem prädiktiver Validität, also der Vorhersagegenauigkeit der Diagnose für den Störungsverlauf und den Therapieerfolg, wird bei Zubin ebenfalls andiskutiert, hierzu liegen – auch aufgrund großer methodischer Schwierigkeiten – aber noch keine brauchbaren Daten vor.

Zu den durch diese Zahlen belegten Unterschieden zwischen den Beurteilern, in den meisten Fällen handelte es sich um ausgebildete Psychiater, tragen neben den bereits im allgemeinen Teil genannten noch weitere, recht vielgestaltige Faktoren bei, u. a. die drei in den folgenden Untersuchungen identifizierten Variablen. Häfner, Cesarino und Cesarino-Krantz (1967) zeigten auf, daß besonderes die Diagnosen »Depression« und »reaktive Depression« in ihrer Häufigkeit mit der Auffassung der jeweiligen Klinikdirektoren kovariierten. Lee (1968) gab auf Tonband gesprochene diagnostische Interviews zusammen mit fingierten Informationen über den Sozialstatus des Patienten mehreren Psychiatern zur Beurteilung. Er konnte zeigen, daß der Sozialstatus die Diagnose stark beeinflußte. Auch über einzelne Länder hin werden die Diagnosen verschieden gestellt: so fanden Gurland, Fleiss, Cooper, Sharpe, Kendell und Roberts (1970), daß in Londoner Kliniken eher die Diagnose Depression gestellt wurde, während in New York Schizophrenie die überzufällig häufigste Diagnose war.

Die Verwendung der subjektiven Diagnosestellung »Depression« ist zumindest diesen Untersuchungen nach recht uneinheitlich oder – in methodologischen Termini – nicht sehr valide.

Spitzer und Fleiss (1974) zeigten in einer Studie, in der Untersuchungen der letzten zwanzig Jahre zusammengefaßt sind, daß die Diagnose »Depression« außerdem nicht über bestimmte Zeiträume hinweg stabil, d. h. reliabel gestellt wurde: Die Retest-Reliabilität betrug im Durchschnitt .48 für die Klassifikation »affektive Störung«, .26 für »neurotische Depression«, .24 für »psychotische Depresssion«, .33 für »manisch-depressive Psychose« und .30 für »Involutionsdepression«.

Die hier angedeuteten Unsicherheiten in der Diagnosestellung können durch eine stärkere Vereinheitlichung der Kriterien für die Diagnose und durch eine standardisierte Durchführung der diagnostischen Interviews, besonders aber durch ohne Beeinflußung ausgefüllte Fragebögen angegangen werden; eine Reihe von Möglichkeiten bieten die im folgenden zusammengestellten objektiven Verfahren.

Da der größte Teil der bisher veröffentlichten Verfahren aus der anglo-amerikanischen Literatur stammt, bleiben für eine Anwendung im deutschsprachigen Raum Übersetzungsarbeiten und erneute Standardisierungen notwendig, die je nach Verfahren recht schwierig sein können. Einige der bereits verfügbaren Verfahren seien kurz genannt: Eine standardisierte Fremdbeurteilung ist mit Hilfe des Dokumentationssystems der Arbeitsgemeinschaft für Methodik und Dokumentation in der Psychiatrie (1972) möglich, das neben einem Depressionsschlüssel noch weitere Diagnoseschlüssel aufweist. Ein ähnliches Verfahren ist die bereits übersetzte depressionsspezifische »Rating Scale of Depression« von Hamilton (1967). Zur Selbstbeurteilung können neben den gängigen Persönlichkeitsfragebogen – wie etwa dem FPI von Fahrenberg und Selg (1970), die explizite Depressionsskalen enthalten – vor allem spezifische Depressionsinventare verwendet werden; besonders häufig findet man die als deutsche Übersetzungen vorliegenden Fragebögen »Self-Rating Depression Scale« (Zung, 1965) und »Depression Inventory« (Beck, Ward, Mendelson, Mock und Erbaugh, 1961) sowie die direkt an deutschen Populationen entwickelten und standardisierten Verfahren, die »Befindlichkeits-Skala« (Zerssen, Koeller und Rey, 1970), die »Depressionsskala« (Zerssen, 1973) und die »Hamburger Depressionsskala« (Kerekjarto, 1969).

Die Reliabilität dieser standardisierten Verfahren ist relativ gut, sie wird mit Werten zwischen .83 und .99 angegeben [3]. Problematisch ist jedoch wie auch bei den »subjektiven« Verfahren ihre Validität. Die Interkorrelationen zwischen den Verfahren sowie mit Außenkriterien, die in der Literatur [4] für die von uns durchgesehenen Verfahren genannt werden, sind vielfach niedrig und widersprüchlich. Die Diagnose »Depression« kann auch bei diesen Verfahren sehr unterschiedliche Symptome erfassen. Diese Variabilität läßt sich einerseits auf die unterschiedlichen Beantwortungsmöglichkeiten jedes einzelnen

[3] Angaben zu den statistischen Daten der Verfahren finden sich in den Testbeschreibungen, auf die in Tabelle 1 hingewiesen wird.

[4] Solche Angaben finden sich etwa bei Seitz (1970) und bei Williams, Barlow und Agras (1972), besonders aber in den Testbeschreibungen, für die Literaturhinweise der Tabelle 1 zu entnehmen sind.

Tabelle 1: Depressionssymptome

	Internat. Diagnoseschlüssel der WHO (1971)	BPRS Overall/Gorham (1962)	Bojanovsky/Chloupkova (1966)	RSD Hamilton (1967)	DI Beck et. al. (1961)	MMPI Rosen (1962)
EMOTIONALE MANIFESTATIONEN						
Depressive Stimmung	X	X	X	X	X	X
Angst, unbegründete Ängstlichkeit	X	X	X	X		
KOGNITIVE MANIFESTATIONEN						
Gefühl der eigenen Unfähigkeit	X	X	X	X	X	X
Negative Sicht der Zukunft, Pessimismus	X	X		X	X	X
Unzufriedenheit mit der Umwelt	X		X	X	X	
Grübelei, Konzentrationsschwierigkeiten		X				X
Selbstunsicherheit	X	X				X
Sorge um eigene Gesundheit	X	X		X	X	X
Selbstvorwürfe, Schuldgefühle	X	X		X	X	
Veränderte Körperwahrnehmung	X	X	X		X	
Gedächtnisschwäche						X
Wunsch und Erwartung von Strafe				X	X	X
MOTIVATIONALE MANIFESTATIONEN						
Interessenverlust		X	X	X	X	X
Antriebslosigkeit, Ermüdbarkeit		X		X	X	X
Selbstmordgedanken, Selbstmordversuch	X	X	X	X	X	
Entschlußunfähigkeit	X	X		X	X	X
Sozialer Rückzug, Isolierung				X	X	
VEGETATIVE MANIFESTATIONEN						
Erregbarkeit, Spannung	X			X	X	X
Spezifische somatische Beschwerden	X	X	X	X	X	X
Weinen, Weinneigung		X		X	X	X
Schlafstörungen	X	X	X	X	X	X
Tagesschwankungen						
MOTORISCHE MANIFESTATIONEN						
Retardierung	X	X	X	X	X	X
Agitation		X		X		X

in objektiven Diagnoseverfahren

SDS Zung (1965)	Leckie/ Withers (1967)	HDS Kerekjarto (1969)	B-S & B-S' Zerssen et. al. (1970)	FPI-3 Fahrenberg/Selg (1970)	Plutchik et. al. (1970)	WSADI Snaith et. al. (1971)	DQ Pilowsky/Spalding (1972)	HSCL Derogatis et. al. (1974)	Gesamtzahl der Verfahren
X	X	X	X	X	X	X	X	X	15
		X	X	X		X			8
X	X	X	X	X	X	X	X	X	15
X		X	X	X	X		X	X	12
X	X	X	X	X	X		X	X	12
	X	X	X	X	X		X	X	9
		X	X	X	X	X			8
	X	X			X				8
	X		X	X				X	8
		X							5
	X	X			X				4
									3
X	X	X	X	X	X	X	X	X	14
X	X	X	X	X	X	X			11
X	X		X	X			X	X	11
X		X	X		X				9
X	X	X	X	X	X				8
X	X	X	X	X	X	X	X		12
X		X	X				X	X	11
X		X	X			X		X	9
X		X				X			9
X		X		X			X		4
X	X	X	X		X		X	X	13
X		X	X		X	X		X	9

Verfahrens zurückführen, d. h. die positive Beantwortung jeweils nur eines Teils der Items führt bereits zur Diagnose, andererseits auf die unterschiedliche Auswahl der in die Verfahren einbezogenen Symptome und ihre unterschiedliche Gewichtung. So befinden sich zum Beispiel in der Selbstbeurteilungsskala von Zung immerhin sechs Fragen zu somatischen Symptomen bei insgesamt 20 Items, während das Depressionsinventar von Beck und seinen Mitarbeitern nur zwei derartige Fragen bei insgesamt 21 Items enthält; dafür fehlen bei Zung die im Beck-Inventar erfaßten Symptome Schuldgefühle, Selbsthaß, Selbstvorwürfe und soziale Isolation. Die statistischen Angaben für den Zusammenhang z. B. dieser beiden Verfahren liegen zwischen .49 (Zerssen, Koeller und Rey, 1970) und .83 (Seitz, 1970).

Die umseitige Tabelle 1 soll den Überblick über die wichtigsten veröffentlichten Verfahren erleichtern, indem die jeweils von ihnen erfaßten Symptomgruppen verglichen werden. Der Tabelle vorangestellt ist der Internationale Diagnoseschlüssel der WHO, durch den eine Vereinheitlichung der internationalen Terminologien und der Diagnosekriterien angestrebt wird. Die Anzahl der Fremdbeurteilungsskalen wurde beschränkt, da ihre Anwendung in der Praxis weiterer methodischer Anleitungen und Übungen bedarf, dagegen ist die Liste der Selbstbeurteilungsfragebogen nahezu vollständig. Es fehlen u. a. die aus Adjektiven konstruierten Fragebogen von Clyde (1963), Lubin (1965) und Uhlenhuth, Rickels, Fisher, Park, Lipman und Mock (1966), da eine einfache Übertragung der Adjektive ins Deutsche von vornherein problematisch ist.

Die Übersicht zeigt deutlich, in welchen Bereichen Übereinstimmung, in welchen Unklarheit zwischen den Autoren herrscht. Zusätzliche Verzerrungen der Sicht von Depressionen, die durch die unterschiedliche Gewichtung der einzelnen Symptome zustande kommen, wurden nicht berücksichtigt, je nach Auffassung wurden bei der Konstruktion der Verfahren durch Konfundierung in einem Item oder Aufsplitterung der einzelnen Items die einzelnen Symptome weniger stark oder stärker betont.

Zusammenfassend kann gesagt werden, daß die Verläßlichkeit (Reliabilität) der objektiven Verfahren ausreichend ist, ihre Ergebnisse erwiesen sich über kurze Zeiträume hinweg als stabil. Im Problembereich der Gültigkeit (Validität) bleiben jedoch noch Fragen offen. Eine stärkere Vereinheitlichung der den Verfahren zugrundeliegenden Depressionskonzepte, in denen sich die verschiedenen psychiatrischen und psychologischen Schulen widerspiegeln, muß noch angestrebt werden.

Objektive Verfahren finden besonders im Bereich der Forschung, aber auch zur Erfolgskontrolle und Therapiebegleitung in der Praxis langsam stärkere Verwendung, während die Diagnose selbst meist auf der Grundlage des ärztlichen Interviews gestellt wird. »In der heutigen Forschung werden zumeist eine oder mehrere Bewertungsskalen (i. e. objektive Verfahren, Anm. d. Verf.) benutzt, und Ärzte, die mit der klinischen Forschung zu tun haben, sind auch durchaus damit einverstanden. Die breite Masse der Kliniker hingegen verwendet derartige Skalen nicht und betrachtet sie sogar als verdächtig, weil als künstlich, irreführend und für praktische Zwecke unnötig« (Hamilton, 1972, S. 100). Wie groß der Gegensatz zwischen der möglichen und der üblichen Diagnostik ist, wird besonders in einem Diskussionsbeitrag Birkmayers über objektive Verfahren deutlich: »Ich glaube, wir sind uns im klaren, daß ein Kliniker zu seiner Diagnose und zur Steuerung der Therapie weder einen record sheet noch eine rating scale (i. e. objektive Methoden zur Aufzeichnung der Diagnose, Anm. d. Verf.) braucht. Aber erst diese Hilfsmittel haben zum Beispiel bei der Entwicklung der Therapie mit DOPA zahlenmäßig verbindliche Aussagen über die Wirksamkeit ... ermöglicht. Wir Kliniker brauchen derartige Hilfsmittel nicht, aber wer Medikamente prüft oder prüfen läßt, ist darauf angewiesen« (Diskussion in Kielholz, 1972, S. 81).

3. Verhaltensdiagnostik

Wir wollen im folgenden unseren verhaltensdiagnostischen Ansatz der psychiatrischen Diagnostik gegenüberstellen, führen dabei die zugrunde liegenden Annahmen und die Vorgehensweise im einzelnen aus und fassen schließlich die Ziele der Verhaltensdiagnostik noch einmal zusammen.

3.1. Grundannahmen

Der Verhaltensdiagnostik liegen mehrere Annahmen zugrunde, die wir, um sie übersichtlicher zu machen, in fünf Gruppen aufgeteilt haben.

1. Verhaltensstörungen sind, wie sie sich dem Diagnostiker zum Zeitpunkt der Analyse darstellen, in der vorangegangenen Lerngeschichte über auslösende und kontingente Bedingungen entstanden und werden gegenwärtig über auslösende und kontingente Bedingungen aufrechterhalten (Goldfried u. Kent, 1972; Kanfer u. Saslow, 1969).

2. Verhalten ist immer ein »Verhalten in einer Situation« und ist grundsätzlich auf diese Situation bezogen. Mit anderen Worten: Verhalten wird immer in funktionalem Zusammenhang mit Situationsbedingungen gesehen.

Aus diesen beiden Grundannahmen ergibt sich, daß die auslösenden und kontingenten Bedingungen einer Situation als die »Ursachen« der Verhaltensstörungen gesehen werden, wobei der Begriff der »Ursache« so ausgeweitet wird, daß er den Begriff der »unabhängigen Variablen« mit erfaßt (Schulte 1973). Das Messen »zugrundeliegender Persönlichkeitszüge«, wie es in der traditionellen Diagnostik üblich ist, tritt dabei in den Hintergrund. Statt dessen gewinnt die Messung individueller Reaktionen auf Lebenssituationen im verhaltensdiagnostischen Prozeß eine zentrale Bedeutung. Kanfer und Saslow (1969) legen dabei einen Schwerpunkt auf operante Reaktionen, also auf Verhaltensweisen, die in ihrer Frequenz aufrechterhalten oder verändert werden, indem sie auf ihre Umgebung einwirken und damit für das Individuum positive oder negative Konsequenzen bedingen. Vor allem die komplizierteren sozialen Interaktionsmuster ordnen sie dieser Verhaltensklasse zu.

Schließlich resultiert aus den beiden Grundannahmen, daß, um die Verhaltensstörungen beeinflussen zu können, die »ursächlichen« Bedingungen, d. h. die steuernden Reize einer Situation, beseitigt oder in ihrer Funktion für das Verhalten verändert werden müssen.

3. Welche Komponenten einer Situation wirksam sind, d. h. welche Komponenten einer Situation das Verhalten kontrollieren, ist abhängig von der individuellen Lerngeschichte. Dabei muß berücksichtigt werden, daß sich die Funktionen der situationalen Bedingungen oder die Situationsbedingungen selbst verändern können. So z. B. können identische Reize im Laufe der Zeit verschiedene Verhaltensweisen kontrollieren (Reaktionsgeneralisation) oder eine Verhaltensweise kann nach und nach unter die Kontrolle verschiedener Reize geraten (Reizgeneralisation). Auf jeden Fall brauchen die augenblicklich kontrollierenden Bedingungen mit denen, die die Entwicklung

einer Verhaltensstörung einleiteten, nicht identisch zu sein. Die Bedeutung, die diese Annahme für die Verhaltensanalyse hat, wird weiter unten beschrieben.

4. Die mögliche Breite des Verhaltensrepertoires ist begrenzt durch die jeweiligen biologischen und sozialen Faktoren, die bis dahin entwickelten intellektuellen Fähigkeiten des Individuums, die Verstärkungsgeschichte seiner Verhaltensweisen und durch die Normen der Gruppen, deren Angehöriger das Individuum ist. Das Individuum ist dabei Angehöriger verschiedener »sozialer Systeme« (Familie, Freundeskreis, Arbeitskollegen usw.) (Kanfer u. Saslow, 1969, S. 426), deren Bedeutung und Wichtigkeit für das Individuum verschieden sind. Zwischen dem Individuum und seinen sozialen Bezugsgruppen besteht eine Wechselwirkung: genauso wie sein Verhalten zur Aufrechterhaltung oder zum Bruch dieser Systeme beiträgt, haben die bestehenden Gruppennormen und das Verhalten der anderen Gruppenangehörigen ihren Einfluß auf das Verhalten des Individuums.

Dadurch, daß die Verhaltensweisen eng verknüpft mit der individuellen Lerngeschichte und mit der Wechselwirkung zwischen dem Individuum und seinen sozialen Systemen gesehen werden, müssen Gemeinsamkeiten im Verhalten verschiedener Individuen weitgehend auf Gemeinsamkeiten in den gesellschaftlichen, sozialen und äußeren Lebensbedingungen zurückgeführt werden; und zwar insofern die gemeinsamen sozialen und ökonomischen Bedingungen zu ähnlichen Lebenserfahrungen führen.

5. Die Ergebnisse der Verhaltensdiagnostik gelten als Hypothesen, die in der Therapie am Erfolg überprüft werden. Von einer Veränderung der Bedingungen, von denen man vermutet, daß sie die Verhaltensstörungen kontrollieren, wird eine Veränderung im problematischen Verhaltensbereich erwartet. Treten die erwarteten und angestrebten Veränderungen nicht ein, gilt das als Hinweis dafür, daß die Bedingungshypothesen falsch waren (Schulte, 1973). Eller, Nell und Westmeyer (1974) wenden allerdings dagegen ein, »... daß diese These zu einer Immunisierung verhaltenstheoretischer und therapietheoretischer Grundlagen der Verhaltenstherapie führt ...« (S. 1) und daß bei Nichterreichen eines Behandlungsziels »... bei einer Bewährungskontrolle *alle* Annahmen [1] problematisiert werden (müssen), die

[1] Die Problematisierung dieser Annahmen schließt auch explizit die Frage mit ein, ob während der Therapie Fehler gemacht wurden.

an der einen oder anderen Stelle in den diagnostisch-therapeutischen Prozeß eingegangen sind« (S. 3).

Entwickelt sich dagegen das Verhalten in der erwünschten Richtung, gilt das als »Verifizierung« (Schulte, 1973, S. 36) oder »experimentelle Validierung« (Kanfer u. Saslow, 1969), d. h. als Bestätigung der erstellten Bedingungshypothesen. Die experimentelle Analogie ist allerdings fraglich; u. a. weil »... nicht garantiert werden kann, daß alle Variablen außer der untersuchten bzw. manipulierten konstant bleiben« (Schulte, 1973, S. 36).

Um die »ursächlichen« Bedingungen gezielt beeinflussen zu können, müssen sie zunächst analysiert werden. Im eigentlichen Kernstück der Verhaltensanalyse, das auch heute noch von zentraler Bedeutung ist, erstellt der Therapeut Hypothesen über die funktionalen Beziehungen »... zwischen der abhängigen Variablen ›Symptom‹ und den Umweltreizen als unabhängigen Variablen ...« (Schulte, 1973, S. 20). Dazu braucht er detaillierte Angaben und Informationen über das problematische »Verhalten in einer Situation« (s. Grundannahmen 1 und 2); er muß also nach einer präzisen Formulierung der Störung in Verhaltenskategorien und der Bestimmung ihrer Auftrittshäufigkeiten die Bedingungen erfassen, die dem problematischen Verhalten unmittelbar vorausgehen oder ihm unmittelbar nachfolgen. Die Entscheidung, auf welche Bedingungen er sich in der Analyse des jeweiligen Problems konzentriert, fällt dabei auf der Grundlage seiner Kenntnisse über theoretisch gefaßte Bedingungs- und Reaktionszusammenhänge, d. h. die Fragenfolge und die späteren Entscheidungen, wie die Bedingungshypothesen formuliert werden, sind theoriengeleitet.

Aus der Analyse der gegenwärtigen Antezedenzen (S), Verhaltensweisen (R) und Konsequenzen (C) läßt sich aber nicht jede für die Therapie notwendige Frage klären. Z. B. bleibt offen, ob die gegenwärtigen Konsequenzen – insofern sie das problematische Verhalten kontrollieren – nicht Teil einer sog. »Verstärkerkette« (Costello, 1972) sind, d. h. ob die gegenwärtigen Konsequenzen nicht insofern eine Kontrolle über das Verhalten haben, als sie für das Individuum Hinweise auf spätere, für wesentlich erachtete Konsequenzen sind und damit nur sekundär verstärkende oder aversive Reize darstellen. Es könnte z. B. vorkommen, daß eine Verhaltensweise (R) plötzlich nicht mehr auftritt, obwohl sich die momentanen Stimulusbedingungen (S^D) nicht verändern: der Patient erfährt den Verlust eines zukünftigen primären Verstärkers, die sekundäre Verstärkerwirkung der gegenwärtigen Hinweisreize wird gelöscht, die Verhaltenskette bricht zusammen. Hat sich der Therapeut nun die Frage nach einer möglichen Verstärkerkette nicht gestellt und keine entsprechenden Informationen gesammelt, ist also der primäre Verstärker, der das Ende dieser Kette bildet, nicht erfaßt, muß der Zusammenbruch der Verhaltenskette zunächst unverständlich bleiben. Folglich ist im diagnostischen Prozeß auch eine Verstärkeranalyse notwendig.

Ein weiteres Beispiel für Fragen, die durch das Erfassen der aktuellen Sequenzen allein nicht geklärt werden können, ist die Frage, ob die problematischen Verhaltensweisen nicht Reaktionen darstellen, die die Funktion haben, einen primären aversiven Stimulus zu vermeiden, bzw. ob die gegenwärtigen auslösenden Reize (S^D) ausschließlich sekundären aversiven Charakter haben. Läßt man die Frage nach primären aversiven Auslösern offen, läßt man also die Entwicklungsgeschichte des problematischen Verhaltens außer acht, verschenkt man unter Umständen die Möglichkeit einer Therapiezeitverkürzung dadurch, daß nicht die Hauptdimensionen der zentralen aversiven Reize von Anfang an im Therapieplan berücksichtigt werden. Um die Frage nach möglichen Vermeidungsreaktionen entscheiden zu können, muß also die Entwicklungsgeschichte des Problems oder die Verstärkungsgeschichte der Verhaltensweisen in der diagnostischen Phase geklärt werden. Gewöhnlich werden dabei gleichzeitig frühere »Selbstkontrollversuche« erfragt, da über berichteten Erfolg oder Mißerfolg mit solchen Selbstkontrollversuchen wichtige Rückschlüsse auf die Zugehörigkeit des problematischen Verhaltens zur respondenten oder operanten Verhaltenskategorie gezogen werden können.

Zu diesen aus den gegenwärtigen Bedingungen und Reaktionen nicht direkt beantwortbaren Fragen kommen zwei weitere Gründe, die die Erweiterung der Analyse des momentanen problematischen Verhaltens erfordern: zum einen müssen Organismus- und Gesellschaftsvariablen wie biologische, ökonomische und normative Faktoren als mitbestimmend gesehen werden; zum anderen ist es sinnvoll, die Zielbestimmung und Therapieplanung zum expliziten Teil des diagnostischen Prozesses zu machen (Kanfer u. Saslow, 1969; Schulte, 1973). Dabei müssen sowohl die Änderungswünsche des Patienten und die Grenzen seiner Fähigkeiten als auch die Interessen des Therapeuten und die Grenzen seiner Wissensgrundlagen berücksichtigt werden.

Zusammengefaßt wird also die Analyse der momentanen Verhaltens- und Bedingungssequenzen um folgende diagnostische Informationen erweitert:

– die Verstärkungsgeschichte der Verhaltensweisen, inklusive des Erfolgs von Selbstkontrollversuchen;
– die Verstärkerketten;
– Organismusvariablen, insofern sie einen Bezug zum analysierten Problem haben;
– gesellschaftliche, soziale und äußere Lebensbedingungen;
– Alternativverhaltensweisen und andere adäquate soziale Verhaltensweisen, sog. »assets« (Kanfer u. Saslow, 1969), die als »Hilfsvariablen« (Schulte, 1973) im therapeutischen Prozeß eingesetzt werden können;
– potentielle und erreichbare Verstärker;
– Wünsche, Erwartungen und Fähigkeiten des Patienten.

3.2. Erhebungsmethoden

Zur Erhebung der Daten wurden eine ganze Reihe von Methoden entwickelt (Kanfer u. Saslow, 1969; Arthur, 1969; Goldfried u. Kent, 1972), die hier mit einigen Grundannahmen zusammengestellt werden.

Die Daten, die in der *direkten Beobachtung* der Reaktionen in realen Lebenssituationen gewonnen werden, werden als weitgehend ideale Daten betrachtet. *Tonband- und Videoaufnahmen* von Interaktionen in der Familie, von der Arbeit und anderen typischen Alltagssituationen können die direkte Beobachtung ersetzen oder ergänzen.

Im *Interview* berichtet der Patient u. a. über seine Reaktionen auf bestimmte Ereignisse in seiner Umgebung sowie über die Reaktionen anderer auf sein Verhalten. Die Verläßlichkeit dieser Aussagen hängt davon ab, ob der Patient sein eigenes Verhalten und das anderer Personen genau beobachten kann und im Interview adäquat wiedergibt.

Eine weitere Möglichkeit besteht im *Rollenspiel*, in dem entweder reale Bezugspersonen mit dem Patienten problematische Lebenssituationen »nachspielen« oder der Therapeut bzw. andere Dritte die Rolle der Bezugspersonen übernehmen, wie sie vom Patienten geschildert werden. Dabei wird angenommen, daß das Rollenspielverhalten dem Verhalten in realen Situationen weitgehend ähnlich ist, was Goldfried und Kent (1972) mit den Ergebnissen zweier Untersuchungen von Stanton und Litwack (1955) und Weiss (1968) zu untermauern versuchen.

Etwas genauer soll auf die Verwendung von *Tests* und Fragebögen eingegangen werden, die in zunehmendem Maß auch auf verhaltenstheoretischer Grundlage entwickelt werden. Stärker als in der traditionellen Sichtweise, die die Testdaten eher als Manifestationen von Persönlichkeitsmerkmalen sieht, gelten die Testdaten im verhaltensdiagnostischen Ansatz als direkte Informationen über Reaktionsweisen und deren Reizbedingungen; sie spiegeln also die ›eigentlichen‹ Verhaltensstörungen direkt wider. Ein Beispiel ist der Angstfragebogen von Geer (1965, Fear Survey Schedule), der den Anspruch hat, eine repräsentative Stichprobe aller möglichen angstauslösenden Reize zu enthalten. Außerdem gilt das Testverhalten selbst als Problemlösungsverhalten, das wesentliche Informationen liefern kann. Andererseits können die Tests selbstverständlich auch als Mittel zur Verlaufs- und Erfolgskontrolle sowie zur administrativen und juristischen Absicherung eingesetzt werden. Vorteile bei der Anwendung von standardisierten Tests und Fragebögen liegen zum einen darin, daß Reaktionen und Reizbedingungen relativ unabhängig vom Verhalten des Therapeuten erfaßt werden können, zum anderen können sie unter Geld- und Zeitaspekten sowohl für den Patienten als auch für den Therapeuten ökonomisch eingesetzt werden.

In der Regel werden in jeder Analyse mehrere dieser Erhebungsmethoden angewendet. Kanfer und Saslow nennen drei Kriterien, nach denen sie sinnvoll ausgewählt und angewendet werden können: »... Ökonomie, Zugänglichkeit für den Therapeuten und Relevanz für das Problem des Patienten .. « (1969, S. 442).

Abschließend sollen hier noch einmal die Ziele der Verhaltensdiagnostik explizit zusammengefaßt werden:
– die Erstellung der Bedingungshypothesen;
– die Bestimmung der Modifikationsziele;
– die Erstellung einer ungefähren Hierarchie der Probleme;
– die Erstellung des Therapieplans.

Kanfer und Saslow (1969) stellen die Ziele der Verhaltensdiagnostik in einem Vergleich mit der traditionellen Diagnostik folgendermaßen heraus: »Dieser (verhaltensanalytische; Anm. d. Verf.) Ansatz ist kein Ersatz für die Zuweisung des Patienten zu traditionellen diagnostischen Kategorien. Solche Benennungen mögen für statistische, administrative oder Forschungszwecke wünschenswert sein. Aber die neue Analyse beabsichtigt, andere diagnostische Formulierungen zu ersetzen, die das Ziel haben, als Grundlage für die Entscheidungen über spezifische therapeutische Interventionen zu dienen« (S. 437).

Wichtig ist dabei, daß die Verhaltensdiagnose von vornherein auch andere Möglichkeiten der therapeutischen Intervention anzielt als die, die auf den Patienten gerichtet sind: nämlich die Veränderung der physischen oder sozialen Umgebung eines Individuums oder des Verhaltens seiner Bezugspersonen.

4. Verhaltensanalyse bei Depressionen

Als Ausgangspunkt einer Verhaltensanalyse soll Fersters Beschreibung des Verhaltensrepertoires Depressiver dienen. Demnach ist »Depression« kein einheitliches Phänomen. Der Unterschied zwischen dem Verhalten einer Person, wenn sie nicht depressiv ist, und dem Verhalten derselben Person während einer depressiven Phase besteht in Häufigkeitsveränderungen einzelner Verhaltensklassen, und zwar in dem Sinn, daß bestimmte Verhaltensweisen wesentlich häufiger als im prädepressiven Zustand auftreten, andere seltener gezeigt werden.

Aus diesem Ansatz ergibt sich eine Reihe von Grundannahmen:

1. Das Verhalten, das der Depressive übermäßig häufig zeigt, kommt auch beim Normalen vor, und das Verhalten, das er relativ selten zeigt, ist potentiell in seinem Repertoire vorhanden, wird aber zur Zeit durch die besonderen Bedingungen seiner aktuellen Umgebung nicht aufrechterhalten.

2. Die kritischen Verhaltensweisen sind in einem funktionalen Zusammenhang zu Situationsvariablen zu sehen, d. h. die langfristig und kurzfristig wirksamen Antezedenzen sowie die Konsequenzen, die diese Verhaltensweisen kontrollieren, müssen im diagnostischen Prozeß mit erfaßt werden.

3. Verhaltensweisen gleicher oder ähnlicher Topographie können in verschiedene funktionale Klassen fallen, und Verhaltensweisen verschiedener Topographie können sehr wohl zu derselben funktionellen Klasse gehören.

Davon ausgehend, erscheint es sinnvoll, im Informationserhebungsprozeß Daten zu sammeln, die zur Beantwortung folgender Fragen beitragen können:

4.1. Plan einer Datenerhebung

1. Analyse des aktuellen Verhaltens

A. Welche Verhaltensweisen sind, verglichen mit dem prädepressiven Zustand *häufiger geworden* (Verhaltensexzesse)?
– Lassen sich bestimmte Sequenzen und Muster innerhalb dieser Verhaltensweisen aufzeigen?

a) Kurzfristige Auslöser der Verhaltensexzesse:
– Lassen sich Variationen der Häufigkeit dieser Verhaltensweisen innerhalb des Tagesablaufs – des Wochenablaufs – aufzeigen?
– Lassen sich Situationen aufzeigen, in denen das Verhalten besonders häufig auftritt?
– Wenn ja, welches sind die gemeinsamen Elemente dieser Situationen (nach der Analyse des Therapeuten und aus der Sicht des Patienten)?
– Lassen sich Situationen aufzeigen, in denen das Verhalten seltener oder überhaupt nicht auftritt?
– Wenn ja, welches sind die gemeinsamen Elemente dieser Situationen (nach der Analyse des Therapeuten und aus der Sicht des Patienten)?
– Tritt das Verhalten häufiger in Gegenwart bestimmter Personen auf?
– Wenn ja, lassen sich verbale Äußerungen oder andere Verhaltensweisen dieser Personen aufzeigen, auf die hin das kritische Verhalten besonders häufig auftritt?
– Lassen sich bestimmte Gedanken, Erinnerungen, Körpergefühle oder Verhaltensweisen beim Patienten feststellen, die mit einem gehäuften Auftreten der kritischen Verhaltensweisen in Zusammenhang gebracht werden können?

b) Konsequenzen der Verhaltensexzesse:
– Wie reagieren einzelne Personen aus der sozialen Umgebung des Patienten auf das kritische Verhalten?
– Lassen sich im Anschluß daran positive Reaktionen (Hilfsangebote, Tröstungsversuche, erhöhte Zuwendung usw.) seitens einzelner Personen aufzeigen?
– Lassen sich im Anschluß daran negative Reaktionen (Ärger, Ablehnung usw.) seitens einzelner Personen aufzeigen?
– Werden die positiven Reaktionen auch im Anschluß an andere Verhaltensweisen des Patienten gezeigt?

– Welche kurzfristigen Vorteile verschafft das depressive Verhalten dem Patienten (Betreuung, Verminderung von Ansprüchen, Aussetzen von Vorwürfen usw.)?

B. *Welche Verhaltensweisen sind,* verglichen mit dem prädepressiven Zustand, *seltener geworden* oder ganz verschwunden?

a) Lassen sich tages-, situations- oder personenspezifische Veränderungen der Häufigkeit dieser Verhaltensweisen aufzeigen?

b) Welche Funktionen erfüllte das seltener gewordene Verhalten im prädepressiven Zustand?

– Lassen sich diskriminative Reize und Verstärker eruieren, unter deren Kontrolle das kritische Verhalten im prädepressiven Zustand stand?

– Erhält der Patient auch jetzt wichtige Verstärker, die er im prädepressiven Zustand kontingent auf aktives Verhalten erlangte?

– Wenn ja, im Anschluß an welches Verhalten, in welchem Ausmaß und durch wen?

– Lassen sich negative Konsequenzen des Verhaltensdefizites des Patienten aufzeigen? Wenn ja, welche?

– Sind einige der Nachteile so gravierend oder so schwer rückgängig zu machen, daß dadurch zusätzliche Belastungen (beruflicher oder sozialer Art) für den Patienten entstanden sind?

C. *Welche Vorstellungen und Urteile* haben der Patient sowie relevante Personen aus seiner Umgebung *über den aktuellen Zustand*?

– Unterscheiden sich der Patient und die relevanten Personen aus seiner Umgebung bezüglich dieser Vorstellungen?

– In welchen Zusammenhang können die Vorstellungen mit dem kritischen Verhalten gebracht werden?

– Lassen sich negative Einflüsse solcher Vorstellungen auf den Therapieverlauf absehen?

2. Auslösende Bedingungen des depressiven Zustands

Über welche wichtigen Lebensereignisse, die zeitlich dem Ausbruch der Depression vorangegangen sind, berichtet der Patient? Bringt er sie in Zusammenhang mit seiner depressiven Verstimmung?

A. Sind Veränderungen in der Umwelt eingetreten, die im Sinne von Verstärkerverlust oder Verlust von diskriminativen Reizen für operantes Verhalten interpretiert werden können?

– Wenn ja, welche wichtigen Verstärker oder diskriminativen Reize sind in welchen Bereichen (Familie, Beruf, Gesundheit usw.) ausgefallen?
– Sind die Umweltbedingungen, die zu Verstärkerausfällen geführt haben, rückgängig zu machen?
– Wenn ja, auf welche Weise? Welches Verhalten des Patienten wäre erforderlich, damit die Verstärker wiedererlangt werden?
– Sind Alternativverstärker zu finden, die den Verlust kompensieren können?
– Welches Verhalten müßte der Patient initiieren, um die Alternativverstärker zu erreichen?
– Welche Verhaltensweisen des Patienten, bzw. welche Verhaltensketten wurden durch die ausgefallenen Verstärker aufrechterhalten?

B. Steht der Patient unter der Kontrolle von Verstärkerplänen, die dazu führen, daß sein *operantes Verhalten geschwächt oder gelöscht* wird?
– Lassen sich Verstärker aufzeigen, zu deren Erreichung der Patient mehr Verhalten oder anderes Verhalten emittieren muß als in der Vergangenheit?
– Von welchen Bedingungen in der Umgebung hängen die ungünstigen Verstärkerpläne ab? Sind sie veränderbar, und wenn ja, wie?
– Folgen wichtige Verstärker nicht-kontingent auf das Verhalten des Patienten?
– Hat der Patient die Kontrolle über wichtige Verstärker verloren, oder hat sich das Ausmaß dieser Kontrolle verändert?

C. Hat durch Umweltveränderung die Menge oder die Art der aversiven Stimulation zugenommen?
– Wenn ja, in welchem Lebensbereich des Patienten?
– Welche Situationen werden als aversiv geschildert?
– Lassen sich Unterschiede bezüglich des Grades der Aversivität feststellen?
– Lassen sich eine oder mehrere aversive Situationen eruieren, von denen auch auf andere Situationen generalisiert wurde?
– Wenn ja, in welchen Dimensionen sind Ähnlichkeiten der Situationen festzustellen?

3. Frühere depressive Episoden

— *Hat der Patient schon früher depressive Episoden erlebt?* Wenn ja, wann?
— Wie war der zeitliche Verlauf dieser Episoden?
— Lassen sich Anlässe oder auslösende Bedingungen dieser Episoden aufzeigen?
— Sind Zusammenhänge zwischen den Bedingungen früherer depressiver Episoden und denen der aktuellen Episode »objektiv« nachweisbar?
— Unternahm der Patient in früheren depressiven Episoden Selbstmordversuche? Wenn ja, welches waren die näheren Umstände?
— Auf welche Weise geschah die Beendigung dieser Episoden, »spontan«, durch Umweltveränderungen oder durch therapeutische Eingriffe?
— Sieht der Patient einen Zusammenhang zwischen den früheren Episoden und seinem jetzigen Zustand?
— Erlebt der Patient seine Depression als periodisch, als endogen?
— Haben sich durch rezidivierende depressive Episoden dauerhafte Veränderungen beim Patienten oder in seiner Umwelt ergeben?

4. Depressionsfördernde Merkmale des Patienten

A. Weist der Patient Verhaltensmerkmale auf, die u. U. dazu führen könnten, *daß die Menge der erreichten positiven Verstärker reduziert* ist?
— Ist die Breite seiner potentiellen Verstärker gering?
— Sind seine beruflichen Fähigkeiten, Kenntnisse usw. seinen aktuellen Lebensbedingungen nicht adäquat?
— Welche Klassen von Verhaltensweisen sind (auch im prädepressiven Zustand) so mangelhaft ausgebildet, daß die Erwartungen wichtiger Personen aus der Umwelt an den Patienten nicht erfüllt werden können?
— Bestehen Defekte in der Körperausstattung, gesundheitliche Probleme usw.?
— Sind die sozialen Verhaltensweisen (im Sinne von sozialen Fertigkeiten) ungenügend ausgebildet?
— Lassen sich Motive, Interessen, typische Ziele und Anspruchshaltungen des Patienten aufzeigen, denen er aufgrund seines Verhaltensrepertoires oder seiner Umweltbedingungen nicht genügen kann?

B. Lassen sich auf bestimmte Lebenssituationen bezogene *Hilflosigkeitseinstellungen feststellen?*
– Hat der Patient (aus der Sicht des Therapeuten) realistische Auffassungen von seinen Fähigkeiten und Möglichkeiten?
– Nimmt der Patient wichtige Bereiche seiner sozialen Umgebung verzerrt oder unrealistisch wahr?
– Spielt seine eigene Kognition oder die anderer über seine »Krankheit« eine depressionsfördernde Rolle?

C. Wird der Patient durch Verhaltensdefizite oder inadäquate Reaktionen (soziale Ängste, Phobien) *an der Erreichung wichtiger Verstärker gehindert?*
– Ist Meide- oder Fluchtverhalten vor aversiver Stimulation etabliert, wodurch er gehindert ist, wichtige Verstärker zu erreichen?

5. Bedingungen, die für eine Therapie nutzbar gemacht werden können
– Über welche aktiven Verhaltensweisen verfügt der Patient noch?
– Unter welchen Bedingungen setzt er sie ein?
– Welche Verstärker sind zur Zeit wirksam, wie und wo sind sie erreichbar?
– Welche Personen können in welcher Funktion in die Therapie mit einbezogen werden?
– Unter welchen Umständen erlebt der Patient mit Depression inkompatible Emotionen?

4.2. Durchführung der Informationserhebung

Der vorangegangene Katalog ist der Versuch der Zusammenstellung einiger Fragen, die sich aus psychologischen Depressionsmodellen ergeben und von unmittelbarer therapeutischer Relevanz sind. Er erhebt insofern keinen Anspruch auf Vollständigkeit, als detailliertere Informationen über die Lebensgeschichte des Patienten, über seine sozio-kulturellen Umweltbedingungen usw. (siehe Kanfer u. Saslow, 1965) selbstverständlich auch von Bedeutung sind.

Es soll ausdrücklich betont werden, daß die Informationserhebung, besonders bei Depressionstherapien, nicht zu einem routinemäßigen und schematischen »Abfragen« des Patienten (oder seiner Angehörigen) werden darf, das der therapeutischen Bemühung vorgeschaltet wird.

Der Zustand des depressiven Patienten erfordert in der Regel ein unmittelbares Einsetzen therapeutischer Maßnahmen, selbst dann, wenn nur wenig oder lückenhafte Informationen über die Bedingungen der Störung vorliegen. Der therapeutische, auf eine Verbesserung des Befindens des Patienten ausgerichtete Aspekt der Interaktion muß unbedingte Priorität vor dem Erfassen langfristig auch noch so nützlicher Information behalten.

Deshalb ist, besonders am Anfang der Therapie, die Verhaltensanalyse schwerpunktmäßig vorzunehmen, d. h. es werden *die* Daten über den aktuellen Zustand und über seine Bedingungen erfaßt, die notwendig sind, um den *allernächsten* therapeutischen Schritt zu ermöglichen.

So beziehen sich die allerersten Fragen auf eventuelle Selbstmordgefahr, auf akute Konflikte (etwa in dem Sinn, daß kurzfristige Entscheidungen beim Patienten anstehen), auf besonders belastende Umweltsituationen, bei denen er unmittelbare Hilfestellung benötigt, auf die Möglichkeit, etwa durch in der Therapie eingeleitete Erfolgserlebnisse eine depressionsreduzierende Wirkung zu erzielen, sowie auf die Möglichkeit, Angehörige oder Bekannte in die Therapie mit einzubeziehen.

Erst wenn sich der Zustand des Patienten einigermaßen gebessert hat und auch von seiner Einstellung zur Therapie her die Bedingungen für eine längerfristige Arbeit einigermaßen gegeben sind, wird man dazu übergehen, gleichzeitig mit der Fortsetzung der anstehenden therapeutischen Maßnahmen die Informationserhebung zu vervollständigen.

Das wichtigste Mittel dazu ist nach wie vor eine gezielte Befragung des Patienten (und seiner Angehörigen). Aber auch andere Hilfsmittel sind mit gutem Erfolg einsetzbar.

So haben MacPhillamy und Lewinsohn (1971) ein Instrument entwickelt, die Pleasant Events Schedule (PES), das erlaubt, mit geringem Aufwand einen guten Überblick über Art und Ausmaß der Aktivität, die der Patient ausführt, über den jeweiligen potentiellen Verstärkerwert der einzelnen Aktivitäten sowie über die tatsächlich erhaltene positive Verstärkung zu gewinnen.

Die gebräuchlichste Form (PES III) besteht in einer Liste von 320 Aktivitäten und Ereignissen aus den wichtigsten Lebensbereichen; der Patient soll einschätzen, wie häufig er, bezogen auf einen bestimmten Zeitraum, jede der entsprechenden Aktivitäten ausgeführt hat und welchen Grad von Annehmlichkeit er dabei empfunden hat (oder hätte, falls er die Aktivitäten in letzter Zeit nicht ausgeführt hat). So erhält man für den entsprechenden Zeitraum ein Maß für das Aktivitätsniveau (Summe der ausgeführten Aktivitäten), für die Menge der tatsächlich erhaltenen positiven Verstärkung (Produkt der Häufigkeits- und Annehmlichkeitswerte) sowie für den potentiellen Verstärkerwert der Aktivitäten (Summe der Annehmlichkeitswerte) des Patienten. In einer Reihe von Validierungsexperimenten (MacPhillamy u. Lewinsohn, 1972), bei denen die Angaben des Patienten mit denen von Sozialpartnern und von Beobachtern verglichen wurden, konnte gezeigt werden, daß es möglich ist, auf diese Art eine gute Schätzung der tatsächlichen Aktivität zu gewinnen.

Eine andere Maßnahme, die zunehmend an Bedeutung in der Diagnostik bei depressiven Zuständen gewinnt, ist die Beobachtung von Interaktionen zwischen dem Patienten und anderen Personen in natürlichen oder quasi-natürlichen Lebenssituationen (Lewinsohn u. Shaffer, 1971; Dutka, Hartman-Zeilberger u. Linden, 1975; Hoffmann u. Linden, 1975).

Sie erlaubt eine relativ rasche und (verglichen mit den Verbalberichten der Beteiligten) valide Identifizierung depressionsfördernder Interaktionsmuster. So ist es möglich, Verhaltensweisen des Klienten festzustellen, die im Sinne mangelnder sozialer Fertigkeiten dazu führen, daß die Menge der verhaltenskontingenten positiven Verstärkung aus der sozialen Umgebung reduziert ist; auch können kontingente Verstärker depressiver Verhaltensweisen seitens der Sozialpartner aufgewiesen werden.

Die Ergebnisse solcher Beobachtungen, die in der Regel dem Patienten und seinem Interaktionspartner ausführlich dargestellt werden, haben neben den wichtigen diagnostischen Informationen, die sie bringen, einen zusätzlichen Vorteil: sie können dazu beitragen, die Sichtweise, die der Patient (und andere) von seiner Störung haben, insofern zu verändern, als sie diese im Anschluß daran eher als ein Problem der sozialen Interaktion denn als »persönliche Krankheit eines der Beteiligten« sehen. Außerdem bieten sie eine gute Möglichkeit, wichtige Sozialpartner des Patienten von vornherein in die Therapie mit einzubeziehen (Lewinsohn und Shaffer, 1971).

Informationserhebung und therapeutische Maßnahmen greifen folglich während des gesamten Therapieverlaufs ineinander. Für die Planung jedes Therapieschrittes bedarf es ebenso wie für die Einschätzung seiner Wirkungen erneuter detaillierter Informationen vom Patienten und seiner sozialen Umgebung.

VII

PSYCHOLOGISCHE THERAPIE BEI DEPRESSIONEN

NICOLAS HOFFMANN, MICHAEL FRESE UND
JANE HARTMANN-ZEILBERGER

1. Einleitung

In letzter Zeit scheint sich, auch in der psychiatrischen Literatur, ein verstärktes Interesse an psychotherapeutischen [1] Behandlungsmöglichkeiten bei depressiven Zuständen bemerkbar zu machen. Zumindest fehlt es nicht an Überlegungen dazu, daß man eine intensivere psychotherapeutische Betreuung, als Ergänzung der medikamentösen Therapie, für wünschenswert halte und auch anstrebe.

So schreibt Hippius (1972, S. 49): »Aus dem Konzept der multifaktoriellen Genese depressiver Syndrome ergibt sich für die Therapie die Forderung, daß im Rahmen von Gesamtbehandlungsplänen immer *somatotherapeutische, psychotherapeutische* und *soziotherapeutische* Faktoren gemeinsam und gleichzeitig berücksichtigt werden müssen.«

Lesse (1969, S. 120) meint, »keinerlei organische Behandlung – so wirksam sie auch sein mag – kann einem Patienten Einsicht in den Ursprung seiner Krankheit geben, oder ihn eine vernünftigere Lebensweise annehmen lassen, um späteres Kranksein zu vermeiden.«

Auch über die Problematik von »phasenüberdauernden Befindlichkeitsstörungen« (Glatzel u. Lungershausen, 1970) oder »phasenüberdauerndem Persönlichkeitswandel« (Lauter, 1969) bei endogenen Depressionen – eine Problematik, auf die schon Kraepelin (1913) hingewiesen hat – ist in den letzten Jahren eine Reihe von aufschlußreichen Beiträgen veröffentlicht worden: Man lenkt die Aufmerksamkeit auf die Fälle endogener Depressionen, bei denen, um es mit Lauter auszudrücken, »endogen entstandene depressive Haltungen nach Abklingen der Phase als ›soziale Rollen‹ in die Eigenregie der

[1] Unter »Psychotherapie« fassen wir alle auf psychologischen Theorien begründete Therapieansätze.

Persönlichkeit übernommen werden« (Lauter, 1969, S. 129) und stellt dazu fest: »Die phasenüberdauernde Abwandlung der Persönlichkeit trägt ... immer schon weitere melancholische Phasen in sich und bereitet in vielen Fällen den Boden für einen verhängnisvollen Zirkel von charakterlicher Verformung und endogener Depression« (Lauter, 1969, S. 131). Dabei betont derselbe Autor ausdrücklich, daß solche Verlaufsformen häufiger vorkommen als allgemein angenommen wird, und daß die »Vollremission« zwar einen recht frequenten und prägnanten Verlaufstyp der endogenen Depression darstelle, »von dem es aber zahlreiche, nicht länger wegzudiskutierende Ausnahmen gibt« (Lauter, 1969, S. 131).

Aber auch bei Fällen, die nicht in einen »depressiven Defekt« münden, wird nachdrücklich darauf hingewiesen, daß beim Abklingen der depressiven Phase »der Kranke in eine lebhafte Auseinandersetzung mit den veränderten Aspekten seiner Psyche und den Erfordernissen seiner realen Sozialsituation gerät« (Peters u. Glück, 1973, S. 14; vgl. auch Peters u. Glück, 1972).

Dabei wird immer wieder betont, daß die Periode vor der Entlassung aus der Klinik ein besonders heikler Zeitpunkt ist; der Patient hat nicht selten Angst vor den Anforderungen, die in seinem natürlichen Lebensmilieu wieder an ihn gestellt werden, obwohl er sich andererseits danach sehnt, seine gewohnten Aktivitäten wiederaufzunehmen und sich und anderen zu beweisen, daß er wieder voll da ist. Nicht selten macht er sich auch Sorgen darüber, daß sich seine berufliche oder familiäre Situation durch seine erzwungene Inaktivität und evtl. längere Abwesenheit habe verschlechtern können (siehe dazu: Schulte 1969; Peters u. Glück, 1972; Peters u. Glück, 1973).

Es fehlt also in der psychiatrischen Literatur nicht an Hinweisen darauf, daß bei praktisch allen depressiven Zustandsbildern eine psychotherapeutische Betreuung, falls sie geleistet werden kann, etwa in Kombination mit medikamentöser Therapie, außerordentlich gute Dienste leistet [2] (Glatzel, 1973).

Abgesehen von der Erleichterung, die sie dem Patienten auf der Höhe der depressiven Phase verschafft, kann sie, auch langfristig gesehen, wirkungsvolle Effekte erzielen, sei es, daß sie dazu beiträgt,

[2] Kielholz (1971, S. 106) schreibt sogar: »Ohne Psychotherapie im erweiterten Sinne des Wortes ist eine Depressionsbehandlung nicht möglich. Die Psychopharmaka leisten in der Therapie der Depressionen wertvolle Hilfe, sie können aber niemals die Psychotherapie ersetzen.«

pathogene Bedingungen, die in der Umwelt des Patienten, in seinen Verhaltensmustern oder in seinen Denk- und Einstellungssystemen verankert sind, zu beseitigen, sei es, daß sie ihm hilft, durch allmählichen Wiederaufbau eines aktiven und effizienten Verhaltensrepertoires die kritische Phase der Wiederübernahme seiner »alltäglichen Rolle« besser zu meistern. Ein wirkungsvoller therapeutischer Ansatz auf psychologischer Basis sollte also sowohl »unterstützende Therapie« als auch echte »Kausaltherapie« sein; er muß dem Patienten helfen, die gegenwärtige Phase besser und evtl. schneller zu überstehen, aber er muß auch insofern präventiven Charakter haben, als er durch Veränderungen im Verhalten und in der Umwelt des Patienten die Wahrscheinlichkeit einer neuen Phase vermindert.

Bevor wir die therapeutischen Strategien, Möglichkeiten, aber auch Beschränkungen eines verhaltenstherapeutisch-kognitiv orientierten Ansatzes darstellen (einer Richtung psychologischer Therapie, die erst seit einigen Jahren angefangen hat, sich intensiver mit dem Problem Depression zu befassen), sollten andere zur Anwendung kommende psychotherapeutische Verfahren kurz skizziert werden, damit es möglich wird, das Charakteristische der von uns vertretenen Vorgehensweise besser hervorzuheben.

2. Psychotherapeutische Konzepte

2.1. »Unterstützende Maßnahmen« im Rahmen der psychiatrischen Behandlung

Über dieses Thema gibt es in der Literatur relativ wenig präzise Angaben. Ein oft vertretenes Konzept (Frankl, 1967; Kielholz, 1971; Glatzel, 1973) scheint darin zu bestehen, eine Reihe bei jeder Depressionstherapie unentbehrlicher Maßnahmen, nämlich »beruhigende Versicherungen«, Unterstützung und Entlastung systematisch einzusetzen, um dem Patienten »über seine Krankheit hinwegzuhelfen«. Die Vertreter dieses Ansatzes sind durchweg der Auffassung, daß Depressionen, besonders die »endogenen«, einen natürlichen Verlauf haben, der durch therapeutische Maßnahmen, gleich welcher Art, nur unwesentlich abzuwandeln ist, und daß es wichtig ist, den Patienten für die Dauer seiner Krankheit »über Wasser« zu halten, ihn »durch die Phase einer Depression hindurchzulotsen«, wie Frankl es ausdrückt (1967, S. 34). Er schreibt: »Tatsächlich hat sich die Psychotherapie bei endogenen Depressionen um die personale Stellungnahme des Kranken zum organismischen Krankheitsgeschehen in ihm fokal zu zentrieren; denn es ist ja nicht die Krankheit an sich und als solche, die psychotherapeutisch zu beeinflussen es gälte; sondern was wir uns angelegen sein lassen müssen, ist die Einstellung des Kranken zu eben seinem Kranksein ...« (Frankl, 1967, S. 30).

Die wesentlichen therapeutischen Maßnahmen, die sich aus dieser Strategie ergeben, bestehen also neben der somatischen Therapie darin, den Kranken gegen mögliche Schäden abzuschirmen, die er sich selbst zufügen könnte, ihm, der wenig Hoffnung bezüglich seiner Zukunft hat, immer wieder zu versichern, daß seine diesbezüglichen Befürchtungen auch »krankhaft« seien, daß so gut wie alle Depressionen abklingen, ohne daß irgendwelche Schäden zurückbleiben.

Zugleich sollen alle Anforderungen, der Patient möge »sich zusammennehmen«, strikt unterbleiben; der Therapeut ist bestrebt, die Ansprüche, die der Patient selbst an sich stellt oder die Personen aus seiner Umwelt an ihn stellen könnten, zu unterbinden, um ihn, der ja an und für sich wenig leistungsfähig ist, nicht immer wieder mit dem eigenen Versagen zu konfrontieren.

Diese therapeutische Strategie – Beruhigung, Unterstützung, Entlastung – wird von praktisch allen psychiatrischen Autoren, die sich zu dem Thema äußern, vertreten.

Als häufigste Fehler, die bei der Psychotherapie von Depressionszuständen gemacht werden, zählt Kielholz (1971, S. 106 ff.) auf:

a) Appelle an den Patienten zu richten, er möge »sich zusammenreißen«, er »solle sich nicht gehen lassen« usw. sowie Ablenkungs- und Aufheiterungsversuche;

b) ihn in eine fremde Umgebung, in Ferien usw. schicken;

c) ihn dazu zu drängen, oder ihm sogar zu erlauben, lebenswichtige Entscheidungen zu treffen;

d) ihm Wahnideen (Versündigungs-, Krankheits-, Verarmungswahn) ausreden zu wollen.

Kielholz (1971) gibt darüber hinaus noch spezifische therapeutische Ratschläge für die einzelnen Untertypen der üblichen psychiatrischen Klassifikation. So empfiehlt er[1] bei psychoreaktiven Depressionen

[1] Die therapeutischen Vorschläge von Kielholz sind wesentlich ausführlicher und differenzierter, als hier skizziert werden kann. Man vgl. 1971, 108–115.

u. a. die auslösenden Ereignisse mit dem Patienten durchzusprechen, bei Erschöpfungsdepressionen den Patienten von der Notwendigkeit einer Erholung zu überzeugen und ihm seine körperlichen Symptome als ungefährliche vegetative Störungen psychogenen Ursprungs darzustellen, bei neurotischen Depressionen zu helfen, die gegenwärtigen Konflikte aufzudecken und zu verarbeiten und dem Patienten Hilfestellung für eine bessere Bewältigung der Zukunft zu geben, und schließlich bei endogenen Depressionen für den Patienten einfache und klare Tagesprogramme aufzustellen und ihm genaue Anweisungen zu geben, wann welche Tätigkeiten verrichtet werden sollen.

Glatzel (1973, S. 196) legt über diese »Grundstrategie« hinaus besonderen Wert darauf, »nach Abklingen der Verstimmung ... dem Patienten schrittweise die Aufgabe der Krankenrolle und die Rückkehr in die alten Bindungen und Verpflichtungen zu erleichtern«.

Bemerkenswert ist, daß Glatzel bei endogenen Depressionen auch empfiehlt, die mit dem Patienten wichtigsten Aspekte der Situationen durchzusprechen, die dazu beitragen können, den Weg in eine endogene Phase »mitzubereiten«. Er schreibt: »Manches Rezidiv und die Ausbildung manchen zyklothymen Residualsyndroms kann durch eine so verstandene Psychotherapie verhindert werden.«

2.2. Psychoanalytische Behandlung bei Depressionen

Obwohl die Depressionsforschung der Psychoanalyse seit Abraham und Freud theoretische Beiträge von bleibendem Wert verdankt (für eine Zusammenstellung der wichtigsten Beiträge siehe Gaylin, 1968), ist die Lage auf dem Gebiet der psychoanalytischen Depressionsbehandlung trostlos. So stellt Bräutigam fest (1969 a, S. 520): »In einem Sammelreferat von Wisdom aus dem Jahre 1961 über ›Die Psychoanalytischen Theorien über die Melancholie‹ sind 40 Arbeiten referiert, und es ist kein Wort über die Frage psychotherapeutischer Behandelbarkeit oder über Auswirkungen dieser Theorien auf den Verlauf der Melancholien zu finden.«

Die offen zugestandenen Schwierigkeiten, die klassische analytische Methode in der akuten depressiven Phase anzuwenden [2], haben psychodynamisch orientierte Therapeuten dazu veranlaßt, bei rezidi-

[2] So schreibt Bräutigam: »Jeder, der klinische Erfahrungen mit Depressionen hat, weiß, daß alle analytischen und persuasiven Versuche an den akuten Depressionen ... abprallen« (1969, S. 519).

vierenden Depressionen die Therapie in die relativ symptomfreien Intervalle zu verlegen, wozu Abraham schon 1911 geraten hatte.

Aber auch dieser Ansatz ist in der Literatur sehr schlecht dokumentiert, und selbst Bräutigam, der prominenteste Verfechter dieser Vorgehensweise, bewertet die Ergebnisse mehr als zurückhaltend (1969 b).

2.3. Psychoanalytische Kurztherapien

In den letzten Jahren sind eine Reihe von Therapievorschlägen bei depressiven Zuständen von Autoren formuliert worden, die die Richtung der »psychoanalytischen Kurztherapien« vertreten. Dieser Ansatz, der im wesentlichen die wichtigsten Grundvoraussetzungen der klassischen psychoanalytischen Theorie beibehält, kommt nach Bellak und Small (1972, S. 37) »für jene Patienten in Betracht, deren Probleme keine eigentliche Psychoanalyse erfordern, oder einer solchen nicht zugänglich sind«, oder auch, »wenn in Anbetracht von Faktoren wie Zeit, Geld, Behandlungskapazitäten usw. mehr gar nicht angeboten werden kann« (Bellak u. Small, 1972, S. 37).

Psychoanalytische Kurztherapien sind meist auf eine bestimmte Anzahl von Behandlungsstunden beschränkt (in der Regel unter 20); als Eigenarten dieser Vorgehensweisen führen Bellak und Small (1972) auf, daß der Therapeut selber die wichtigsten Elemente der Mitteilungen des Patienten zusammenfassen und aus eigener Sicht ergänzen muß [3] (Bellak u. Small, 1972, S. 26) und daß er nicht darauf warten kann, die Entstehung des Einsichtsprozesses beim Patienten abzuwarten, sondern daß er ihn zu fördern habe.

Stellvertretend für eine ganze Reihe von Autoren, die im Rahmen psychoanalytischer Kurztherapien Strategien für die Behandlung depressiver Patienten vorschlagen (Campbell, 1953; Kraines, 1957; Wilson, 1955; Ayd, 1961; Gibson, 1963), seien zwei Ansätze kurz skizziert.

Bellak und Small (1972, S. 190–194) schlagen unter anderem folgende therapeutische Maßnahmen vor:

1. Ermutigungen und Unterstützung, die an reale Begabungen und

[3] Im Anhang ihres Buches »Kurzpsychotherapie und Notfallpsychotherapie«, 1972, geben Bellak und Small die Verbatim-Aufzeichnungen der Kurzpsychotherapie einer depressiven Patientin wieder. Interessenten mögen überprüfen, auf welche eindrucksvolle Art der Therapeut »aus eigener Sicht ergänzt« und »Einsichten fördert«.

Stärken des Patienten anknüpfen, um sein angegriffenes Selbstwertgefühl zu heben.

2. Versuch einer Umkehrung der autoaggressiven Tendenzen des Patienten; in diesem Zusammenhang empfehlen die Autoren besonders die Technik der »modifizierten Katharsis«, die darin besteht, daß der Therapeut stellvertretend für den Patienten die Aggressionen, die dieser nicht zu äußern wagt, verbalisiert.

3. Verknüpfung von im Interview sichtbaren »psychodynamischen Zusammenhängen« mit der aktuell auslösenden Situation sowie mit typischen Situationen aus der Kindheit des Patienten.

4. Klärung von Übertragungsmanifestationen, besonders in dem Sinn, daß der Therapeut Anzeichen einer negativen Übertragung stellvertretend für den Patienten verbalisiert.

5. Versicherung, daß der Therapeut jederzeit für den Patienten erreichbar sei.

6. Evtl. Herausnahme aus pathogenen Situationen, die das Selbstwertgefühl des Patienten immer wieder verletzen.

7. Psychopharmakotherapeutische und evtl. Elektroschock-Therapie bei akuter Suicid-Gefahr. Zu den letzten Maßnahmen bemerken die Autoren: »Oft sind ... nur wenige, meist nicht mehr als sieben Elektroschocks erforderlich. Kommt man damit aus, so ist auch die Schädigung der mnestischen und integrativen Ichfunktionen im allgemeinen nicht so ausgeprägt, daß man nicht eine psychotherapeutische Nachbehandlung anschließen könnte, sobald es zu einer ausreichenden Symptombesserung gekommen ist« (Bellak u. Small, 1972, S. 193).

Regan (1965) empfiehlt folgende Maßnahmen, die jede auf ein bestimmtes »taktisches Ziel« in der Depressionstherapie hinauslaufen:

1. Schutz des Patienten gegen Selbstmord.

2. Direktes und bis zu einem gewissen Grad aggressives Explorieren. Dadurch soll die Aktivität des Patienten in der therapeutischen Situation gesteigert werden, und seine Apathie sowie sein Negativismus, auch der Therapie gegenüber, sollen überwunden werden.

3. Unterbrechung des Zyklus von Versagen und Schuldgefühlen. Der Therapeut verbietet dem Patienten, Aktivitäten zu unternehmen, bei denen abzusehen ist, daß er sie nicht bewältigen kann, und erlaubt ihm nur solche, bei denen er sicher ist, daß der Patient sie erfolgreich beenden kann.

4. Medikamentöse Therapie.

5. Einleitung von Kognitions- und Einstellungsveränderung.

Eine Reihe von Maßnahmen, die von den psychoanalytischen Kurztherapieverfahren (besonders bei Regan) empfohlen werden, kommen Elementen des im folgenden dargestellten verhaltenstherapeutisch-kognitiv orientierten Ansatzes recht nahe oder decken sich sogar mit ihnen. Allerdings scheint gerade bei diesen therapeutischen Strategien der Zusammenhang mit den psychodynamischen Auffassungen von Depression nur noch recht lose zu sein.

3. Der verhaltenstherapeutisch-kognitiv orientierte Ansatz bei depressiven Zuständen

Verhaltenstherapie oder Verhaltensmodifikation ist ein systematischer Versuch, durch Einsatz einer Reihe von therapeutischen Techniken und Strategien menschliches Verhalten mit einer konkret formulierten Zielsetzung zu verändern.

In einer Sequenz von diagnostischen Schritten werden, je für den individuellen Fall, die zu verändernden Verhaltensmuster, die organismusinternen (Gedanken, Einstellungen, physiologischen Gegebenheiten) und organismusexternen Faktoren, die diese Verhaltensmuster aufrechterhalten, sowie die zu erreichenden Soll-Zustände (Therapieziele) herausgearbeitet (siehe Kapitel VI; sowie Schulte, 1975).

Im eigentlichen therapeutischen Prozeß wird mittels einer Reihe von Therapieverfahren, die stark von Ergebnissen der psychologischen Grundlagenforschung (Lerntheorien, Einstellungsforschung, physiologische Psychologie) inspiriert sind, der Versuch unternommen, die problematischen Aspekte des Verhaltens in der gewünschten Richtung zu verändern.

Die Verhaltenstherapie stellt, historisch gesehen, einen Ansatz dar, der innerhalb der klinischen Psychologie als Reaktion gegen unfruchtbare diagnostische Fragestellungen als Selbstzweck, d. h. ohne therapeutische Implikationen (die klassische Arbeit des klinischen Psychologen!), gegen vage, nicht operationalisierte Zielvorstellungen und gegen theoretisch nicht weiter begründbare therapeutische Maßnahmen entstanden ist (vgl. auch Yates, 1970).

Der verhaltenstherapeutische Ansatz war zuerst strikt behavioristisch orientiert, nur direkte Veränderungen von »offenem Verhalten« wurden angestrebt, und man versuchte diese meist durch Manipulation von extraorganismischen Reizen herbeizuführen. Gedanken, Einstellungen, Erwartungen, Wertschätzungen des zu therapierenden Individuums wurden nach behavioristischer Manier als »überflüssige Konstrukte« (Skinner, 1967) abgetan, und ihre steuernde Wirkung auf das offene Verhalten wurde grob unterschätzt.

Ein solcher, falsch verstandener »methodischer Rigorismus« führte oft dazu, daß der praktizierende Therapeut angesichts der Komplexität von Störungen erwachsener Patienten »mit leeren Händen, wenn nicht sogar mit leerem Kopf« dastand, um es mit Lazarus auszudrücken (Lazarus, 1974, S. 549).

In letzter Zeit wird in zunehmendem Maße ein breiter angelegter therapeutischer Ansatz bevorzugt (Lazarus, 1971, siehe dazu auch Hoffmann, in Vorbereitung); die Veränderung von »verdecktem Verhalten« wird zum integralen Bestandteil von Therapieplänen; dabei liefert besonders die Richtung, die man als »kognitive Therapie« bezeichnet (Beck, 1970, 1972; Ellis, 1962), eine Reihe von Verfahren, die sich sehr gut bei komplexen Störungen mit verhaltenstherapeutischen Maßnahmen im engen Sinne kombinieren lassen.

Verhaltenstherapeutische Techniken, die bei depressivem Zustand anwendbar sind, werden erst seit wenigen Jahren entwickelt. Dies liegt z. T. daran, daß die psychologische Forschung sich erst relativ spät der Problematik der Depression zugewandt hat (Ferster, 1966; Lewinsohn u. Altwood, 1969; Seligman, 1974), zum Teil auch an den außerordentlichen Schwierigkeiten, die die Entwicklung von therapeutischen Verfahren und die Überprüfung ihrer Wirksamkeit gerade bei Depressionen bietet.

Bei der Entwicklung von Therapieverfahren, die entweder mehr »intuitiv«, etwa aus klinischer Erfahrung heraus, oder in Anlehnung an grundwissenschaftliche Prinzipien erfolgt, bleibt nur ein geringer »Experimentierspielraum«. Neue therapeutische Maßnahmen einzuführen, »um zu sehen, was dann passiert«, wird sich wohl jeder verwehren, der sich ernsthaft mit schwer depressiven Patienten beschäftigt hat und weiß, welche Konsequenzen bereits eine einzige fehlgeschlagene Therapiestunde haben kann! Bezüglich der Überprüfung der Effektivität von Verfahren mit den üblichen Designs (Pseudo-Therapie-Gruppe, Warteliste als Kontrolle) ergeben sich die gleichen ethischen Probleme. Auch in der Einzelfalltherapie ist es schwer, abzuschätzen, welche der angewandten Maßnahmen zu welchen Effekten geführt haben; das Engagement des Therapeuten bei einem schwer gestörten und evtl. selbstmordgefährdeten Patienten ist so massiv, daß die Wirkung der Einzelelemente des »therapeutischen Impakts« kaum noch identifizierbar ist.

Diese Umstände also, die relativ kurze Zeit, seit der man sich mit depressiven Zuständen innerhalb dieses Ansatzes beschäftigt und die ethischen Probleme, die bei wissenschaftlich stichhaltigen Effektivitätskontrollen auftreten, sind dafür verantwortlich, daß es in der Literatur unseres Wissens keine Arbeit gibt, die bei schwer depressiven Patienten die Effektivität einzelner psychologischer Therapietechniken oder Technikkombinationen einwandfrei überprüft.

Eine Möglichkeit, doch in gut kontrollierten Studien den Nachweis zu erbringen, daß einzelne therapeutische Verfahren wirksam sind, besteht darin, eine Population zu wählen, die zwar die Störung aufweist, aber nur in mildem bis mittlerem Grad. Bei dieser Vorgehensweise ist es schon etwas unproblematischer, z. B. eine Gruppe gleich in Therapie zu nehmen und die andere als Kontrollgruppe für die gleiche Zeit auf die Warteliste zu setzen.

Nach dem Prinzip ist Taylor (1974, berichtet nach Beck, 1975) vorgegangen. An einer Gruppe von mitteldepressiven Patienten hat er nachgewiesen, daß sowohl ein verhaltenstherapeutischer Ansatz als auch ein kognitiv orientierter gute Therapieerfolge verzeichnen konnten, wenn man die Therapiegruppen mit einer Wartelistekontrollgruppe verglich. Darüber hinaus hatte Taylor eine dritte Versuchsgruppe, die mit einer Kombination der beiden Ansätze behandelt wurde; diese Gruppe zeigte die größten Verbesserungen.

Shipley u. Fazio (1973) konnten nachweisen, daß bei einer Gruppe von depressiven Studenten, die mit einem auf der Arbeit von Lewinsohn basierenden Ansatz therapiert wurden, die Depressionswerte, verglichen mit denen einer parallelisierten Wartegruppe, sich signifikant verändert hatten.

Auch McLean, Ogsten und Grauer (1973) haben bei einer Gruppe von Depressiven, die samt Partner ein verhaltenstherapeutisches Kommunikationstraining erhielten, signifikant bessere Ergebnisse erzielt (gemessen anhand von Depressionsfragebögen) als bei einer Kontrollgruppe, die während desselben Zeitraums medikamentös behandelt wurde oder sich in anderer psychotherapeutischer Behandlung befand. (Andere Arbeiten, die mit vergleichbaren Populationen arbeiten, aber schlechter kontrolliert sind, werden bei der Darstellung der Therapietechniken referiert.)

Nun stellt sich gerade bei depressiven Zuständen die Frage, ob therapeutische Methoden, die erwiesenermaßen bei Störungen geringeren oder mittleren Ausmaßes effizient sind, auch bei schwer gestörten Patienten (z. B. auch bei sog. »psychotischen Depressionen«) mit den gleichen Erfolgsaussichten anwendbar sind. Diese Frage ist nicht leicht zu beantworten, gilt doch seit jeher in der Psychiatrie zumindest eine ganze Reihe von depressiven Zuständen als vom Psychischen her schwer zu beeinflussen (siehe Kapitel I.).

Allerdings gibt es 2 Gruppen von Argumenten, die sich anführen lassen, um die Brauchbarkeit derselben therapeutischen Ansätze, die sich bei milderen Formen bewährt haben, auch für schwere Formen zu postulieren.

Einmal theoretische Überlegungen, die die Annahme nahelegen, daß die gleichen theoretischen Modelle, die für leichtere Formen gültig sind, auch das Zustandekommen schwerer Formen erklären (diese Auffassung geht davon aus, daß die einzelnen Untertypen von Depression eher auf einen Schweregradkontinuum liegen, als diskrete Einheiten mit verschiedenartigen Ätiologien darstellen). Zum anderen gibt es eine Reihe von Fallstudien, z. T. bei therapieresistenten oder chronischen Fällen, die aufzeigen, daß ähnliche therapeutische Maßnahmen, deren Effizienz bei leichteren Fällen nachgewiesen ist, auch bei sehr schweren Fällen zu guten Ergebnissen führen können (Beck, 1974; allerdings ist bei solchen Einzelfallbeispielen der Vorwurf, die Besserung des Zustandes des Patienten sei auf Spontanremission zurückzuführen, nie ganz zu widerlegen).

Es ist also eine wichtige Aufgabe der zukünftigen Forschung, zu gewährleisten, daß unter ethisch vertretbaren Bedingungen die Effektivitätsproblematik psychologischer Therapien auch bei schweren Formen von depressiven Zuständen in Angriff genommen werden kann.

Der hier dargestellte verhaltenstherapeutisch-kognitiv orientierte Ansatz basiert auf den theoretischen Modellen über Entstehung von Depressionen, die von Ferster, Lewinsohn, Seligman, Beck u. a. entwickelt worden sind (siehe Kapitel II, III, IV).

Seine Grundstrategie ist verhaltenstherapeutischer Natur: eine theoriengeleitete Analyse des problematischen Verhaltens und der Bedingungen, durch die dieses Verhalten entstanden ist oder aufrechterhalten wird, liefert den Ausgangspunkt für die therapeutische Intervention (siehe Kapitel VI). Je nach den Ergebnissen dieser individuellen Problemanalyse wird eine Reihe von individuellen Therapiezielen aufgestellt und über die Reihenfolge, in der diese Ziele angestrebt werden, entschieden. (Dabei ist es durchaus möglich, daß sich im Laufe der Therapie die Abfolge der Zwischenschritte verändert, wenn neue Probleme, die eine Intervention erfordern, auftreten.) Aus den Therapiestrategien und -techniken, die sich zum Erreichen dieser Teilziele bewährt haben, werden die für den jeweiligen Fall angemessenen zusammengestellt.

Psychologische Therapie bei Depressionen läßt sich unserer Ansicht nach in 2 Abschnitte (die sich überschneiden können) gliedern:

In einem ersten Therapieabschnitt werden Ziele mehr kurzfristiger Natur angestrebt. Es geht hauptsächlich darum, das subjektive Leiden des Patienten zu lindern, ihn zu motivieren, aktiv in der Therapie mitzuarbeiten und eventuellen Selbstmordabsichten entgegenzuwirken.

In einer zweiten Phase werden längerfristige Ziele angestrebt. Die Bedingungen, die nach den psychologischen Modellen für die Entstehung und Aufrechterhaltung des depressiven Verhaltens verantwortlich sind, sollen verändert werden.

Die einzelnen therapeutischen Maßnahmen in diesem Abschnitt zielen darauf hin, ein adäquates Aktivitätsniveau wiederherzustellen, das durch ausreichende positive Selbst- oder Fremdverstärkung aufrechterhalten wird, die »sozialen Fertigkeiten« des Patienten zu verbessern sowie depressionsfördernde Kognitionen und Einstellungen abzubauen. Wir haben für die nun folgende Darstellung aus den in der Literatur beschriebenen Techniken nur diejenigen ausgewählt, die sich unserer therapeutischen Erfahrung nach zur Erreichung der Zielsetzungen innerhalb der einzelnen Therapieabschnitte gut bewährt haben [1].

[1] Im Jahr 1973 konstituierte sich am Institut für Psychologie im FB 12 der Freien Universität Berlin ein Team, das sich theoretisch und therapeutisch mit Depressionen befaßt (und dessen Mitglieder weitgehend mit den Autoren dieses Buches identisch sind). Die von uns dargestellten therapeutischen Ansätze wurden an ca. 40 z. T. sehr schwer gestörten depressiven Patienten mit gutem Erfolg angewandt (Therapieteam Depression, 1975).

3.1. Die erste Phase der Therapie – kurzfristige Strategie

In der traditionellen Verhaltenstherapie wird über die ersten Stunden der Therapie verhältnismäßig wenig ausgesagt. Es wird implizit angenommen, daß man einen motivierten Patienten vor sich hat, mit dem man sofort anfangen kann, eine Verhaltensanalyse zu erstellen bzw. therapeutisch zu arbeiten.

Mag diese Vorstellung auch bei weniger schwierigen Verhaltensstörungen, etwa bei Phobien, gerade noch angemessen sein, so gilt sie doch kaum für die Therapie von Depressiven. Der depressive Patient begegnet der Therapie und dem Therapeuten oft mit der typischen depressiven Einstellung; das bedeutet, daß er gegenüber den therapeutischen Interventionen dieselben negativen Erwartungen oder Hilflosigkeitseinstellungen an den Tag legt wie gegenüber anderen wichtigen Interaktionen mit der Umwelt. Diese Haltung schließt eine hohe Motivation, in der Therapie zu bleiben, nicht aus, äußert sich aber z. B. darin, daß der Patient selten Eigenaktivität zeigt und keine hohen Erwartungen bezüglich der Effizienz der Therapie in seinem besonderen Falle äußert. Der Depressive mag z. B. sagen, daß er es ja noch einmal versuchen könne, daß er sich aber über den Mißerfolg der Therapie sicher sei; es mag sogar sein, daß er den Therapeuten bemitleidet, weil er mit solch einem hoffnungslosen Fall wie dem seinem belastet sei.

Daraus ergeben sich die Ziele für die erste Phase der Therapie: Die Hoffnungslosigkeit des Patienten auch der Therapie gegenüber soll möglichst aufgehoben werden und aktive Mitarbeit angestrebt werden. Darüber hinaus soll etwaigen Selbstmordabsichten entgegengewirkt werden [2].

Dabei besteht allerdings folgendes Problem: Zum einen muß der Therapeut empathisch und verständnisvoll auf die depressiven Äußerungen des Patienten (z. B. Klagen) eingehen, um ihm seine Hilfsbereitschaft zu zeigen; dies allerdings bedeutet – lerntheoretisch gesehen – eine Verstärkung des depressiven Verhaltens. Zum anderen muß aber, sobald wie möglich, in der Therapie erreicht werden, daß der Patient aus seiner Passivität, die sich unter anderem im Klageverhal-

[2] Zur Vermeidung von Mißverständnissen soll darauf hingewiesen werden, daß Selbstmordgefahr nicht nur in der ersten Phase der Depression besteht; sie ist oft gerade in einer Periode besonders groß, in der der Patient mehr Energien aufbringen kann – ebenso auch bei Rückschlägen nach einer zeitweiligen Verbesserung (vgl. Ringel, 1969).

ten usw. manifestiert, herausgeholt wird und stattdessen wieder anfängt, sich mit der Umwelt aktiv auseinanderzusetzen (vgl. Kapitel II).

Vor einem ähnlichen Dilemma steht man auch bei der Aufgabe der Selbstmordverhütung. Auch auf Selbstmorddrohungen ist man gezwungen einzugehen, etwa indem man zusätzliche Therapiestunden einlegt, zu jeder Tages- und Nachtzeit telefonisch erreichbar ist usw. Andererseits muß man dem Patienten aber Problemlösestrategien beibringen, die etwa damit inkompatibel sind, mit Selbstmord zu drohen, wenn er Belastungen ausgesetzt ist.

Über effektive Methoden der Selbstmordverhütung ist man sich noch recht wenig schlüssig. Zumeist werden nur relativ allgemeine Ratschläge gegeben, etwa empathisch verstehend zu wirken, andere Personen mit einzubeziehen, aktuelle Probleme schnell zu lösen, oder eine Klinikeinweisung – notfalls auch mit Zwang – vorzunehmen (vgl. z. B. Ringel, 1969). Etwas präziser ist bereits die Überlegung von Shneidman (1969), wonach einem Selbstmord immer lange Phasen des Konflikts: »Soll ich es tun – soll ich es nicht tun?« vorausgehen. Die therapeutische Intervention muß an dem positiven Ende des Konflikts ansetzen und die lebenserhaltende Alternative unterstützen. Dem depressiven Patienten soll eine positive Perspektive und ein möglicher Ausweg aus seinen Problemen aufgezeigt werden, um der lebenserhaltenden Seite des Konflikts ein Übergewicht zu geben.

Dafür ist besonders die »Technik« der »beruhigenden Versicherung« (»reassurance«) geeignet. Wir folgen dabei im allgemeinen der Darstellung von Thorne (1968):

Diese Methode setzt voraus, daß der Patient den Therapeuten für kompetent hält, daß dessen Äußerungen glaubhaft wirken und überzeugend dargestellt werden. Sie wirken nur dann beruhigend auf den Patienten, wenn er merkt, daß seine Schwierigkeiten anerkannt werden, aber wenn ihm auch gleichzeitig deutlich gemacht wird, wie man ihm heraushelfen kann.

Kaum beruhigend wirken oberflächliche Ratschläge, wie: »Es wird schon wieder werden«, oder: »Jetzt ruhen Sie sich mal ein paar Tage aus, dann ist alles wieder vorbei«, etc. Im Gegensatz dazu muß spezifisch und konkret die Möglichkeit der Verbesserung aufgezeigt werden.

Dazu sind vor allem folgende Typen »beruhigender Versicherung« geeignet (die ersten sechs davon sind Thorne, 1968, entnommen):

1. *Der Patient ist kein Einzelfall:* Der für den Patienten ungewöhnliche Zustand legt ihm den Gedanken nahe, sich als extremen Einzelfall zu betrachten. Wird dem Patienten verdeutlicht, daß auch andere Leute unter ähnlichen Gefühlen und Gedanken wie er leiden, steigt die Hoffnung auf den Therapieerfolg.

2. *Die Genese der Verhaltensstörung ist bekannt:* Erklärungen in der Richtung wirken an sich schon angstreduzierend; weiß der Patient, daß die Genese seiner Verhaltensstörung bekannt ist, legt dies auch nahe, eher an einen Therapieerfolg zu glauben.

3. *Die Verhaltensstörung ist zwar unangenehm, aber nicht gefährlich:* Oft meint ein Patient, daß seine Depression schließlich in völlige »geistige Umnachtung« einmündet. Dies führt zu noch größerer Angst und Depressivität und erhöht das Risiko eines Selbstmords. Versichert man ihm, daß dem nicht so ist, baut man die wahrgenommene Ausweglosigkeit ab.

4. *Man kann die Störung beseitigen:* Dem Patienten muß versichert werden, daß schon vor ihm Fälle ähnlicher Art geheilt werden konnten und dies ebenfalls bei ihm gelingen wird, auch wenn dies einige Mühe kosten sollte. Hier spielt vor allem die Kompetenz des Therapeuten in den Augen des Patienten eine große Rolle, die sich hauptsächlich äußert, indem man bereits am Anfang in Umrissen erläutert, wie man vorzugehen gedenkt.

5. *Verschlechterungen des Zustands werden in der Therapie aufgefangen:* Der Patient muß wissen, daß etwaige Rückschläge nicht bedeuten, daß die Therapie gescheitert sei und der Therapeut daraufhin aufgeben werde, sondern daß die Rückschläge aufgefangen werden können. Der Therapeut kann im Gegenteil versichern, Tag und Nacht zur Verfügung zu stehen, falls der Zustand des Patienten es erfordert. Dies gibt dem Patienten die Sicherheit, Verschlechterungen in seiner Gefühlslage auch mitteilen zu können, und an der Therapie trotz solcher Rückschläge weiter teilzunehmen.

6. *Der Patient erfährt unkonditionale Verstärkung:* In der ersten Phase ist die Beziehung zum Therapeuten essentiell. Diese wird u. a. durch massive unkonditionale Verstärkung (etwa gleichbedeutend mit Tauschs Echtheit und emotionaler Wärme, 1970) verbessert. Sie ist ein Hauptverstärker, der den Patienten veranlaßt, in der therapeutischen Situation zu bleiben.

7. *Die Ziele werden etappenweise bestimmt:* Die Verhaltenstherapie bietet die Möglichkeit, Zwischenziele aufzustellen, die zwar

einen echten Fortschritt bedeuten, aber doch leicht zu erreichen sind. Dadurch wird eine »Alles-oder-Nichts-Haltung« beim Patienten abgebaut.

8. *Der Patient soll Erfolge erleben:* Schon in den ersten Stunden können dringende, aber durch Unterstützung des Therapeuten relativ leicht zu lösende Probleme bewältigt werden. So kann z. B. eine ganz konkrete Aufgabe in der Therapiestunde angegangen werden, wie ein Telefongespräch zu führen, das schon längere Zeit nötig gewesen wäre. Dadurch erlebt der Patient einen Erfolg und schöpft Mut für weitere Aktivitäten. Eine solche Maßnahme eignet sich besonders als Anfangsstufe für den »Aufbau von Aktivitäten« und für »gestufte Aufgaben« (s. S. 238 ff.).

9. *Man knüpft an die Erfahrungen des Patienten an:* Spricht man mit dem Patienten über bestimmte Erfahrungen, die dieser in der positiven Veränderung seines Verhaltens schon gemacht hat, werden auch zukünftige Verbesserungen eher glaubhaft und einsichtig. Haben die depressiven Patienten schon frühere Verstimmungen oder depressive Phasen erlebt, kann man daran anknüpfen und verdeutlichen, daß und wie sie früher solche Perioden überwunden haben, wobei man die entsprechend wirksamen Mechanismen und die theoretischen Hintergründe erklären kann.

10. *Neue Perspektiven werden durch Zeitprojektion von Verstärkern vermittelt:* Lazarus (1968, 1971) hat diese Methode vorgeschlagen, um dem Depressiven wieder die Perspektive auf angenehmere Zeiten zu vermitteln und depressionsfördernde Ereignisse zu relativieren.

Im ersten Schritt werden dabei potentielle Verstärker und verstärkende Aktivitäten erfragt (z. B. was der Person, bevor sie depressiv wurde, Spaß gemacht hat). Anschließend soll sich der Patient unter Entspannung oder Hypnose vorstellen, wie er diese Aktivitäten in der Zukunft ausführt. Der Therapeut leitet dann dazu über, sich zu überlegen, wie angenehm diese Zeit der Aktivität gewesen sei, und sich auszumalen, daß der Patient immer solche angenehmen Tage, Wochen und Monate erleben könne.

Zeitprojektion kann aber auch bei Patienten mit Selbstmordgedanken angewendet werden (wenn man sie motivieren kann, bei einer solchen Methode mitzumachen). Indem man die Verstärker der Zukunft aufzeigt, bewirkt man etwas Ähnliches, wie wenn man sagen würde: »Das Leben geht doch weiter«, »Die Zukunft bietet dir doch noch so viel Erfreuliches« und ähnliches – nur erlebt der Patient dies im Gegensatz zu solchen etwas abgedroschenen Sprüchen wesentlich lebhafter. Ohne solch eine platte Beeinflussung legen die eigenen Vorstellungen in der Zeitprojektion der Verstärker eine solche Überlegung nahe.

Der Depressive benützt Zeitprojektion oft von sich aus – nur mit umgekehrten Vorzeichen: Er malt sich genau aus, wie ihm auch in Zukunft nur Schlimmes widerfahren wird, und wie er auch weiterhin hilflos sein wird etc. Die Aufgabe der Zeitprojektion positiver Verstärker besteht nun in der Umkehr solcher Phantasien.

Diese 10 Vorschläge beruhigender Versicherung dürfen nicht mechanisch angewandt werden; die meisten tragen aber dazu bei, die Beziehung des Patienten zu seinem Therapeuten aufzubauen, Hoffnung auf Besserung zu wecken, und die Motivation zu festigen, in der Therapie zu verbleiben.

Gleichwohl liegt in der Anwendung einzelner Versicherungen auch eine mögliche Gefahr: Der Patient könnte das Gefühl bekommen, daß der Psychotherapeut seinen Zustand nicht ernst genug nimmt und zu bagatellisieren versucht. Dies könnte die Anstrengungen des Therapeuten zunichte machen, Widerstände wecken und zu einer vorzeitigen Beendigung der Therapie führen. Der Therapeut muß dem Patienten das Gefühl vermitteln, daß dessen Probleme ernst genommen werden, aber dennoch gelöst werden können.

Neben dieser Methode besteht in der Therapie von Selbstmordgefährdeten etc. noch die Notwendigkeit, relativ weitgehende Kontrolle über das Leben des Betreffenden zu erlangen. Während beruhigende Versicherung dazu beiträgt, neue Hoffnungen zu wecken und Vertrauen zum Psychotherapeuten aufzubauen, dient eine straffe Kontrolle über den Patienten dazu, diesen vor übereilten Reaktionen auf Stressoren in der Umwelt zurückzuhalten. So kann man z. B. mit dem Patienten ein tägliches oder halbtägliches Telefongespräch vereinbaren, in dem er über die Ereignisse des Tages und seine Reaktionen darauf berichtet. Gleichzeitig hat der Patient darin auch eine fortwährende – nicht mit großem Aufwand verbundene – Stütze, die ihm über mögliche Krisen hinweghilft.

Eine zusätzliche Strategie, die sich im Anfangsstadium der Therapie anwenden läßt, besteht darin, der Depression mit unvereinbaren Gefühlen und Verhaltensweisen entgegenzuwirken. Lazarus (1968) wie auch Taulbee u. Wright (1971) haben Therapieansätze beschrieben, die im Patienten Wut und Aggression hervorrufen und damit gute Erfolge erzielen. Taulbee u. Wright haben dem Depressiven solange unnütze Aufgaben – wie Muscheln zählen, die über einen Raum verstreut sind und ähnliches – vorgeschrieben, bis dieser sich ärgerte und wütend wurde. Der aggressive Ausbruch hatte die sofortige Entlassung aus dem Raum zur Folge (durch die Aggression erlangten die Patienten einen gewissen Grad an Kontrolle zurück). Diese Methode führte nachweislich zur längeranhaltenden Verringerung der Depression.

Erreicht der Therapeut in der ersten Phase der Therapie, daß sich eine gute Beziehung zwischen dem Patienten und ihm entwickelt, der Depressive motiviert ist, in der Therapie zu verweilen, und nun eher auf den Erfolg der Therapie baut, kann man in der zweiten Phase mit den auf längerfristige Ziele ausgerichteten Therapiemethoden beginnen.

3.2. Die zweite Phase der Therapie – langfristige Strategien

Während in der Anfangsphase der Therapie die Maßnahmen hauptsächlich das Ziel verfolgen, durch Unterstützung und Beruhigungsversuche jeder Art den Zustand des Patienten soweit zu verbessern, daß eine erfolgversprechende langfristig angelegte therapeutische Arbeit mit ihm möglich wird, versucht man in der zweiten Phase, die organismusinternen und organismusexternen Bedingungen, die für den jetzigen depressiven Zustand verantwortlich sind und zu späteren Phasen führen können, zu verändern.

Die Therapie hat dabei folgende Schwerpunkte:

Es ist notwendig, dem Patienten kontingent auf aktives, nichtdepressives Verhalten ein Höchstmaß an positiver Verstärkung zu verschaffen.

Dieses Ziel impliziert einmal, daß aktives, die Umwelt kontrollierendes Verhalten wiederaufgebaut wird, zum anderen, daß eine eventuelle positive Verstärkung von depressivem Verhalten (durch Therapeuten oder Sozialpartner) allmählich abgebaut wird.

Depressionsfördernde Bedingungen in der Umwelt des Patienten (wie soziale Isolation, wenig Verstärkung bietende soziale Beziehungen, Situationen, die zu chronisch aversiver Stimulation führen) *müssen möglichst eliminiert werden.*

Verhaltensweisen des Patienten, die im Sinne von mangelnden sozialen Fertigkeiten *depressionsfördernd sind, werden korrigiert und durch situationsadäquateres Verhalten ersetzt.*

Kognitive und einstellungsmäßige depressive Idiosynkrasien des Patienten müssen abgebaut werden.

Die Information, die nötig ist, um diese Therapieziele zu erreichen, ergibt sich, stärker noch als bei der ersten Phase der Therapie, in der die Maßnahmen unspezifischer sind, aus der Analyse des individuellen Falles (siehe Kapitel VI), und der therapeutische Ansatz besteht aus einer Kombination von Techniken, die der jeweils angestrebten Zielsetzung angemessen sind.

3.2.1. Techniken zur Erhöhung des Aktivitätsniveaus

In Kapitel II wurde (im Anschluß an Fersters funktionale Analyse und an die empirischen Arbeiten von Lewinsohn et al. und von Dietz u. Meeusen) das Problem des Zusammenhangs zwischen verstärkenden Aktivitäten und den typisch depressiven Reaktionsweisen ausführlich diskutiert.

Als Schlußfolgerung dieser Überlegungen ergibt sich, daß eine in der Therapie induzierte Erhöhung der Häufigkeit bestimmter Verhaltensweisen und die damit einhergehende Erhöhung der Verstärkerrate den Depressivitätsgrad reduzieren.

Schon im Abschnitt über die erste Phase der Therapie wurde geschrieben, daß es oft nötig ist, in den Anfangstherapiesitzungen den Patienten dazu anzuleiten (wenn auch mit Hilfe des Therapeuten), ganz einfache Aktivitäten auszuführen; dadurch gelangt er oft zu großen Erfolgserlebnissen, sei es, daß irgendeine Kleinigkeit längst hätte erledigt werden müssen und der Patient sich subjektiv dadurch stark belastet fühlte, sei es, daß dadurch zum ersten Mal der Zirkel von subjektiver Hilflosigkeit und sich daran anschließenden Schuldgefühlen und Selbstanklagen durchbrochen wird.

Allmählich wird man dann im Laufe der Therapie dazu übergehen müssen, beim Patienten wieder ein Aktivitätsniveau herzustellen, das von den durch die Aktivität erzielten positiven Effekten her ein mit Depression inkompatibles Agieren in seiner Umgebung garantiert.

Vor der Darstellung der dazu geeigneten Techniken sei noch folgendes Problem angesprochen: Es fehlt in der psychiatrischen Literatur nicht an Warnungen vor einer Überforderung des depressiven Patienten, vor Leistungsanforderungen, die der Therapeut oder Angehörige an ihn stellen könnten und die der Patient nicht erfüllen kann usw., Warnungen vor gutgemeinten bis aggressiven Aufforderungen,

»er möge sich zusammenreißen« usw. Diese Warnungen können u. E. nicht ernst genug genommen werden. Jede Überforderung des Patienten ist in der Tat absolut zu vermeiden. Manche Autoren gehen einen Schritt weiter und entheben den Patienten mit dem Einsatz ihrer ganzen therapeutischen Autorität aller Verpflichtungen und Leistungsanforderungen und verbieten ihm, welche zu übernehmen (Frankl, 1965; Lesse, 1969).

Besonders sind diese Maßnahmen dann gerechtfertigt, wenn der Patient dazu neigt, viel zu hohe Leistungen von sich zu verlangen (Tellenbach, 1974; siehe auch Kapitel IV) oder wenn die Angehörigen ihn durch gutgemeinte Ratschläge oder durch ärgerliche und kurzfristige Aktivierungsversuche überfordern.

Nicht gerechtfertigt scheint es uns jedoch, von diesen Überlegungen ausgehend, den Standpunkt zu vertreten, jede Aktivität sei schädlich und verzögere die Besserungsprozesse. Z. B. schreibt Kielholz (1971, S. 113): »Im übrigen schreitet die Heilung um so schneller voran, je mehr die Kranken sich in ihren Zustand der Inaktivität ergeben können. Jeder Versuch, aktiv zu sein oder sich gegen die depressive Erstarrung aufzulehnen, führt in der Regel zu einem Rückschlag.« – Worauf stützt sich eine solche Aussage?

Sowohl Lewinsohn und Libet (1972) als auch Dietz und Meeusen (1975) konnten zeigen, daß bei Depressiven ein statistisch signifikanter Zusammenhang besteht zwischen Aktivität und Stimmung, und zwar in dem Sinne, daß, je höher das Aktivitätsniveau, desto geringer die Depressivität ist (dabei ist, wohlgemerkt, noch keine Aussage über eine Kausalität oder über die Richtung dieser Kausalität gemacht; nachgewiesen ist lediglich ein korrelativer Zusammenhang zwischen Stimmung und Aktivitätsniveau).

Wenn man nun nicht unbedingt behauptet, daß gehobene Stimmung bei Depressiven die Heilung verzögere oder sogar zu Rückschlägen führe, sprechen diese experimentellen Ergebnisse klar gegen die Aussage von Kielholz. Auch bei Klinikpatienten gibt es Untersuchungen, die eindeutig zeigen, daß die Anleitung zu wohlüberlegten und gestaffelten Aktivitäten zu einer zumindest momentanen Aufhellung der Stimmung führt.

Seligman und Mitarbeiter (1975) haben 24 hospitalisierten depressiven Patienten in einer einstündigen Sitzung eine Reihe von Verbalaufgaben von zunehmender Schwierigkeit gestellt. Jeder Patient sollte zuerst einen Ausschnitt aus einem Text laut vorlesen, dann eine

Stelle mit viel Ausdruck in der Stimme vorlesen, darauf sollte er eine Stelle lesen und interpretieren usw. Am Ende der Hierarchie stand die Aufgabe, ein Thema auszuwählen und eine kleine Stegreifrede darüber zu halten. Die Patienten wurden jeweils für das erfolgreiche Schaffen eines Schrittes gelobt und beglückwünscht. Alle 24 Patienten schafften die schwierigste Aufgabe, und 19 der 24 zeigten eine augenblickliche und beträchtliche Steigerung der Stimmung nach Absolvieren der letzten Aufgabe (wie lange sie vorhielt, wurde leider nicht untersucht). Hier wird wohl niemand annehmen wollen, daß eine Aufhellung der Stimmung der Patienten nur zufällig mit der Aufgabe zusammenfiel.

Anschließend sei noch einmal an die Arbeit von Taylor (1974) erinnert, die gezeigt hat, daß bei mittelschwer depressiven Patienten ein Aktivitätsaufbau eine signifikante langfristige Reduktion der Depressivität hervorgerufen hat (verglichen mit einer Wartelistegruppe).

Man sollte also, wohl von der berechtigten Sorge ausgehend, daß eine Überforderung negative Konsequenzen auf den Zustand des Depressiven haben kann (und in der Regel hat), doch nicht zu der nach unserer Meinung irrigen Annahme gelangen, daß Bemühungen um einen Aktivitätsaufbau therapeutisch kontraindiziert seien.

Es spricht im Gegenteil vieles dafür, daß ein allmählicher und vorsichtiger Aufbau eines adäquateren Aktivitätsniveaus eine zentrale und unerläßliche therapeutische Maßnahme bei allen Formen von Depression ist.

Wir wollen im folgenden die wichtigsten Techniken kurz beschreiben, mit denen eine solche Aktivitätssteigerung erreicht werden kann und daran anschließend noch einmal die zentralen Prinzipien dieser Vorgehensweisen zusammentragen.

Burgess (1969) hat eine Reihe von nach Schwierigkeit gestaffelten Aufgaben zusammen mit planvoller systematischer Kontingenzänderung eingesetzt, um ein normales Aktivitätsniveau bei 6 depressiven Patienten wiederherzustellen.

Er beschreibt seine Patientengruppe folgendermaßen: »Alle Patienten berichteten über Angst wegen ihrer Unfähigkeit, Leistungen zu erbringen. Wie alle typischen Depressiven empfanden sie die einfachsten Verrichtungen als ungemein schwierig, sie litten an Schlaflosigkeit und verminderten sexuellen Reaktionen, konnten sich nicht auf ihre Studien oder auf ihre Arbeit konzentrieren, hatten reduzierte soziale Aktivitäten und Interaktionen, gaben sich langen Perioden von traurigen Grüblereien über ihre eigene Wertlosigkeit hin und hatten in letzter Zeit Selbstmordgedanken erwogen« (Burgess, 1969, S. 194).

Während des Erstgesprächs wurden Verhaltensweisen, die früher häufig ausgeführt und mühelos beherrscht, aber jetzt nicht mehr gezeigt wurden, aufgelistet. Darüber hinaus wurden Informationen über die wichtigsten Verstärker für den Klienten und deren gegenwärtige Erreichbarkeit, über die mögliche Aufrechterhaltung depressiven Verhaltens durch Sozialpartner und über die Periode der Auslösung der Depression eingeholt.

Falls die Verhaltensanalyse ergeben hatte, daß spezielle Verstärker etwa durch besondere Umweltereignisse verlorengegangen waren (aber noch in irgendeiner Form erreichbar waren), wurden die therapeutischen Maßnahmen auf die Wiedergewinnung der Verstärker ausgerichtet, und zwar durch gezielten Aufbau der Verhaltensweisen, die in der Vergangenheit zu diesem Verstärker geführt haben.

Waren keine eindeutigen Verlusterlebnisse aufzuzeigen und der erste Weg deshalb nicht möglich, wurde der Versuch unternommen, das allgemeine Aktivitätsniveau des Patienten zu steigern.

Zuerst wurden Aufgaben gestellt, bei der die Wahrscheinlichkeit, daß der Patient sie ausführen konnte, sehr hoch war (z. B. einen Telefonanruf tätigen, ein paar Fachbuchseiten lesen, mit der Familie zusammen essen).

Der Patient wurde darauf aufmerksam gemacht, daß die Tatsache der Ausführung und nicht die Art der Aufgabe das Entscheidende sei. Nach und nach wurden schwierigere Aufgaben gegeben, so daß sich die instrumentellen Verhaltensweisen und ihre Häufigkeit, Dauer und Intensität steigerten und langsam dem früheren Niveau annäherten. Die Aufmerksamkeit seitens des Therapeuten und seine Anerkennung wurde während der Therapiesitzungen als Verstärker für das Ausführen der Aufgaben eingesetzt. In den Sitzungen befaßten sich Patient und Therapeut hauptsächlich mit Besprechen, Planen und schriftlichem Fixieren der angestrebten Aktivitäten oder Aufgaben. Nach dem ersten Gespräch wurde den typisch depressiven Verhaltensweisen (Klagen usw.) seitens des Therapeuten keine besondere Aufmerksamkeit mehr geschenkt.

Es wurde auch versucht, wichtige Bezugspersonen des Patienten in die Therapie mit einzubeziehen, sie wurden instruiert, den Patienten nach vorgegebenen Kontingenzen zu verstärken, z. B. auf konstruktives Verhalten (Ausführen von Aktivitäten) positiv zu reagieren und auf depressives Verhalten nicht weiter einzugehen. Es gelang so, die Depressivität des Klienten merklich zu reduzieren. Nachuntersuchungen nach 6—9 Monaten zeigten, daß die in der Therapie erzielten Verbesserungen dauerhaft waren.

Jackson (1972) hat versucht, das Aktivitätsniveau von Depressiven dadurch zu erhöhen, daß er sie trainierte, sich selbst kontingent auf die Ausführung vorher festgelegter Aktivitäten zu verstärken. Dabei stellt der Patient zuerst Maßstäbe für eine ihm ausreichend erscheinende Leistung auf, d. h. Kriterien zur Selbstbewertung. Hier, wie bei dem Vorgehen von Burgess, geht es darum, die Aufgaben nach dem Schwierigkeitsgrad zu ordnen, um die Wahrscheinlichkeit von Mißerfolg zu verringern. Nachdem Wertmaßstäbe etabliert worden sind, führt der Patient die Aufgabe durch und bewertet seine Leistung. Aufgrund dieser Bewertung erteilt er sich entweder eine positive oder aversive Konsequenz. Jackson findet es wichtig, daß der Patient, zumindest am Anfang der Therapie, simultan mit einer positiven Selbstbewertung sich einen greifbaren Verstärker, z. B. Punkte oder Tokens, verabreicht. Er berichtet von einer 23 Jahre alten depressiven Frau, der er beigebracht hatte, sich für die Durchführung von Hausarbeiten zu verstärken. Er begann damit, ihr die Bedeutung der Selbstverstärkung, besonders bei der Aufrechterhaltung von Verhaltensweisen, die durch die soziale Umwelt nur intermittierend verstärkt werden, zu erklären. Sie wurde aufgefordert – für jede Aufgabe getrennt – die minimalen Kriterien für eine ausreichende Leistung zu definieren. Am Anfang mußte der Therapeut ihre selbstgesetzten Ziele senken. Wenn die Patientin eine Aufgabe vollendet hatte, verglich er das Ergebnis mit dem, was sie sich vorgenommen hatte. Wenn sie meinte, ihre Ziele erreicht oder überschritten zu haben, sollte sie sich sofort etwas Angenehmes leisten, und gleichzeitig sich auch in Gedanken selbst verstärken, etwa dadurch, daß sie sich das Positive an ihrer Leistung vergegenwärtigte.

Lewinsohn und Mitarbeiter haben eine Reihe von Versuchen unternommen, bei depressiven Patienten durch systematische Erhöhung des Aktivitätsniveaus eine adäquate positive Verstärkerrate wiederherzustellen. Dabei wurden auch die Rückwirkungen auf den Grad der Niedergeschlagenheit erfaßt (Lewinsohn u. Libet, 1973).

Der Ausgangspunkt war, aus einer Liste von 320 Aktivitäten

und Situationen diejenigen durch die Patienten auswählen zu lassen, die zum gegenwärtigen Zeitpunkt oder in der prädepressiven Zeit als angenehm empfunden werden, resp. wurden.

Für jeden Patienten wird derart eine individuelle Liste mit 160 verstärkenden Aktivitäten und Ereignissen aufgestellt. Über einen bestimmten Zeitraum hin soll der Patient nun am Ende jedes Tages auflisten, welche dieser Aktivitäten er ausgeführt hat. Zusätzlich schätzt er seine durchschnittliche Stimmung für diesen Tag anhand der Check-Liste von Lubin (1965) ein.

Eine Vorgehensweise von Lewinsohn besteht darin, nach einem bestimmten Zeitraum die Items aus der Liste des Patienten herauszuziehen, die am höchsten mit guter Stimmung korrelieren, den Patienten über diesen Zusammenhang aufzuklären und systematisch in der Therapie die Ausführung dieser Aktivitäten zu verstärken.

Auf diese Art gelang es Lewinsohn, bei 10 mittelschwer depressiven Patienten signifikante Verringerungen des Depressivitätsgrades zu erzielen.

Einen anderen Weg, um dem Patienten den Zusammenhang zwischen Anzahl und Art der täglichen Aktivitäten und seiner Stimmung zu verdeutlichen, haben wir mit dem systematischen Aufgeben von »Tagesprotokollen« erprobt.

Der Patient hält, auf einem vorgedruckten Schema, über den ganzen Tag Stunde für Stunde fest, welche Aktivitäten er ausführt, welche Sozialpartner daran beteiligt sind usw. Daneben muß er wieder Stunde für Stunde seine Stimmung zwischen 1 und 6 einschätzen.

Eine Auswertung der Tagesprotokolle von Woche zu Woche wird zusammen mit dem Patienten ausgeführt. So werden alle Situationen aufgelistet, bei denen er sich sehr depressiv gefühlt hat (die er in den Protokollen mit 5 oder 6 eingeschätzt hat), und alle jene, wo er sich besser gefühlt hat (die er mit 1, 2 oder 3 eingeschätzt hat). Auf diese Art kommt in der Regel sehr deutlich heraus, daß der Patient sich besonders deprimiert fühlt, wenn er inaktiviert oder isoliert ist (lange im Bett liegen bleibt, vor sich hingrübelt usw.), und daß es ihm wesentlich besser geht, wenn er angenehme Aktivitäten ausführt, soziale Kontakte hat usw. Dieser Effekt wird ausführlich mit dem Patienten auch in theoretischer Hinsicht besprochen. Er lernt dadurch einmal, daß seine depressive Stimmung nicht immer gleich schwer ist, sondern daß es Variationen gibt, die er subjektiv unterscheiden kann, und zum zweiten, daß diese nicht »zufällig« sind, sondern mit Aktivitäten kovariieren, die er unternimmt oder mit Ereignissen, die ihm widerfahren. Er lernt also, auch im voraus zu diskriminieren zwischen Verhaltensalternativen, die ihn erfahrungsgemäß depressiv werden lassen (wie inaktiv zu Hause herumsitzen), und solchen, die zu einer besseren Stimmung führen. Dadurch lernt er bis zu einem gewissen Grad die Möglichkeit, seine Stimmung aktiv zu beeinflussen. Während es im Anfangsstadium der Therapie oft notwendig ist, ganze Tagesabläufe mit dem Patienten in der Therapie bis ins Detail vorzustrukturieren (und schriftlich festhalten zu lassen), lernt der Patient nach und nach, seinen Tag selbständig so zu organisieren, daß seine Stimmungswerte sich verbessern.

Darüber hinaus können die Tagesprotokolle als wichtige, die Therapie begleitende Diagnostikmaßnahme benutzt werden: Ereignisse, die zu lang dauernden negativen Stimmungsnachschwankungen führen, können leichter identifiziert werden, und der Patient kann gezielte Hilfestellungen zur besseren Bewältigung solcher Situationen erhalten, oder die Werte der Tagesprotokolle können dazu benutzt werden, um ihm anhand der wöchentlichen Durchschnitte Fortschritte zu verdeutlichen.

Den Weg, eine Hebung des Aktivitätsniveaus mit Hilfe von Zusatzhilfestellungen zu fördern, haben auch Dietz u. Meeusen (1975) bei der Therapie von 25 (mittelschwer – schwer depressiven) Studenten eingeschlagen. Anhand der Lewinsohnschen Aktivitätenliste wurde eine Grundlinie der Aktivitätsrate und der Verstärkerrate aufgestellt. Anschließend wurden zusammen mit dem Klienten aus der Liste 50 Items extrahiert, die wichtige Aktivitäten (hauptsächlich aus dem Bereich des Studiums und der Sozialkontakte) umfaßten; sie bestanden aus den Items der ursprünglichen Liste, die zwar als sehr angenehm empfunden wurden, aber in letzter Zeit selten ausgeführt worden sind, und aus jenen, die zwar häufig ausgeführt wurden, aber als sehr unangenehm empfunden wurden.

Die 3monatige Therapie hatte zum Ziel, den Gesamtverstärkerwert, der aus Anzahl und Häufigkeit der Aktivitäten und dem Verstärkerwert errechnet wird, zu erhöhen. (Der Patient zeichnete für den Zeitraum der Therapie sowohl seine Aktivitäten als auch deren Verstärkerwert auf.)

Gemeinsam mit dem Patienten wurden die Aktivitäten nach Schwierigkeitsgraden hierarchisch eingeordnet. Durch den Einsatz von Techniken wie gestuften Aufgaben, Rollenspiel, Selbstbehauptungstraining und vor allem positiver Verstärkung wurde eine Steigerung der Aktivitätsrate und auch der Annehmlichkeit der Aktivitäten angegangen.

Es erwies sich als möglich, die Aktivitätsrate wesentlich zu erhöhen und damit die Verstärkerrate; daneben zeigte sich eine Übertragung des Lerneffektes auf Situationen und Aktivitäten, die nicht direkt angegangen wurden. Es ergab sich auch eine signifikante Reduktion der Depressivität.

Dietz und Meeusen haben gezeigt, daß eine ganze Reihe von zusätzlichen Techniken zur Hebung des Aktivitätsniveaus (und der daraus resultierenden Vermehrung der positiven Verstärker) eingesetzt werden kann. Besonders wenn der Patient in seiner Aktivität durch die Vermeidung angstauslösender Situationen eingeschränkt ist, können viele Situationen, die als bedrohlich erlebt werden – deren Bestehen aber verstärkend wirken kann –, durch gezielte Maßnahmen – wie Desensibilisierung (in vivo oder in der Vorstellung) – dem Patienten wieder zugänglich gemacht werden. Dadurch wird dann auch seine Empfänglichkeit für die verstärkenden Aspekte dieser Situationen gehoben (Badri, 1967; Wanderer, 1972).

Es sollte aber während dieses Therapieabschnittes *nicht allein* die Erhöhung des Aktivitätsniveaus angezielt werden, sondern es muß die Gewähr gegeben werden können, daß mit der Steigerung des Aktivitätsniveaus auch die tatsächlich erhaltenen Verstärker vermehrt werden und, darüber hinaus, daß die Verstärker jeweils kontingent auf die Aktivität folgen.

Vielversprechend ist auch der Weg, die Verstärker und Aktivitäten herauszufiltern, die besonders hoch mit Stimmungsverbesserungen korrelieren (Lewinsohn u. Libet, 1972, zeigten, daß bei Depressiven mehr Aktivitäten hoch mit Stimmungsschwankungen korrelieren als bei Normalen) und in der Therapie besonderen Wert auf die Vorbereitung und Ausführung gerade dieser Aktivitäten zu legen.

Auch der von Dietz und Meeusen im Gegensatz zu Lewinsohn eingeschlagene Weg, zusätzliche Aktivitäten, die zwar häufig ausgeführt, aber als sehr unangenehm empfunden werden, in die Therapie mit einzubeziehen und spezifische Hilfen zur Reduzierung der Aversivität dieser Aktivitäten zu geben (etwa in Form von Angstabbautechniken), scheint sehr vielversprechend zu sein.

Die Arbeiten von Burgess, Jackson, Lewinsohn und Mitarbeiter,

Dietz und Meeusen zeigen eindeutig, daß bei depressiven Patienten durch systematische Förderung der Aktivität ein Reduktion der Depressivität erreicht werden kann. Dennoch scheint das Aktivitätsniveau an sich nicht ausschlaggebend zu sein. Es kann niedrig sein, ohne unbedingt zu Depressivität zu führen, andererseits bedeutet ein hohes Aktivitätsniveau nicht in allen Fällen, daß kein depressiver Zustand vorhanden ist. Der wichtigste Faktor ist wohl die Menge der kontingent auf die Aktivitäten folgenden Verstärker.

So schildern Dietz und Meeusen zwei Beispiele aus ihren Versuchsgruppen: »Ein Proband der Experimentalgruppe hatte ein Aktivitätsniveau, das sich wenig von dem der meisten Probanden der Kontrollgruppe unterschied. Seine erhaltene Verstärkung demgegenüber war etwa halb so hoch wie die der meisten Probanden der Kontrollgruppe, d. h. für genau dieselben Aktivitäten bekam er nur die Hälfte der Verstärkung. Das Umgekehrte war der Fall bei einem Patienten der Kontrollgruppe, der, obwohl verhältnismäßig inaktiv, ein Maximum an Verstärkung erzielte« (Dietz u. Meeusen, 1975, S. 110).

Der Aufbau von verstärkenden Aktivitäten ist also therapeutisch sinnvoll und wirksam, doch *müssen dabei unbedingt einige Vorsichtsmaßnahmen beachtet werden:*

Jede Gefahr einer Überforderung ist unbedingt zu vermeiden! Die Aufgaben, die dem Patienten gegeben werden, die Aktivitäten, die er ausführen soll, müssen mit sehr hoher Wahrscheinlichkeit der Bewältigung gewählt werden. Das Fordern von Aktivitäten, bei denen das Scheitern des Patienten infolge seiner verminderten Leistungsfähigkeit abzusehen ist, birgt in der Tat eine große Gefahr in sich, vor der mit Recht in der Literatur gewarnt wird.

Es zeigt sich oft, daß der Patient das Anspruchsniveau in bezug auf Leistungen, die er sich abverlangt, *wesentlich zu hoch setzt!* Es ist also unbedingt notwendig, daß der Therapeut von sich aus dem Zustand des Patienten angemessene Leistungsstandards setzt und nicht die des Patienten übernimmt.

Bewältigt der Patient Aufgaben, die er sich selber subjektiv nicht zugetraut hatte, darf dies nicht für den Therapeuten (oder die Bezugsperson des Patienten) *Anlaß zu bagatellisierenden Bemerkungen sein:* »Es ginge ja doch alles, wenn er nur wolle ...« – »Sein Zustand sei nur halb so schlimm ...« usw.! In der psychiatrischen Literatur wird ständig davor gewarnt, dem Depressiven den Eindruck zu vermitteln, man bagatellisiere seine Störung. Es muß verhindert werden, daß sich der Patient Vorwürfe macht, weil er lange keine Aktivitäten gezeigt habe, die er jetzt doch ausführen kann; er muß sein verändertes Verhalten als Fortschritt und Verbesserung seines Zustandes erleben.

Es muß verhindert werden, daß die Ankündigung von Aktivitäten, die man demnächst von ihm verlangen wird, beim Patienten Ängste hervorruft. Deshalb muß man sich davor hüten, etwa ganze Programme gestaffelter Aufgaben gleich am Anfang vorzulegen, ohne zu betonen, daß man in langsamen Etappen Zwischenziele anstrebt, die so behutsam gewählt sind, daß der Patient sich zu keinem Zeitpunkt überfordert fühlt.

Die Ausführung von Aktivitäten muß hinreichend verstärkt werden! Sich darum zu kümmern, muß, zumindest im Anfang, hauptsächlich der Therapeut übernehmen. Wenn möglich, sollten auch Personen aus der Umgebung des Patienten ausreichend instruiert werden, ihn für die Ausführung positiver Aktivitäten zu verstärken.

Allmählich ist dann der Patient anzuleiten, sich selbst (hauptsächlich kognitiv) für seine Fortschritte zu verstärken, um eine wachsende Unabhängigkeit von den Reaktionen des Therapeuten zu erlangen.

3.2.2. Techniken zur Verbesserung der sozialen Fertigkeiten

Wenn ein erstes, auf langfristige Effekte hin angelegtes Therapieziel bei depressiven Patienten darauf hinausläuft, ihn aus seiner Inaktivität herauszubringen und eine aktive Auseinandersetzung mit der Umwelt bei ihm aufzubauen und auszubauen, so besteht ein zweites Ziel, das sich unmittelbar daran anschließt, darin, die Qualität dieser Interaktion, besonders im Sozialbereich, so zu verbessern, daß die Bedingungen, die nach den psychologischen Modellen depressionsfördernd sind, möglichst ausgeschaltet werden.

Als eine Persönlichkeitsvariable, die mitverantwortlich dafür ist, daß einige Individuen unter bestimmten Umweltbedingungen besonders depressionsanfällig sind, haben Lewinsohn und Mitarbeiter einen Mangel an sozialen Fertigkeiten identifiziert. Libet und Lewinsohn definieren »soziale Fertigkeiten« »als die komplexe Fähigkeit, Verhalten zu äußern, das positiv oder negativ verstärkt wird, und kein Verhalten zu äußern, das durch andere bestraft oder gelöscht wird« (1973, S. 304).

Dabei kann es sein, daß eine Verhaltenssequenz positive Reaktionen bei Sozialpartnern in einer Situation A hervorruft, aber nicht in einer anderen Situation B. Ein anderes Verhalten mag zu positiven Verstärkern in der Situation B führen, aber nicht in der Situation A. Eine Person mit ausgeprägten sozialen Fertigkeiten ist nun jemand, der mit genügender Häufigkeit die eine Verhaltenssequenz in Situation A und die zweite in Situation B emittiert (siehe Lewinsohn, 1974, S. 171).

Ein Defizit hinsichtlich dieses instrumentellen Verhaltens geht definitionsgemäß mit einer geringen Rate an reaktionskontingenten Verstärkern einher; das Sozialverhalten in Richtung Verbesserung der sozialen Fertigkeiten zu verändern, ist daher eine wesentliche Maßnahme in der Depressionstherapie und impliziert eine Reihe von therapeutischen Unterzielen:

— Da nach Lewinsohn gut ausgebildete soziale Fertigkeiten darin bestehen, daß gemäß der Situation diejenigen Verhaltensweisen emittiert werden, die zu positiver Verstärkung führen, *müssen die charakteristischen Muster der Fehlverhaltensweisen und Defizite in den wichtigsten sozialen Bezügen des Patienten festgestellt werden.*

— *Der Patient muß ein Feed-back über diese Beobachtungen erhalten, und er muß lernen, zu diskriminieren, welches Verhalten in welcher Situation zu positiven Verstärkern führt.*

— *Es müssen auch oft die Verstärkungskontingenzen in der natürlichen Umgebung des Patienten verändert werden,* damit inadäquates Verhalten des Patienten (depressive Reaktionen), das durch positive Verstärkung seitens der Sozialpartner aufrechterhalten wird, unter Löschungsbedingungen gesetzt wird; zusätzlich müssen die Sozialpartner angehalten werden, positive Ansätze des Patienten gezielt zu unterstützen.

— *Der Patient muß lernen, kurzfristig aversive Reize zu ertragen oder auf kurzfristige positive Verstärker zu verzichten* und statt dessen ein Verhalten aufzubauen, das ihm — langfristig gesehen — eine bessere und vollständigere Durchsetzung seiner Interessen und einen höheren Grad an Kontrolle über seine Umgebung garantiert.

Davon ausgehend, daß die wichtigen sozialen Interaktionen in der Familiensituation stattfinden, haben Lewinsohn und Shaffer (1971) versucht, typische depressionsfördernde Kommunikationsmuster in der natürlichen Umgebung zu identifizieren. Nachdem sie ihren depressiven Patienten die Notwendigkeit einer Beobachtung erläutert und mögliche Bedenken ausgeräumt hatten, fanden Hausbesuche, die jeweils ungefähr eine Stunde dauerten, an 2 oder 3 aufeinanderfolgenden Tagen (meist während des Abendessens) statt. Die Interaktionen der Familienmitglieder wurden in 30-Sekunden-Intervallen von 2 Beobachtern mit dem Lewinsohnschen Kodierungssystem festgehalten.

Diese Methode bietet nach Lewinsohn und Shaffer (1971) eine Reihe von Vorteilen. Einmal kann in relativ kurzer Zeit und mit vertretbarem Aufwand eine Menge an diagnostisch relevantem Material gewonnen werden, das mit den üblichen Interviewmethoden oft nur sehr mühsam und ungenügend herauskommt. Zum zweiten erlaubt die Vorgehensweise dem Therapeuten, die sozialen Interaktionen der Patienten und diesbezügliche Probleme unmittelbar ins Zentrum der therapeutischen Interaktion zu rücken; sie führt derart schließlich dazu, daß wichtige Bezugspersonen sehr früh in die Therapie miteinbezogen werden. Dies alles bringt mit sich, wie Lewinsohn schreibt, »daß der Patient eine neue Auffassung des Problems bekommt, in dem Sinn, daß er bisher davon ausging, es als eine Art Krankheit aufzufassen, und es nun als etwas betrachtet, das seine Beziehungen zu anderen Leuten betrifft« (1971, S. 94).

Mit Hilfe einer solchen objektiven Messung von Interaktionen, besonders unter dem Aspekt der sozialen Fertigkeiten, erhält der Patient wichtige Informationen über die zwischenmenschlichen Kommunikationsmuster, die in einem kausalen Zusammenhang mit dem depressiven Verhalten stehen, d. h. für den Patienten eine niedrigere Rate an positiven Verstärkern zur Folge haben.

Lewinsohn und Mitarbeiter (Lewinsohn u. Shaffer, 1971; Lewinsohn u. Shaw, 1969; Lewinsohn u. Attwood, 1969) haben in einer Reihe von Fallstudien zeigen können, daß die kritischen Interaktionsmuster von Fall zu Fall verschieden sind. Es mag sein, daß der Depressive alle an ihn gerichteten Aktionen verstärkt, auch solche, die negativ sind. Es mag sein, daß er an ihn gerichtetes Verhalten überhaupt nicht oder mit einer übermäßig großen Aktionslatenz verstärkt, und damit das Verhalten seiner Sozialpartner löscht. Ab und zu findet man, daß praktisch keine Interaktion stattfindet.

Die Ergebnisse der Beobachtungen werden dem Patienten und seinen Partnern vorgelegt. Verhaltenstheoretische Erklärungen, graphische Darstellungen und anderes Anschauungsmaterial werden benutzt, um die Verhaltensanalyse so klar wie möglich darzustellen. Mit Hilfe der Daten einigen sich der Therapeut und die Partner hinsichtlich der

Therapieziele, die meist in einer Verbesserung der gegenseitigen Interaktion bestehen, und hinsichtlich der therapeutischen Maßnahmen zur Änderung der kritischen Verhaltensmuster, die im Zusammenhang mit dem depressiven Zustand des einen Partners stehen.

Für diejenigen Patienten, deren depressives Verhalten u. a. darauf zurückzuführen ist, daß sie isoliert leben und wenig soziales Verhalten emittieren, das ihnen befriedigende soziale Beziehungen (und damit ausreichend positive soziale Verstärkung) verschaffen könnte, haben Lewinsohn, Weinstein und Alper (1970) eine gruppentherapeutische Situation vorgeschlagen, in der durch Beobachtung die einschlägigen Defizite der einzelnen Patienten objektiv festgehalten werden können. In zwischen den Gruppentreffen stattfindenden therapeutischen Einzelsitzungen wird dem einzelnen Patienten Rückkoppelung über sein soziales Verhalten in der Gruppe und über dessen Konsequenzen gegeben, es werden mit ihm therapeutische Ziele (verändertes Verhalten in der Gruppe) besprochen, und andere Mitglieder sowie der anwesende Therapeut verstärken und festigen das neu zu etablierende Sozialverhalten und löschen damit unvereinbares. Die Fortschritte des einzelnen Patienten mit ihren positiven Konsequenzen werden laufend mit ihm besprochen, gleichzeitig wird die Übertragung des neu gelernten Verhaltens auf Situationen in der natürlichen Umgebung gefördert.

Wenn eine Beobachtung pathogener Interaktionsmuster durch Hausbesuche oder in speziell dafür zusammengesetzten Gruppen zu aufwendig erscheint, ist es möglich, wichtige therapeutische Informationen dadurch zu erlangen, daß man den Patienten zusammen mit einer Bezugsperson anhand eines Gesprächsleitfadens ein paar Stunden interagieren läßt. Dutka, Hartmann-Zeilberger und Linden (1975) haben ein Kategoriensystem konstruiert, das Hoffmann und Linden (1975) weiterentwickelt haben; es erlaubt, die für die depressive Problematik wichtigsten Aspekte der Interaktion mit relativ geringem Aufwand aufzuzeichnen.

Eine zentrale therapeutische Maßnahme innerhalb der Strategie soll beim depressiven Patienten diejenigen Verhaltensmuster etablieren, die, besonders langfristig gesehen, eine größere Menge an positiven sozialen Verstärkern einbringen, indem getrachtet wird, die kurzfristige Verstärkung inadäquaten (depressiven) Verhaltens durch den Sozialpartner erstmals zu unterbinden. Statt dessen soll er sich darauf konzentrieren, langfristig brauchbares Verhalten beim Patienten zu fördern. Obwohl dieser Ansatz nicht problemlos ist (es kann keineswegs darum gehen, den Patienten, der sich oft subjektiv sehr elend fühlt, durch seinen Sozialpartner »löschen« zu lassen, sondern vielmehr darum, die Kontingenzen des Mitgefühls, das jeder depressive Patient bis zu einem gewissen Grade braucht, zu verändern), haben Libermann und Raskin (1971) eine Reihe von Fallstudien vorgelegt, bei denen diese Maßnahmen (zusammen mit anderen) zu guten und oft relativ schnellen Erfolgen geführt haben im Sinne einer merklichen Reduktion der Depressivität beim Patienten und Verbesserungen sozialer Interaktionen innerhalb der Familie.

In einer gut kontrollierten Studie sind McLean, Ogston und Grauer (1973) wie Lewinsohn, Libermann und Raskin davon ausgegangen, daß ein häufig mitwirkender Faktor bei der Entstehung von Depressionen in der Interaktion zwischen den Patienten und seinen engsten Bezugspersonen zu sehen ist. Sie haben eine ziemlich detaillierte Vorgehensweise entwickelt, um diesen Interaktionsstil zu verändern, und die Ergebnisse bei einer Gruppe depressiver Patienten mit denen einer Kontrollgruppe verglichen, die während der gleichen Zeit mit anderen therapeutischen Maßnahmen behandelt wurden.

Das verhaltenstherapeutische Programm der drei Autoren hat folgende Schwerpunkte:

A) Instruktion und Training in Prinzipien der sozialen Lerntheorie: Den Partnern werden die lerntheoretischen Modelle über die Entstehung von Depressionen sowie die verschiedenen Auswirkungen von positiver Verstärkung und von Bestrafung auf Verhalten und Gefühle in einfachen, verständlichen Worten erklärt. Ebenso wird ihnen die Möglichkeit, zwischenmenschliches Verhalten durch selektive positive Verstärkung zu steuern, erläutert.

Schließlich diskutiert man mit ihnen, daß es vorteilhafter ist, spezifische und umgrenzte Verhaltensänderungen vom Partner zu verlangen und bei ihm zu unterstützen, als globale und undifferenzierte Veränderungsansprüche an ihn zu stellen. Für die Dauer der Therapie wird den Partnern verboten, bei Auseinandersetzungen über gegenwärtige Probleme sich gegenseitig zu beschuldigen oder Ereignisse aus der Vergangenheit aufzugreifen. Diese Prinzipien sollen sie von nun an in ihrer Interaktion einsetzen; Fortschritte sowie auftretende Probleme werden in den Therapiesitzungen besprochen.

B) Diskriminationstraining: Jeder Partner erhält einen Kasten mit je einem roten und einem grünen Licht. Es soll jeden Tag zwanzig

Minuten lang über Probleme diskutiert werden, die häufig zu Konflikten führen. Jeder Partner soll sein grünes Licht anschalten, wenn er der Meinung ist, daß der andere sich unterstützend, konstruktiv, höflich oder irgendwie positiv verhält, und das rote Licht anschalten, wenn das Verhalten des anderen sarkastisch, mißbilligend, gleichgültig oder negativ ist. Diese Prozedur soll beiden Partnern sofortige Rückmeldung über die Wahrnehmung seiner verbalen Äußerungen seitens des anderen leisten. Nach vier Wochen sind die Signalkasten wegen gesteigerter Sensibilität für interpersonelle soziale Reize meist überflüssig; die Paare setzen ihre Diskussionen während der vier übrigen Wochen der Therapie fort, aber ersetzen die Kästen durch verbale Rückmeldung. Ferster hat postuliert (1973), daß Depressive eine eingeschränkte Fähigkeit haben, ihre Umwelt zutreffend zu beobachten, und daß die daraus folgenden verzerrten Wahrnehmungen zu Verhaltensweisen führen, die unangemessen sind und deshalb nicht verstärkt werden oder vielleicht sogar bestraft werden. Die letztgenannte Technik hat als Ziel die Berichtigung dieser verzerrten Wahrnehmungen, so daß der Patient in die Lage versetzt wird, angemesseneres Verhalten zu emittieren, für das die Wahrscheinlichkeit von Verstärkung hoch ist.

C) Trainieren im Aufbau und Durchführung von Verhaltenskontrakten: Beide Partner werden trainiert, spezifische Verhaltensänderungen beim anderen zu verlangen. In den ersten drei Wochen soll jeder die erwünschten Verhaltensänderungen zeigen, egal, ob seine eigenen Wünsche erfüllt werden oder nicht. In den übrigen fünf Wochen der Therapie muß man ein erwünschtes Verhalten zeigen, um sicher zu sein, daß der Partner auch die Verhaltensänderung, die man von ihm wünscht, zeigt.

Dieser Vertragsansatz, der auf der Arbeit von Stuart (1969) basiert, wurde auch von Azrin, Naster und Jones benützt. Sie haben sich nicht im Gegensatz zu McLean u. a. auf depressive Patienten bezogen, aber wenn man die These akzeptiert, daß mangelnde positive Verstärkung oder mangelnde Kontrolle innerhalb einer Partnerbeziehung einen häufig zur Depression beitragenden Faktor darstellt, erscheint ihr Ansatz auch auf das Problem der Depression übertragbar.

Azrin et al. betrachten Eheprobleme als Folge von mangelnder wechselseitiger Verstärkung. Sie haben ein strukturiertes Beratungsverfahren entwickelt, daß gegenseitige Verstärkung in mehreren spezifischen Bereichen wie Hausarbeiten, Erziehung der Kinder, soziale

Aktivitäten, Geld, Kommunikation, Sexualität, Beruf oder Studium, persönliche Freiheit und Freiheit des Partners aufbauen soll.

Die Therapie hat folgende spezifische Ziele:

1. Die Ehepartner sollen erfahren, daß viele Verstärker trotz gegenwärtiger Probleme doch gegeben werden;
2. zusätzliche Interaktionen sollen eingeleitet werden, die für beide Partner verstärkend sind;
3. gegenseitige Kontingenzen sollen aufgebaut werden, so daß jeder Partner erwarten kann, daß er verstärkt wird, wenn er den anderen verstärkt, daß von ihm verlangt wird, daß er seinen Partner verstärkt, nachdem er Verstärkung bekommen hat, und daß er keine Verstärkung zu erwarten hat, wenn er seinen Partner nicht verstärkt;
4. möglichst viele Verstärker aus möglichst vielen Bereichen des Zusammenlebens sollen benutzt werden, so daß die Beziehung möglichst viele Bedürfnisse erfüllen kann;
5. die Partner sollen in die Lage versetzt werden, neue Verstärker zu entdecken und den gegenseitigen Austausch dieser Verstärker aufrechtzuerhalten.

Um diese Ziele zu erreichen, wurden u. a. folgende Techniken benutzt:

1. Jeder Partner mußte für sich mindestens zehn Verstärker, die er glaubte, seinem Partner gegenwärtig zu geben, und mindestens zehn Verstärker, die er glaubte, vom Partner zu bekommen, auflisten. Diese Listen wurden mit dem Therapeuten durchgesprochen, bis man sich über Art und Ausmaß der Gegenseitigkeit, die schon in der Beziehung herrschte, einig war.

2. Jeder Partner mußte für sich für jeden vorhergenannten Problembereich Interaktionen auflisten, die seines Erachtens Teil einer idealen Ehe sein würden. Diese Ideen wurden als Grundlage für Verträge benutzt, in denen die Vorschläge jedes Ehepartners, wie seine Zufriedenheit in der Ehe vergrößert werden könnte, niedergelegt wurden. Wenn Übereinstimmung über einzelne Punkte des Vertrages nicht sofort erzielt werden konnte, wurde ein Kompromiß gesucht.

3. Jeder sollte den Partner darauf aufmerksam machen, wenn er eine negative Äußerung gemacht hatte, die nicht von einer positiven Äußerung begleitet war, und nicht darauf antworten, bis die Äußerung auf positivere Art und Weise wiederholt wurde.

Dieser Eheberatungsansatz, einer der wenigen, dessen therapeutische Effizienz nachgewiesen ist, kann dazu beitragen, innerhalb der Depressionstherapie die Menge an kontingent auf Partnerverhalten ausgetauschten positiven Verstärkern zu erhöhen. Eine Nachuntersuchung ergab, daß die Zufriedenheit in der Ehe auch nach dem Training noch anstieg, die neugelernten sozialen Fähigkeiten waren also stabil und übertrugen sich auch auf Bereiche des Zusammenlebens, die nicht direkt in der Therapie angegangen wurden.

Wie wir in der Darstellung der Theorien gesehen haben, zieht sich der Depressive oft aus der sozialen Umwelt zurück, fühlt sich den Bedingungen hilflos ausgeliefert und gibt anderen Personen wenig positives Feedback. Ein *Selbstsicherheitstraining* kann deshalb dazu beitragen, adäquatere Verhaltensweisen aufzubauen und zu verfestigen.

Das Selbstsicherheitstraining (assertive training) stellt eine Art des Trainings von sozialen Fertigkeiten dar (Alberti u. Emmons, 1970; Neumann, 1969). Diese Technik ist sowohl individuell als auch in Gruppen anwendbar (vgl. z. B. Fensterheim, 1970; Hedquist u. Weinhold, 1970; und Zimmer u. Fiedler, 1974). Während man bis vor kurzem das englische »assertive training« noch mit Selbstbehauptungstraining übersetzt hatte – also mehr die Äußerung von negativen, z. T. sogar sehr aggressiven Kommentaren in den Vordergrund gestellt hätte –, werden in neuester Zeit, vor allem von Lazarus (1971 u. 1973), die mehr positiven Verhaltensweisen als Essenz des Selbstsicherheitstrainings betrachtet und dabei mehr der Aufbau sozialer Fertigkeiten in den Blickpunkt gerückt. So versteht Lazarus (1973, S. 697) unter selbstsicherem Verhalten: »Die Fähigkeit, ›nein‹ zu sagen; die Fähigkeit, jemanden um einen Gefallen zu bitten oder einen Wunsch auszusprechen; die Fähigkeit, positive und negative Gefühle auszudrücken; die Fähigkeit, ein allgemeines Gespräch zu initiieren, fortzusetzen und zu beenden.«

In der Literatur ist noch kontrovers, ob dem Mangel an assertivem Verhalten primär ein Verhaltensdefizit (wie z. B. Hersen, Eisler u. Miller, 1973; Eisler, Hersen u. Miller, 1973) oder eine Angst-Gewohnheit (z. B. Wolpe, 1973) zugrunde liegt. Es spricht allerdings einiges für die Verhaltensdefizitthese, weil ein uninstruiertes und nicht verbessertes Üben selbstsicheren Verhaltens keine Wirkung zeigte – die mögliche Angst mit der Übung aber hätte abgebaut werden müssen, während Modellvorstellungen einen hohen Lerneffekt bewirkten; bestimmte neue Verhaltensweisen wurden also im Zuge der Beobachtung der Modelle gelernt (Eisler et al., 1973; Hersen et al., 1973; Rathus, 1973).

Beim Aufbau eines selbstsicheren Verhaltens kann man sich auf verschiedene Methoden stützen: Modellernen, Instruktion, Rollenspiel in verschiedenen Varianten und »idealisiertes Selbstbild«.

Modellernen: Vier Prozesse spielen nach Bandura (1971) bei der Nachahmung eines Modells eine Rolle:

1. Aufmerksamkeit: Der Beobachter muß seine Aufmerksamkeit auf die wesentlichen Merkmale des Modellverhaltens richten. Fast jeder Mensch sieht potentielle selbstsichere Modelle, die er aber trotzdem nicht nachahmt. Dazu trägt u. a. die geringe Aufmerksamkeit auf spezifische Merkmale des Modellverhaltens bei. Gerichtete Beobachtung ist wahrscheinlich am einfachsten durch Instruktion zu gewährleisten.

2. Verschlüsselung und Speicherung im Gedächtnis: Zur verbesserten Verschlüsselung tragen präzise »Labels« bei.

3. Motorische Umsetzung des Gelernten: Die motorischen Komponenten der Verhaltensweisen müssen bereits im Repertoire gespeichert sein. Ist dies nicht der Fall, müssen sie noch gelernt werden.

4. Motivationale Prozesse beim Modellernen: Der Akquisitionsprozeß findet zwar wahrscheinlich unabhängig von Verstärkung statt (vgl. z. B. Estes, 1969); Patienten sind allerdings motivierter, kognitiv auf Probe zu handeln (cognitive rehearsal) und damit die Speicherung des Gelernten zu erleichtern, die Aufmerksamkeit auf das Modell zu richten, und das Gelernte auch praktisch anzuwenden, wenn ihnen die positiven Konsequenzen selbstsicheren Verhaltens verdeutlicht werden.

Verschiedentlich ist versucht worden, einzelne Bestandteile selbstsicheren Verhaltens zu isolieren und als Modelle vorzugeben (z. B. Rathus, 1973). Gleichwohl bewirken Modelle die größte Verhaltensänderung, wenn man sie mit genauer Rückmeldung verbindet (Hersen et al., 1973).

Instruktion: Sowohl die Rückmeldung des Therapeuten nach vollzogener Handlung des Patienten wie auch die Aufgabe, sich in bestimmten Alltags-Situationen (wobei diese wiederum nach Schwierigkeit abgestuft werden können) selbstsicher zu verhalten, tragen dazu bei, das Verhalten genauer auf die Bedingungen abzustimmen.

Oft ist es allerdings notwendig, die Verhaltensweisen unter »sicheren« Bedingungen – in der Therapie – zu üben. Dazu bietet sich das Rollenspiel an.

Rollenspiel: Fast alle Versuche, Selbstsicherheit zu üben, stützen sich auf das Rollenspiel. Es läßt sich in zweierlei Weise verwenden: Man kann den Patienten bitten, eine fixierte, d. h. ausgeprägt selbstsichere Rolle einzunehmen. Dies scheint aber besonders bei Depressiven unangemessen, da der Patient dabei leicht überfordert wird. Deshalb empfiehlt es sich, Situationen der Schwierigkeit nach zu ordnen und nacheinander im Rollenspiel durchzuspielen, bis das Ziel eines selbstsicheren Verhaltens erreicht ist (»rehearsal desensitization« nach Lazarus, 1971). Nicht alle Patienten – und besonders nicht depressive – lassen sich sehr leicht dazu motivieren, ein Rollenspiel durchzuführen. Oft wird dagegen eingewendet, daß es Angst einflößt, daß es künstlich oder der »Persönlichkeit« aufgepfropft ist usw. Man muß hier deutlich machen, daß das Rollenspiel dazu dient, bestimmte Verhaltensweisen zu erlernen, die sich auf die Situationen beziehen, in denen der Patient tagtäglich steht. Manchmal muß man Rollenspiele behutsam einführen, indem man z. B. ein Modellrollenspiel vorspielt (Modelle wirken angstreduzierend) oder eine bestimmte Situation durchspricht, um dabei langsam immer mehr Rollenspielelemente einzuführen. Führt auch diese Methode zu keinem Angstabbau gegenüber Rollenspiel, kann die Methode des »idealisierten Selbstbilds« weiterhelfen.

Idealisiertes Selbstbild: Diese von Susskind (1970) entwickelte Methode ist zwar eine kognitive Technik, da sie aber eine mögliche Alternative zu üblichen Selbstsicherheitstrainingsformen bietet und oft erfolgreich mit diesen kombiniert werden kann, soll sie hier dargestellt werden. (Wohlleben, 1974, hat gezeigt, daß Selbstsicherheitstraining, das auf dem idealisierten Selbstbild beruht, dem herkömmlichen mit Rollenspiel arbeitenden Training zumindest gleich, wenn nicht in höherem Maße therapeutisch wirksam ist.)

Bei dieser Technik wird der Patient gebeten, sich vorzustellen, wie er sich in schwierigen Situationen im Idealfall verhalten würde (er sollte sich also ein ideales Selbstbild ausmalen). Durch eine »sich-selbsterfüllende Prophezeiung« soll diese Vorstellung nach Meinung von Susskind in die Wirklichkeit übertragen werden. Allein die Vorstellung adäquater und erfolgreicher Handlungsweise erleichtert den Umgang mit bestimmten Gegebenheiten in der Umwelt des Patienten.

Die einzelnen Schritte bei der Durchführung dieser Technik sind folgende: Nach der theoretischen Erläuterung der Prinzipien, auf denen sich die Technik stützt, wird der Patient gebeten, sich vorzustellen, wie er sich in bestimmten abgegrenzten Situationen ideal verhält und wie sein ideales Selbstbild sein gegenwärtiges überlagert und schließlich ersetzt. Um sich dies leichter vorstellen zu können, soll er an ein Ereignis in der jüngsten Vergangenheit denken, bei dem er sich erfolgreich verhalten hat und das ihm ein Gefühl der Leistung verschaffte. Dieses Erfolgsgefühl soll er dann auch auf andere in der Zukunft auszuführende Tätigkeiten ausdehnen und sich dabei ganz mit seinem idealen Selbstbild identifizieren (Susskind, 1970; Wohlleben, 1974).

Es gibt zwar unseres Wissens nach keine kontrollierten Untersuchungen über die Anwendung dieser Technik bei Depressiven; sowohl das assertive Training wie auch die Therapie mittels idealisiertem Selbstbild von Susskind ergaben nach Wohlleben (1974) allerdings eine signifikante Abnahme der Depressionswerte auf dem Freiburger Persönlichkeitsinventar (bei einer Studentenpopulation, die wegen schwerer sozialer Ängste in Therapie genommen wurden).

Es ist jedoch wahrscheinlich, daß die Technik des idealisierten Selbstbilds nicht bei sehr stark depressiven Patienten verwendet werden kann, da diese wohl kaum in der Lage sein werden, sich überhaupt auch nur irgendwie eine Art idealisiertes Selbstbild vorzustellen (vgl. auch Todd, 1972).

Meist ist es notwendig, die verschiedenen einzelnen Techniken des Selbstsicherheitstrainings in der Therapie zu kombinieren. Die Vorbilder werden eingesetzt, um ein adäquates Verhalten aufzubauen, durch Rollenspiel und Rückmeldung wird dieses Verhalten ausgeprägt und verfestigt, und durch die Instruktion, sich auch in der realen Situation dem therapeutischen Ziel gemäß zu verhalten, wird die Übertragbarkeit der Übungen von der Therapie auf die Alltagsrealität erreicht.

Die Übertragung in die Alltagssituation kann dabei auch durch Übungen nach der Art des »idealisierten Selbstbilds« erarbeitet werden.

3.2.3. Kognitive Ansätze zur Therapie von Depression

Die kognitiven Ansätze unterscheiden sich von den soeben beschriebenen vor allem in der größeren Betonung, die auf die Veränderung von Denkschemata, Einstellungen, des Selbstbilds u. ä. gelegt wird.

Die stärker verhaltenstherapeutisch ausgerichteten Methoden haben sehr wohl auch einen Einfluß auf diese kognitiven Faktoren. Lernt z. B. eine Person wieder mehr Aktivitäten zu unternehmen, ändert sie wahrscheinlich auch ihr Selbstbild, die Art, wie sie Probleme löst usw. Die kognitiv orientierten Therapeuten versuchen hingegen direkt die kognitiven Komponenten einer psychischen Störung anzugehen. Sowohl kognitive Therapie als auch Verhaltenstherapie weisen viele Gemeinsamkeiten auf, und es wäre daher falsch, sie als Gegensätze zu betrachten (vgl. Beck, 1970; und Bergin, 1970).

Kognitive Interventionsversuche mögen den therapeutischen Vorgang vereinfachen und beschleunigen, weil sie nicht den Umweg über die Veränderung des Verhaltens und der daraus resultierenden Umstrukturierung kognitiver Prozesse nehmen, sondern die Kognitionen selbst angehen. Diese Überlegung setzt allerdings voraus, daß die kognitiven Komponenten, die hauptsächlich die psychische Störung aufrechterhalten bzw. primär an deren Genese beteiligt sind, auch therapeutisch leichter als das davon abhängige Verhalten zu beeinflussen sind. Diese Voraussetzung scheint nicht immer zuzutreffen; so hat z. B. die Attitüdenforschung aufgezeigt, daß durch Verhaltensänderung eine Attitüdenänderung relativ leicht zu bewirken ist, während der umgekehrte Weg schwieriger zu beschreiten ist (vgl. z. B. Scott, 1957; Carr u. Robert, 1965; Bem, 1968).

Es soll hier kein Versuch unternommen werden, das komplexe Thema der gegenseitigen Abhängigkeit von Verhaltens- und kognitiven Faktoren im Detail abzuhandeln. Es erscheint einsichtig, daß die direkte Beeinflussung kognitiver Faktoren manchmal notwendig ist, denn:

– Kognitionen können direkt verändert werden. Man kann, wie in Kapitel III dargestellt, Einstellungseffekte durch kognitive Beeinflussung (z. B. indem man gegen sie warnt) verringern.

– Nicht alle Erfahrungen können selbst gemacht werden. Daher ist es unter Umständen effizienter, jemanden z. B. die Regel lernen zu lassen, daß bestimmte Verhaltensweisen unter bestimmten Bedingungen adäquater sind, als ihn das durch eine ganze Anzahl von Erfahrungen feststellen zu lassen.

– Sowohl Generalisierung als auch Diskriminierung verlaufen über kognitive Mechanismen (vgl. z. B. Razran, 1971). So generalisieren z. B. Depressive oft unangenehme Erfahrungen auf objektiv harmlose Situationen. Diese verzerrte Sichtweise führt dann zu situationsinadäquatem Verhalten (vgl. Beck, 1972).

– Erwartungen haben manchmal einen größeren Einfluß auf das Verhalten als reale Bedingungen. Die Erwartung, nach einem bestimmten Plan verstärkt zu werden, beeinflußt das Verhalten stärker als die realen Verstärkerkontingenzen (Kaufman, Baron u. Kopp, 1966). Diese Erwartungen können auch über Selbstinstruktionen hervorgerufen werden, deren direkte Modifikation das Verhalten verändert (Meichenbaum, 1973).
– Ereignisse derselben Art können oft in verschiedener Weise interpretiert werden (besonders, wenn sie komplexer sind). Je nachdem, ob die Bewältigung eines Teilproblems als Fortschritt in der richtigen Richtung oder als Niederlage erlebt wird, weil man immer noch nicht das Ganze gelöst hat, ergeben sich verschiedene Verhaltenskonsequenzen (vgl. auch Smith, 1974). Die Art der Interpretation muß verändert werden, um ein anderes Verhalten hervorzurufen.
– Ein rationales Entscheidungsverhalten (ein häufiges Therapieziel) läßt sich wohl nur über eine kognitive Vorgehensweise anstreben.

Eine ganze Reihe von Argumenten spricht also für die Bedeutung kognitiver Maßnahmen. Auch Lazarus stellt dazu fest: »Man kann sagen, daß sich der Hauptteil therapeutischer Bemühungen auf die Korrektur falscher Auffassungen konzentriert. Die Leute, die uns konsultieren, tendieren dazu, harmlose Ereignisse als extrem schädlich zu betrachten und mögen objektiv schädliche Situationen unbeachtet lassen« (Lazarus, 1971, S. 165).

Besonders bei Depressionen hat man schon früh damit angefangen, kognitive Therapieansätze zu entwickeln (so erschien z. B. die erste Auflage von Becks Buch über Depression 1967). Beck (1970, 1972) sieht idiosynkratische Kognitionen – z. B. automatische Gedanken – als Kernproblem der Depression. Diese Kognitionen sind idiosynkratisch, weil sie nicht die Realität widerspiegeln; die Verzerrungen der Realität führen zu Niedergeschlagenheit, Selbstvorwürfen usw. Sie treten automatisch in bestimmten Situationen auf und sind nicht das Resultat sorgfältiger abwägender Überlegung.

Automatische Gedanken, z. B. »Ich bin ein Versager«, sind beim Depressiven typisch, wenn er etwa einen Fehler gemacht hat. Diese Gedanken sind nicht ganz einfach aufzuspüren, da sie recht schnell ablaufen (zumindest gilt dies für weniger schwere Depressionen; bei schwer Depressiven stellen sie hingegen den wesentlichen Teil der bewußten Gedankenarbeit).

Nachdem mit dem Patienten etwa besprochen wurde, wie die Gedanken seine Gefühle beeinflussen und welche Charakteristika depressive Kognitionen haben (vgl. Kapitel III), besteht Becks erste therapeutische Maßnahme darin, den Patienten zu instruieren, darauf zu achten, welche Gedanken in depressionsfördernden Situationen auftauchen und welche Phantasien sich evtl. daran anschließen. Hat man die spezifischen Kognitionen entdeckt, kann man sie benennen. Allein die Benennung eines Gedankens als übergeneralisierte oder voreilige Schlußfolgerung usw. führt zu einer rationaleren Auseinandersetzung mit den Ereignissen, die solche Gedanken hervorrufen oder auslösen.

Meist erscheint dem Depressiven dieser Gedanke vollkommen plausibel (besonders in schweren Fällen, oder in spezifischen Situationen, die ihn auslösen). Die Kognition erscheint als fundiert, weil sie aus einem geschlossenen System depressiver Einstellung deduziert wurde, ohne auf ihren Realitätsgehalt überprüft zu werden. Bestimmte Hypothesen werden oft nicht mehr von einem wirklichen Tatbestand unterschieden, sondern als Fakt aufgefaßt. Bestimmte negative Einzelaspekte einer Situation werden häufig von Depressiven als das die Situation einzig und allein kennzeichnende Merkmal aufgefaßt und als generalisiertes Konzept im Gedächtnis behalten. Der Abbau dieser Kognitionen geschieht vor allem durch die Prüfung ihres Realitätsgehalts. Dabei mag der Therapeut verdeutlichen, daß bestimmte Erfahrungen diesen Gedanken widersprechen. Er mag gegenteilige Überlegungen vorbringen oder eine detaillierte Prüfung der Situation vornehmen, die der Depressive allgemein als negativ bezeichnet. Oft beruhen die Gedanken des Patienten auf bestimmten Voraussetzungen, die nicht weiter überprüft wurden. Hier ist es die Aufgabe des Therapeuten, diese Voraussetzungen zur Diskussion zu stellen. Es mag jemand z. B. meinen, es sei katastrophal, wenn man einen (kleineren) Fehler gemacht hat. Oft genügt es nach Beck schon, solche Kognitionen des Patienten überspitzt zu wiederholen, um deren Absurdität offenkundig werden zu lassen. Sinnvoll ist es auch, den Patienten gegen seine eigenen Voraussetzungen und automatischen Gedanken argumentieren zu lassen, weil die Bereitschaft zur Änderung der Meinung ansteigt, wenn man ihr selbst – mit Erfolg – widerspricht (Janis u. Kind, 1954).

Hat man diese automatischen depressiven Gedanken benennen können, und ist der Patient davon überzeugt, daß sie übergeneralisiert und unglaubwürdig sind, wird bereits der Automatismus reduziert, mit dem sie in bestimmten Situationen auftauchen. Um diesen Automatismus schließlich zu eliminieren, muß der Patient erlernen, seine Kognitionen in bestimmten Momenten zu identifizieren und ihnen nicht auf Anhieb »zu vertrauen«, sondern sie einer rationalen Kontrolle zu unterwerfen, um so den Einfluß von festgefahrenen Einstellungen aufzuheben oder deren Gültigkeit einzuschränken. Um dies zu erreichen, kann man den Patienten instruieren, sich in entsprechenden Situationen vorzustellen, wie er mit dem Therapeuten zusammen das Problem rational diskutieren würde (Lazarus, 1971).

Ähnlich wie Rotter (1954) und Beck (1972) kann man Patienten auffordern, in depressionsfördernden Situationen alternative Gedanken und Lösungen zu überlegen, um so die Fixierung auf bestimmte Inhalte aufzuheben. Wenn der Patient diese Aufgabe nicht direkt in der entsprechenden Situation ausführt, kann man anhand von Tagesprotokollen, in denen Situationen festgehalten wurden, auf die der Patient mit Depressivität reagiert hat, eine solche Diskussion in der Therapiestunde vornehmen. Die Übertragung dieser Auseinandersetzung in die Alltagssituation kann durch (leicht abgewandelte) Techniken ähnlich dem idealisierten Selbstbild (s. S. 254) oder der Zeitprojektion von Verstärkern (s. S. 233) gefördert werden. Bei beiden Techniken soll sich der Patient vorstellen, wie er sich in bestimmten Situationen adäquat verhält, bzw. wie er in spezifischen problematischen Situationen rationale Überlegungen anstellt und sich aktiv gegen automatische Gedanken wehrt.

Der Ansatz von Beck hat viele Ähnlichkeiten mit der Vorgehensweise von Ellis (1962, 1971). Dieser sieht die Ursache psychischer Störungen in bestimmten irrationalen Auffassungen, die vor allem aus perfektionistischen Ansprüchen an die Umwelt und an sich selbst, sowie aus Hilflosigkeitseinstellungen bestehen. Eine typische Meinung dieser Art z. B. besagt, daß man von allen Menschen geliebt und anerkannt werden müsse. Ist dies nicht der Fall, dann hätte man auf der ganzen Linie versagt.

Hauck (1971) und Geis (1971) haben mit Hilfe der rational-emotionalen Therapie von Ellis Depression behandelt und in Fallstudien dokumentiert. Dieser therapeutische Ansatz basiert auf der theoretischen Annahme, daß vor allem die Gedanken die Ursache psychischer Störungen darstellen. Also führe nicht so sehr ein objektives Ereignis etwa zur Depression, sondern die Vorstellungen, die eine Person mit diesem Ereignis verbindet, führen zur psychischen

Störung. Die Aufgabe des Therapeuten besteht nun darin, diese Vorstellungen zu verändern. So mag z. B. ein Ereignis, etwa eine Scheidung von der Frau, unangenehm und unerfreulich sein, aber sie ist deswegen noch keineswegs katastrophal, ausweglos oder gar ein Beispiel für die absolute Inkompetenz des verlassenen Ehemanns. Vielmehr sollte dann der Mann vielleicht besser rational folgern, daß er sich verändern muß, um in Zukunft mit einer anderen Frau besser zurechtzukommen. Doch auch wenn er keine neue Frau mehr kennenlernt, ist dies nach Ellis noch kein Grund, an sich selbst als *ganzer Person* zu verzweifeln. Dieser therapeutische Ansatz von Ellis ist noch recht wenig strukturiert, da er sehr stark auf intuitiven Einfällen des Therapeuten beruht.

Goldfried, Decenteceo und Weinberg (1974) haben deswegen einen Ansatz vorgeschlagen, der versucht, diesen Mangel zu beheben. Goldfried und andere haben diese Vorgehensweise zwar nur bei Phobien erprobt; sie läßt sich prinzipiell aber auch auf Depressionen übertragen, da rational-emotionale Therapie bei Depression mit Erfolg verwendet wird (wobei sich im allgemeinen innerhalb dieses Ansatzes auch die verschiedenen Vorschläge zur kognitiven Therapie von Beck [1972] integrieren lassen):

Zuerst wird die Theorie erklärt, nach der etwa Depression vor allem durch Gedanken (bzw. Selbstverbalisationen) hervorgerufen wird, und es werden verschiedene von Ellis (1962) zusammengestellte irrationale Auffassungen erläutert.

Dann soll der Patient entweder im Rollenspiel oder in der Vorstellung eine depressionsfördernde Situation nacherleben und die daraus resultierende Niedergeschlagenheit einschätzen. Dabei versucht der Therapeut, alle Gedanken, Erwartungen und Einstellungen aufzuspüren, die zur Niedergeschlagenheit beitragen. Sie werden nach der von Ellis entwickelten Methode rational eingeschätzt. Wesentlich dafür ist es, unangenehme Ereignisse nicht zur Katastrophe zu erklären und die eigene Person als ganze zu verdammen. Hingegen wird versucht, perfektionistische und irrationale Einschätzungen und Auffassungen abzubauen. Es können dabei Methoden angewandt werden, die der Förderung alternativer Überlegungen dienen oder Ereignisse aufzeigen, die der depressionsfördernden Einstellung widersprechen usw. Der Patient soll dazu gebracht werden, auch in deprimierenden Alltagssituationen eine solche Strategie der rationalen Überlegung anzuwenden. Ist er dann in der Lage, den Inhalt seiner Gedanken an den Realitäten zu überprüfen, und hat er ein Gefühl der eigenen Kompetenz entwickelt, wird er auch in zukünftigen schwierigen Situationen kaum noch mit langandauerndem depressivem Verhalten reagieren.

Die besondere Problematik psychologischer Therapie bei somatischen Symptomen
(Exkurs von *Michael Linden* und *Frank Rainer Krüger*)

Es gibt eine Reihe von theoretischen und empirischen Hinweisen dafür, daß die somatischen Symptome bei der Depression zu wesentlichen Anteilen psychologisch begründet sind. Daraus ergibt sich für die Praxis die Frage, inwieweit diese Symptome auch psychologisch therapierbar sind. Es gibt jedoch noch einen weiteren Grund, weshalb der somatische Aspekt im Rahmen einer psychologischen Therapie der Depression besonders berücksichtigt werden muß. Somatische Beschwerden gehören bei fast allen Depressiven in der einen oder anderen Form zum »Krankheitsbild« dazu. In einer Reihe von Fälle dominieren sie sogar gegenüber der psychologischen Problematik. Damit ist der Therapeut – unabhängig von seiner theoretischen Voreinstellung – gezwungen, zu somatischen Beschwerden Stellung zu nehmen. Auf diese Weise nimmt er in jedem Fall in irgendeiner Form Einfluß auf die somatischen Symptome.

Legalos (1973) hat an zwei Beispielen eindrucksvoll belegt, daß der Weg zu einer psychotherapeutischen Beeinflussung solange versperrt sein kann, wie der Therapeut den Erwartungen des Patienten nicht entgegenkommt. In einem Fall wurde die psychologische Therapie vom Patienten zurückgewiesen, in einem anderen Fall erbrachte eine langjährige Therapie wegen des Widerstandes auf seiten des Patienten keinen Erfolg. Beide Patienten waren jedoch in dem Augenblick bereit, sich auch ihren psychischen Problemen zu stellen, als der Therapeut sich mittels Biofeedbackverfahren ihrer somatischen Beschwerden angenommen hatte.

Birk (1973) betont ebenfalls die Wichtigkeit eines solchen Vorgehens. Er meint, daß eine somatisch orientierte Therapie in vielen Fällen als Katalysator für eine psychologisch orientierte Therapie wirken kann.

Welche praktischen Möglichkeiten bieten sich nun für den psychologischen Therapeuten? Es sind vor allem Entspannungsübungen, Biofeedback-Techniken und kognitiv orientierte Verfahren zur Beeinflussung somatischer Symptome.

Entspannungsübungen gehören zum Repertoire vieler Psychotherapeuten. Eine weite Verbreitung hat das autogene Training nach J. H. Schultz (1970) gefunden. Das Prinzip dieses Verfahrens besteht darin, in mehreren aufeinanderfolgenden Übungsschritten zu lernen, wichtige Körperfunktionen zu steuern. Dazu gehören Muskelentspannung, Förderung der Hautdurchblutung, Regulierung des Herzschlages und auch Veränderungen der Magen-Darm-Peristaltik. Das Verfahren wird als psychohygienisches und therapeutisches Instrument empfohlen. Es soll die Induktion von allgemeinen Entspannungszuständen und die Kupierung und Vorbeugung von Erregungszuständen ermöglichen. Für den Patienten ist das angestrebte Ziel, die in der Übungssituation gelernte Entspannung in beliebigen anderen Situationen aktiv herbeiführen zu können und dadurch emotionale und somatische Erregungen zu kontrollieren.

Entspannungsverfahren dieser Art bieten sich für die Behandlung Depressiver vor allem deshalb an, weil ein Teil der entsprechenden Symptomatik als pathologische Adaptation an chronischen oder traumatisierenden Streß aufgefaßt werden kann. Hinzu kommt, daß bei Depressiven möglicherweise eine zentralnervöse Überregbarkeit besteht (Mendels, 1970), die sich in einer erhöhten vegetativen Reaktionsbereitschaft äußert (Völkel, 1965; Haward, 1965).

Nach eigenen Erfahrungen können aber gerade diese Indikationen besondere Probleme für den erfolgreichen Einsatz des autogenen Trainings bieten (Linden, 1974). So ist es beeindruckend, daß in den Augenblicken agitierter Erregung, wo Entspannung am nötigsten wäre, die Patienten oft nicht willens und in der Lage sind, sich ruhig hinzusetzen und auf Entspannungsgefühle zu konzentrieren. Man hört häufig die Klage, daß gerade dann die innere Erregung noch an Intensität zunehme.

Einen möglichen Ausweg, zumindest wenn ein Therapeut anwesend ist, bieten solche Verfahren, welche einen stärkeren Einfluß von außen zulassen. Dazu gehören die gestufte Aktivhypnose (Langen, 1967) und die progressive Relaxation (Jacobson, 1938). Beide Verfahren ermöglichen es dem Therapeuten, die Entspannungsversuche des Patienten in starkem Maße anzuleiten und zu kontrollieren. Manche

Patienten sind unter dieser Bedingung bereit, gegen ihre innere Unruhe aktiv anzugehen, sie können dann vielleicht zu mehr selbstkontrollierten Techniken geführt werden.

In neuester Zeit wird eine umfangreiche Diskussion über den therapeutischen Einsatz von Biofeedback-Techniken geführt (Birbaumer, 1973; Budzinski u. Stoyva, 1973; Budzinski et al., 1973; Legewie u. Nusselt, 1975). Das Prinzip besteht darin, über apparative Aufzeichnung von physiologischen Parametern dem Patienten Rückmeldung über bestimmte Körperfunktionen zu geben. Dadurch soll er lernen, diese Körperfunktionen willentlich zu steuern. Bei Entspannungsversuchen wird vorwiegend die Muskelaktivität elektromyographisch aufgezeichnet und rückgemeldet. Budzinski und Stoyva (1973) heben hervor, daß durch ein solches Vorgehen der Lernprozeß der Entspannung erheblich erleichtert werden könne. Zwei Probleme scheinen jedoch dabei noch ungelöst zu sein. Erstens müssen einzelne physiologische Parameter nicht unbedingt mit dem allgemeinen Grad der Entspannung korrelieren (Lang, 1973). Zweitens ist auch hier fraglich, ob die in der Übungssituation erzielten Lernergebnisse auf Situationen im Alltag angemessen generalisiert werden. Lang (1974) berichtete von einer Patientin, die zwar in der Klinik entsprechende Umstellungen mittels Biofeedback recht gut gelernt hatte, jedoch zu Hause dazu nicht mehr in der Lage war. In Übereinstimmung damit weisen Legewie und Nusselt (1975) darauf hin, daß es bei Hypochondrie durch Biofeedback-Verfahren möglicherweise zu einer Verstärkung von Symptomen kommen kann. Auch diese Verfahren sind also gerade bei den wichtigsten Indikationen nur begrenzt einsetzbar.

Biofeedback-Techniken werden jedoch nicht nur zur Entspannung empfohlen, sondern auch zur Therapie verschiedenster anderer funktioneller somatischer Störungen. Nach einer Übersicht von Blanchard (1974) haben entsprechende Versuche aber noch keine klinische Reife erlangt. Am meisten scheint die Therapie von Spannungskopfschmerzen zu versprechen.

Schließlich muß noch gesagt werden, daß Biofeedback-Verfahren nur dort durchführbar sind, wo eine aufwendige apparative Ausrüstung vorhanden ist. Das wird den Benutzerkreis zumindest zur Zeit noch erheblich einschränken.

Für die alltägliche therapeutische Praxis relevanter sind unserer Meinung nach solche Verfahren, welche somatische Phänomene mittels kognitiver Interpretationen zu beeinflussen suchen. Dabei möchten wir auf vier grundsätzliche Möglichkeiten hinweisen:

1. Es kann versucht werden, die subjektive Toleranz des Patienten gegenüber aversiven Reizen wie z. B. auch körperlichen Mißempfindungen zu erhöhen.

2. Die Bedeutung somatischer Beschwerden für den Patienten kann durch Neuinterpretation modifiziert werden und dadurch an Gewicht und Bedrohlichkeit verlieren.

3. Eine genaue Verhaltensanalyse unter Einbezug der somatischen Symptome kann Auslösereize und aufrechterhaltende Bedingungen ermitteln und dazu benutzt werden, Gegenstrategien zu entwickeln.

4. Schließlich können die somatischen Symptome als Einstieg gewählt werden, um sich an die problembeladenen Lebensbereiche des Patienten heranzutasten.

Die Toleranz gegenüber aversiver Stimulierung im Falle von Depressivität, z. B. Kopfschmerzen, Herzbeklemmung, Bauchweh usw., kann prinzipiell durch Ablenken der Aufmerksamkeit erhöht werden. Kanfer und Goldfoot (1966) konnten zeigen, daß die Schmerztoleranz erhöht wurde, wenn die Versuchspersonen sich auf nicht schmerzbezogene Reize konzentrierten. Diese Toleranz konnte weiter erhöht werden, wenn die Versuchspersonen direkt verantwortlich für die Produktion der konkurrierenden Reize waren (Seidner u. Kanfer, 1973). Es ist eine allgemeine Erfahrung, daß z. B. Kopfschmerzen nicht mehr wahrgenommen werden, wenn man durch ein intensives Gespräch abgelenkt wird. Ein therapeutisches Ziel könnte darin bestehen, daß der Patient ermuntert wird, sich selbst Ablenkungsmöglichkeiten zu verschaffen, z. B. indem er einer ihm angenehmen Beschäftigung nachgeht. Die körperlichen Mißempfindungen sollten für ihn zu einem Signal werden, trotzdem (bzw. gerade deshalb) aktives Verhalten zu zeigen und sich nicht etwa ins Bett zu legen und passiv den Schmerzen hinzugeben. Für Patient und Therapeut spielt dabei ein gemeinsames Erarbeiten von sinnvollen Ablenkungsmöglichkeiten eine wichtige Rolle.

Der Versuch, somatische Erscheinungen kognitiv neu zu interpretieren, schließt an die Überlegungen von Schachter und Singer (1962) an. Sie gehen davon aus, daß bestimmte Körpersensationen in ihrer qualitativen Bedeutung wesentlich durch den Erklärungszusammenhang bestimmt werden, in dem sie die Person wahrnimmt. Die Wahrnehmung intestinaler Peristaltik bei einer Prüfung hat psychologisch eine andere Bedeutung als die Wahrnehmung des gleichen Phänomens bei einem Rendezvous oder gar, wenn es als Symptom eines Magenkarzinoms aufgefaßt wird.

Nun dürfte es im konkreten Fall schwerfallen, z. B. Kopfschmerzen als Ausdruck freudiger Erregung zu interpretieren. Eine gewisse Bandbreite der Interpretation ist in der Regel jedoch vorhanden. Gerade der Depressive wird dazu tendieren, einem an sich harmlosen Phänomen eine unangemessen negative Bedeutung zu geben. Deshalb wird es in vielen Fällen notwendig sein, immer wieder gegenüber dem Patienten zu betonen, daß solche Symptome nicht gefährlich und lebensbedrohlich sind.

Die Verantwortung des Therapeuten muß andererseits in diesem Zusammenhang besonders betont werden. Verharmlosende Interpretationen können nur auf der Grundlage einer sicheren Diagnostik der körperlichen Beschwerden gerechtfertigt sein. Eine medizinische Untersuchung muß mögliche ernsthafte Befunde im Zweifelsfall ausgeschlossen haben.

Eine weitere Relativierung der körperlichen Beschwerden kann dadurch erzielt werden, daß ihnen die vom Patienten erlebte »Außergewöhnlichkeit« genommen wird. Dazu gehört der Hinweis, daß solche Symptome mehr oder weniger von jedem Menschen einmal erlebt werden. Die Suche nach einem erklärenden Auslöser ist dabei von großer Bedeutung. So können z. B. Gliederschmerzen als »normale« Folge dauernder Anstrengung, Anspannung und Verkrampfung interpretiert werden. Eine praktisch immer angebrachte Interpretationsmöglichkeit ist, den Patienten darauf hinzuweisen, daß seine körperlichen Beschwerden »ganz normale Begleiterscheinungen jeder Depression« sind und er sich deshalb keine besonderen Sorgen zu machen brauche.

Eine kognitive Einordnung der körperlichen Symptome unter den genannten Gesichtspunkten kann unter Umständen bereits die erlebte Aversivität reduzieren.

Die bereits angesprochene Suche nach erklärenden Auslösern leitet über zur dritten therapeutischen Möglichkeit. Es wird in vielen Fällen gelingen, Regelmäßigkeiten in der Auftretenshäufigkeit der Symptome zu ermitteln. Bestimmte Körperempfindungen werden in bestimmten Situationen, bei bestimmten Aktivitäten, bei bestimmten Gedanken, bei Anwesenheit bestimmter Personen usw. häufiger und intensiver auftreten als zu anderen Gelegenheiten. Umgekehrt werden sich bei genauer Analyse Zeiten, Gedanken, Situationen etc. finden lassen, in denen sich der Patient beschwerdefrei erlebt hat.

Daraus folgt die therapeutische Konsequenz, unter Beachtung der wirksamen Lernkontingenzen die Häufigkeit der beschwerdefreien Situationen zu erhöhen und die der beschwerdebehafteten Situationen zu vermindern. Wo dies nicht möglich ist, können situationsspezifische Gegenmaßnahmen geplant und ausprobiert werden. Dabei kann fast das gesamte psychologisch-therapeutische Repertoire auch auf das Problem der somatischen Beschwerden übertragen werden. Beispielsweise könnte mit dem Patienten vereinbart werden, daß er in Gegenwart seines Ehepartners nicht mehr über körperliche Beschwerden klagt, wenn sich herausgestellt haben sollte, daß ein wichtiger Teil der gemeinsamen Kommunikation von diesem Thema beherrscht wird.

Schließlich wollen wir noch die vierte Möglichkeit besprechen, welche darin besteht, über die körperlichen Beschwerden Zugang zu den Lebensproblemen des Patienten zu finden. Eine Analyse der fördernden Bedingungen körperlicher Symptome wird in den meisten Fällen auf bestimmte Lebensbereiche stoßen, von denen angenommen werden kann, daß sie in Zusammenhang mit den wesentlichen Problemfaktoren stehen. Es kommt, wie bereits eingangs erwähnt, nicht selten vor, daß Patienten sich weigern, sei es aus Angst, Scham oder Unkenntnis der Zusammenhänge, gerade über ihre zentralen Probleme zu sprechen. Der Einstieg über die somatischen Beschwerden kann es dem Patienten erleichtern, die wichtigsten Probleme zur Sprache zu bringen. Statt daß er z. B. zugeben muß, sich an seinem Arbeitsplatz unterbewertet zu fühlen, kann er zunächst einmal darüber reden, daß er dort ständig Kopfschmerzen und körperliches Unwohlsein verspürt.

Wir meinen, daß die hier skizzierten Therapievorschläge sich problemlos in den Rahmen einer psychologischen Therapie der Depression einfügen lassen und eine wichtige Ergänzung darstellen.

Um nicht den hier gesteckten Rahmen zu sprengen, wurden bewußt keine symptomatischen Behandlungsmethoden mit Pharmaka oder anderen medizinischen Mitteln besprochen (die Anwendung von Antidepressiva rechnen wir nicht zu den symptomatischen Behandlungsmethoden). Wir denken, daß eine symptomkupierende Therapie somatischer Beschwerden z. B. mit Schmerz- oder Schlaftabletten in manchen Fällen Erleichterung verschaffen kann und den Patienten zu einer besseren Bearbeitung seiner Probleme befähigt. Andererseits erhebt sich aber auch die Frage nach einer möglichen Interferenz zwischen medikamentöser und psychotherapeutischer Behandlung. So kann eine starke Sedierung durchaus angestrebte Lernprozesse behindern. Nach unserer Kenntnis ist die Literatur über dieses überaus wichtige Problem noch zu dürftig, als daß ein eindeutiger Rat für die Praxis abzuleiten wäre. Wir können aus unserer eigenen Erfahrung keine unmittelbar auffälligen Störeinflüsse berichten, doch sollten sorgfältig kontrollierte Studien hier Klarheit verschaffen. Wir haben den Wunsch eines Patienten nach symptomatischer Pharmakotherapie stets aufgegriffen und wie jedes andere Problemverhalten in die Therapie mit einbezogen.

Der eben in seinen Grundzügen dargestellte verhaltenstherapeutisch kognitiv orientierte Therapieansatz ist, wie man gesehen hat, relativ eklektisch; er besteht aus einer Reihe von Techniken und Strategien, die wie in einer Sequenz von therapeutischen Schritten mit einer jeweils konkreten Zielsetzung innerhalb des Gesamttherapieablaufs eingesetzt werden.

Die Maßnahmen sind z. T. unterschiedlich theoretischer Provenienz. Dies ist darauf zurückzuführen, daß es keine einheitliche Depressionstheorie gibt und die einzelnen Modelle verschiedene Aspekte der Problematik ins Zentrum der Betrachtungsweise stellen.

Dies muß bei dem jetzigen lückenhaften Stand des Wissens über das Problem nicht unbedingt ein Nachteil sein, sofern sich sinnvolle und praktikable therapeutische Handlungsanweisungen aus den Einzelsichtweisen ergeben.

Dennoch kann man so etwas wie eine Grundstrategie des Ansatzes herausstellen; sie ist von Ferster inspiriert und besteht darin, die therapeutischen Bemühungen nicht so sehr auf die typisch depressiven Verhaltensexzesse auszurichten als auf die mangelhaft vorhandenen »normalen« Verhaltensweisen.

»Symptome sind das, was man bei Abwesenheit eines adäquaten Verhaltens beobachten kann«, schreibt Ferster (1974, S. 53) und vollzieht damit eine Änderung der Perspektive, die sowohl für die ätiologische Betrachtung als auch für die therapeutische Zielsetzung von Bedeutung ist: Bezüglich der Entstehung der Störung besteht das Problem nicht so sehr darin, sich zu fragen, warum dies oder jenes zugegebenermaßen auffallende Einzelsymptom vorhanden ist, sondern eher darin zu analysieren, welche Bedingungen dafür verantwortlich sind, daß das »normale Verhalten«, das ein problemloseres Funktionieren des Individuums gewährleistet, *nicht oder nicht mehr* vorhanden ist. Bezüglich der Zielsetzung für die Therapie wird der Hauptakzent auf den Aufbau und auf den Ausbau eben dieses Verhaltens gelegt.

Daß dies oft nicht möglich ist, ohne Veränderungen in der Umwelt des Patienten zu bewirken, etwa in Form veränderter Reaktionen signifikanter Sozialpartner, kennzeichnet eine weitere Eigenart des Ansatzes: Er sieht depressives Verhalten auch als Interaktionsphänomen, und wichtige Bedingungen seiner Entstehung und Aufrechterhaltung sind in der jeweiligen sozialen Umgebung des Patienten aufzusuchen und zu verändern.

Inwieweit diese Art Therapie bei den verschiedenen Erscheinungsformen der Depression wirklich kausal ist, d. h. die wichtigsten ätiologisch wirksamen Bedingungen erfaßt und abstellt, ist schwer zu entscheiden. Linden und Hoffmann (1975) haben den Begriff »kompensierende Therapieziele« für intendierte Veränderungen bei Patienten vorgeschlagen, bei denen bis zu einem gewissen Grad auf biologischen oder auch psychischen Grundlagen Persönlichkeitsentwicklungen stattgefunden haben, die nicht mehr voll reversibel sind.

»Kompensierende Therapie« wäre in einem solchen Fall bemüht, dem Patienten trotz seiner stärkeren Anfälligkeit, etwa in Belastungssituationen depressiv zu reagieren, Strategien an die Hand zu geben, um nicht in eine Exazerbation im Sinne vollausgeprägten depressiven Verhaltens zu gelangen.

Sie besteht darin, dem Patienten beizubringen, durch gezielte Aktivität auch in einem solchen Moment die Auseinandersetzung mit der Umwelt nicht aufzugeben; ihn zu lehren, die negativen Kognitionen und Selbstbewertungen, die im Anschluß an bestimmte Situationen auftreten können, immer wieder auf ihren Wirklichkeitsgehalt hin zu überprüfen.

Man stellt in der Tat fest, daß Patienten nach erfolgreich verlaufenen Therapien gerade dies wesentlich besser beherrschen. Sie reagieren mit kurzen Perioden mittelschwerer Niedergeschlagenheit auf Ereignisse, die früher, wie man abschätzen kann, eine handfeste depressive Phase ausgelöst hätten und steuern sich gleichsam selber aktiv (manchmal mit minimalen therapeutischen Hilfestellungen) durch solche Perioden hindurch.

Darüber hinaus aber soll der Patient gelernt haben, durch ein permanentes aktives Einwirken auf seine Situation, seine Kontrolle über wichtige Bereiche des eigenen Lebens zu festigen, und dies ist sicher kausal wirksam im Sinne einer Verringerung aktueller und zukünftiger depressionsfördernder Bedingungen.

Das Gegenteil von Depression ist Kompetenz unter Menschen, die sich achtend und fördernd verhalten.

BIBLIOGRAPHIE

Abraham, K.: Versuch einer Entwicklungsgeschichte der Libido auf Grund der Psychoanalyse seelischer Störungen, Leipzig, Intern. Psychoanal. Verlag, 1924.

Abramowitz, S. I.: Locus of control and self-reported depression among college students, Psychol. Rep. 1969, 25, 149–150.

Adler, A.: Praxis und Theorie der Individualpsychologie, Frankfurt, Fischer, 1974 (1. Aufl. 1920).

Akiskal, H. S., W. T. McKinney: Depressive disorders; Toward a unified hypothesis, Science 1973, 182, 20–29.

Akiskal, H. S., W. T. McKinney: Overview of recent research in depression, Arch. Gen. Psychiat. 1975, 32, 285–305.

Alberti, R. E., M. L. Emmons: Your perfect right; A guide to assertive behavior, Impact, S. L. O., 1970.

Amsel, A.: Frustrative nonreward in partial reinforcement and discrimination learning; Some recent history and theoretical extension, Psychol. Rev. 1962, 69, 306–328.

Amsel, A.: The role of frustrative nonreward in noncontinuous reward situations, Psychol. Bull. 1958, 102–119.

Annau, Z., L. J. Kamin: The conditioned emotional response as a function of intensity of the US, J. comp. Physiol. Psychol. 1961, 54, 428–432.

Arbeitsgemeinschaft für Methodik und Dokumentation in der Psychiatrie (Hrsg.): Das AMP-System; Manual zur Dokumentation psychiatrischer Befunde, Berlin, Springer, 1972.

Archibald, H. C., R. D. Tuddenham: Persistent stress reaction after combat, Arch. Gen. Psychiat. 1965, 12, 475–481.

Arieti, S.: Manic depressive psychosis. In: Arieti, S. (Ed.): American handbook of psychiatry, New York, Basic Books, 1959.

Aronfreed, J.: The effects of experimental socialisation paradigms upon two moral responses to transgression, J. Abn. Soc. Psychol. 1963, 66, 437–448.

Arthur, A. Z.: Diagnostic testing and the new alternatives, Psychol. Bull. 1969, 72, 183–192.

Averill, J. R.: Grief; Its nature and significance, Psychol. Bull. 1968, 70, 721–748.

Averill, J. R.: Personal control over aversive stimuli and its relationship to stress, Psychol. Bull. 1973, 80, 286–303.

Ax, A. F.: Physiological differentiation of emotional states, Psychosom. Med. 1953, 15, 433–442.

Ayd, F. J. Jr.: Recognizing the depressed patient, New York, Grune & Stratton, 1961.

Azrin, N. H., B. J. Naster, R. Jones: Reciprocity counseling; rapid learning based procedure for marital counseling, Behav. Res. Ther. 1973, 11, 365–382.

Badri, M. B.: A new technique for the systematic desensitization of perversive anxiety and phobic reaction, J. Psychol. 1967, 65, 201–208.
Bandura, A.: Analysis of modeling processes. In: Bandura, A. (Ed.): Psychological modeling; Conflicting theories, Chicago, Aldine, 1971.
Bandura, A.: Behavior theory and the models of man, Amer. Psychol. 1974, 29, 859–869.
Barchas, J. D., R. D. Ciaranello, J. M. Stolk, H. Keith, H. Brodie, D. A. Hamburg: Biogenic amines and behavior. In: Levine, S. (Ed.): Hormones and behavior, New York, Academic Press, 1972.
Barker, R. G., T. Dembo, K. Lewin: Frustration and regression. In: Barker, R. G., J. S. Kounin, H. F. Wright (Eds.): Child behavior and development, New York, McGraw Hill, 1943.
Bauer, M., G. Bosch, G. Hofer, H.-W. Janz, K. P. Kisker, H. Krueger, P. Petersen, M. Pflanz, M. Richartz, H.-K. Rose: Psychiatrie, Stuttgart, Thieme, 1973.
Beck, A. T.: Cognition, affect and psychopathology, Arch. Gen. Psychiat. 1971, 24, 495–500.
Beck, A. T.: Cognitive therapy; Nature and relation to behavior therapy, Behav. Ther. 1970, 1, 184–200.
Beck, A. T.: The core-problem in depression; The cognitive triad. In: Massermann, J. H. (Ed.): Depression, theories and therapies, New York, Grune & Stratton, 1970 (a).
Beck, A. T.: Depression; Clinical, experimental and theoretical aspects, New York, Harper & Row, 1967.
Beck, A. T.: Depression, Philadelphia, University of Pennsylvania Press, 1972.
Beck, A. T.: The development of depression; A cognitive model. In: Friedman, 1974.
Beck, A. T.: Discussion to Ferster's behavioral approaches to depression, Washington, John Wiley, 1974.
Beck, A. T.: The phenomena of depression; A synthesis. In: Offer, Freedman, 1970.
Beck, A. T., D. Lester: Components of depression in attempted suicides, J. Psychol. 1973, 85, 257–260.
Beck, A. T., C. H. Ward: Dreams of depressed patients; Characteristic themes in manifest content, Arch. Gen. Psychiat. 1961, 5, 462–467.
Beck, A. T., C. H. Ward, M. Mendelson, J. Mock, J. Erbaugh: An inventory for measuring depression, Arch. Gen. Psychiat. 1961, 4, 53–63.
Beck, J. C., K. Worthen: Precipitating stress; Crisis theory and hospitalization in schizophrenia and depression, Arch. Gen. Psychiat. 1972, 26, 123–129.
Becker, J.: Achievement related characteristics of manic-depressives, J. Abn. Soc. Psychol. 1960, 60, 334–339.
Becker, J.: Depression; Theory and research, New York, Wiley, 1974.
Becker, S. S., M. J. Horowitz, L. Campbell: Cognitive responses to stress; Effects of changes in demand and sex, J. Abn. Soc. Psychol. 1973, 82, 519–522.
Bein, H. J.: Zur Pharmakologie des Reserpin, Experientia 1953, 107–110.

Bellak, H. J., L. Small: Kurzpsychotherapie und Notfallpsychotherapie, Frankfurt, Suhrkamp, 1972.
Bem, D. J.: Attitudes as self descriptions; Another look at the attitude-behavior link. In: Greenwald, A. G., T. C. Brock, T. M. Ostrom (Eds.): Psychological foundations of attitudes, New York, Academic Press, 1968.
Benkert, O., H. Hippius: Psychiatrische Pharmakotherapie; Ein Grundriß für Ärzte und Studenten, Berlin, Springer, 1974.
Bente, D.: Referat auf der Tagung der »Deutschen Gesellschaft für Psychiatrie und Nervenheilkunde«, Berlin 1975.
Bergin, A. E.: Cognitive therapy and behavior therapy; Foci for a multidimensional approach to treatment, Behav. Ther. 1970, 1, 205–212.
Berkowitz, L.: Aggression, New York, McGraw Hill, 1962.
Berquist, E. H.: Role of the hypothalamus in motivation, Psychol. Rev. 1972, 79, 542–546.
Bibring, E.: The mechanism of depression. In: Greenacre, P. (Ed): Affective disorders, New York, Intern. University Press, 1953.
Birbaumer, N. (Hrsg.): Neuropsychologie der Angst, München, Urban & Schwarzenberg, 1973.
Birk, L.: Biofeedback; Behavioral medicine, New York, Grune & Stratton, 1973.
Birkmayer, W., E. Neumayer, W. Stöckl, G. Weiler: Biochemischer Shunt bei der endogenen Depression. In: Hippius, Selbach, 1969.
Birtchnell, J.: Depression in relation to early and recent parent death, Brit. J. Psychiat. 1970, 116, 299–306.
Bjerg, K.: The suicidal life space. In: Schneidman, E. S. (Ed.): Essays in selfdestruction, New York, Science House, 1967.
Blanchard, E. B., L. D. Young: Clinical applications of biofeedback training; A review of evidence, Arch. Gen. Psychiat. 1974, 30, 573–589.
Blöschl, L.: Verstärkerverlust und depressive Reaktion; Ein lerntheoretischer Modellansatz, Vorveröffentlichung, Arch. Psychol. 1975.
Bochnik, H. J.: Diskussion – »Psychopathologie und Klinik des depressiven Syndroms«, III. Teil. In: Hippius, Selbach, 1969.
Bojanovsky, J., K. Chloupkova: Bewertungsskala der Depressionszustände, Psychiatria et Neurologia 1966, 151, 54–61.
Bolles, R. C.: Reinforcement, expectancy and learning, Psychol. Rev. 1972, 79, 394–409.
Bostroem, A.: Münchner medizinische Wochenschrift 1933, 1, 963. Zit. in: Matussek, Halbach, Troeger, 1965.
Bowlby, J.: Grief and mourning in infancy and early childhood, Psychoanal. Stud. Child. 1960, 15, 9–52.
Brady, J. V., R. W. Porter, D. G. Conrad, J. W. Mason: Avoidance behavior and the development of gastroduodenal ulcers, J. Exp. Anal. Behav. 1958, 1, 69–72.
Bräutigam, W.: Beobachtungen bei der analytischen Psychotherapie Manisch-Depressiver (Intervalltherapie). In: Schulte, Mende, 1969.
Bräutigam, W., P. Christian: Psychosomatische Medizin; Ein kurzgefaßtes Lehrbuch für Studenten und Ärzte, Stuttgart, Thieme, 1973.

Bräutigam, W.: Psychotherapie der Depressionen. In: Hippius, Selbach, 1969.

Brown, G. W.: Life events and psychiatric illness; Some thoughts on methodology and causality, J. Psychosom. Res. 1972, 16, 311–320.

Brown, G. W., T. O. Harris, J. Petro: Life events and psychiatric disorders; 2. – Nature of causal link, 1972. Zit. in: Brown, 1972.

Brown, R. T., A. R. Wagner: Resistence to punishment and extinction following training with shock and non-reinforcement, J. Exp. Psychol. 1964, 68, 503–507.

Budzinski, Th., J. Stovy: Biofeedback-Techniken in Verhaltenstherapie und im autogenen Training. In: Birbaumer, 1973.

Budzinski, Th., J. M. Stoyva, C. S. Adler, P. M. Mullaney: EMG, Biofeedback and tension headache; A controlled outcome study, Psychosom. Med. 1973, 35, 484–496.

Bürger-Prinz, H.: Diskussionsbeitrag zu »Psychosomatische und psychotherapeutische Gesichtspunkte der Depression«. In: Hippius, Selbach, 1969.

Burgess, E. P.: The modification of depressive behaviors. In: Rubin, Franks, 1968.

Buss, A. H.: Instrumentality of aggression, feedback and frustration as determinants of physical aggression, J. Person. Soc. Psychol. 1966, 3, 153–162.

Byrne, D.: Repression-sensitization as a dimension of personality. In: Maher, 1964.

Cadoret, J. R., G. Winokur, J. Dorzab, M. Baker: Depressive disease; Life events and onset of illness, Arch. Gen. Psychiat. 1972, 26, 133–136.

Cahoon, D. D., A. J. Turner: Three hypotheses concerning the establishment and maintainance of psychosomatic processes, Behav. Ther. 1971, 2, 97–100.

Campbell, J. D.: Manic-depressive disease. Philadelphia, Lipponcok, 1953.

Cannon, W. B.: The wisdom of the body, New York, Norton, 1939.

Cantrill, H., W. A. Hunt: Emotional effects produced by the injection of adrenaline, Amer. J. Psychol. 1932, 44, 300–307.

Carpenter, W. T.: Serotonin now; Clinical implications of inhibiting its synthesis with para-chlorphenylalanine, Ann. Intern. Med. 1970, 73, 607–629.

Carr, L., S. O. Roberts: Correlates of civil rights participation, J. Soc. Psychol. 1965, 67, 259–267.

Chodoff, P.: Depression; Paper presented at the depression conference, Airlie House 1973. Zit. in: Ferster, C. B.: A functional analysis of depression, Amer. Psychol. 1973, 28, 857–870.

Church, R. M.: Aversive behavior. In: Kling, J. W., L. A. Riggs: Woodworth and Schlosberg's experimental psychology, New York, Holt, Rinehart & Winston, [3]1971.

Clayton, P. J.: Depression of widowhood, Brit. J. Psychiat. 1972, 120, 71–77.

Clayton, P. J.: Mortality and morbidity in the first year of widowhood, Arch. Gen. Psychiat. 1974, 30, 747–750.

Clyde, D. J.: Manual for the Clyde Mood Scale, Coral Gables, University of Miami Press, 1963.
Cohen, M. B., G. Baker, R. A. Cohen, F. Fromm-Reichmann, E. B. Weigert: An intensive study of twelve cases of manic-depressive psychosis, Psychiatry 1954, 17, 103–137.
Coppen, A.: The biochemistry of affective disorders, Brit. J. Psychiat. 1967, 113, 1237–1264.
Costello, C. G.: Depression; Loss of reinforcements or loss of reinforcement effectiveness, Behav. Ther. 1972, 3, 240-247.
Costello, C. G.: Reply to Lazarus, Behav. Ther. 1972, 3, 251–253.
Costello, C. G., G. P. Belton: Depression; Treatment. In: Costello, C. G. (Ed.): Symptoms of psychopathology, New York, Wiley, 1970.
Cropley, A. T., T. E. Weckowicz: The dimensionality of clinical depression, Austr. J. Psychol. 1966, 18, 18–25.
Curtis, G. C., R. A. Cleghorn, T. L. Sourkes: The relationship between affect and the excretion of adrenaline, noradrenaline and 17-hydroxycorticosteroids. J. Psychosom. Res. 1960, 4, 176–184.

DeCharms, R. u. a.: Behavioral correlates of directly and indirectly measured achievement motivation. In: McClelland, D. C. (Ed.): Studies in motivation, New York, Appleton, 1955.
Dement, W., H. Kleitmann: Cyclic variations in EEG during sleep and their relation to eye movements, body motility, and dreaming, Electroencephalogr. and Clin. Neurophysiol. 1957, 9, 673–690.
Dencker, S. L., J. Häggendal, U. Malm: Letter to the editor, Lancet 1966, 2, 754.
De Quincey, T.: Levana and Our Ladies of Sorrow. In: De Quincey's Works, Vol. XVI, Edinburgh, Adam & Charles Black, 1884.
Derogatis, L. R., R. S. Lipman, K. Rickels, E. H. Uhlenhuth, L. Covi: The Hopkins Symptom Checklist (HSCL); A selfreport symptom inventory, Behav. Science 1974, 19, 1–15.
Dietz, B., I. Meeusen: Ausarbeitung und Erprobung eines verhaltenstheoretischen Ansatzes bei Depression, unveröffentlichte Diplomarbeit, Institut f. Psychol., Freie Univ. Berlin, 1975.
Dobbs, D., W. P. Wilson: Observations on persistence of war neurosis, Dis. Nerv. Syst. 1960, 21, 686–691.
Dollard, J., L. Doob, N. E. Miller, O. H. Mowrer, R. R. Sears: Frustration and aggression, New Haven, Yale Univ. Press, 1939.
Dutka, W., J. Hartmann-Zeilberger, M. Linden: Ausarbeitung und Erprobung eines Instrumentes zur Erfassung von Verhaltensweisen Depressiver in Interaktion mit ihrer Umwelt, unveröff. Diplomarbeit, Inst. f. Psychol., Freie Univ. Berlin, 1975.
Dweck, C. S.: The role of expectations and attrutions in the alleviation of learned helplessness, J. Person. Soc. Psychol. 1975, 31, 674–685.

Eisler, R. M., M. Hersen, P. M. Miller: Effects of modeling on components of assertive behavior, J. Behav. Ther. Exp. Psychiat. 1973, 4, 1–6.

Ekman, P., W. V. Friesen: The repertoire of non-verbal behavior; categories, origins, usage, and coding, Semiotica 1969, 1, 49–98.
Ellen, P.: The compulsive nature of abnormal fixation, J. Comp. Physiol. Psychol. 1956, 49, 309-317.
Eller, F., V. Nell, H. Westmeyer: Zum Verlauf des diagnostisch-therapeutischen Prozesses in der Verhaltenstherapie, unveröffentl. Manus., Berlin 1974.
Ellis, A.: Growth through reason, Hollywood, Wilshire, 1971.
Ellis, A.: Reason and emotion in psychotherapy, New York, Lyle Stuart, 1962.
Elmadjian, F., J. M. Hope, E. T. Lamson: Excretion of epinephrine and norepinephrine in various emotional states, J. Clin. Endocrin. 1957, 17, 608–620.
Engel, G. L.: A life setting conductive to illness; The giving up – given up complex, Ann. Intern. Med. 1968, 69, 293–300.
Engel, G. L., F. Reichsmann: Spontaneous and experimentally induced depressions in an infant with a gastric fistula, J. Am. Psychoanal. Ass. 1956, 4, 428–452.
Engel, G. L., A. H. Schmale: Conservation-withdrawal; A primary regulatory process for organismus homeostasis. In: CIBA-Foundation (Ed.): Physiology, emotion and psychosomatic illness, Amsterdam, Ass. Scientific Publishers, 1972.
Estes, W. K.: An experimental study of punishment, Psychol. Monogr. 1944, 52, 3 whole 263.
Estes, W. K.: Reinforcement in human learning. In: Tapp, J. T. (Ed.): Reinforcement and behavior, New York, Academic Press, 1969.

Fahrenberg, J., H. Selg: Das Freiburger Persönlichkeitsinventar FPI; Handanweisung, Göttingen, Hogrefe, 1970.
Fenichel, O.: The psychoanalytic theory of neurosis, London, Routledge, 1946.
Fensterheim, H.: Behavior therapy; Assertive training in groups. In: Sager, C. J., H. S. Kaplan (Eds.): Progress in group and family therapy, New York, Academic Press, 1970.
Ferster, C. B.: Behavioral approaches to depression. In: Friedman, Katz, 1974.
Ferster, C. B.: Classification of behavior pathology. In: Ullmann, Krasner, 1965.
Ferster, C. B.: A functional analysis of depression, Amer. Psychol. 1973, 28, 857–870.
Ferster, C. B., B. F. Skinner: Schedules of reinforcement, New York, Appleton, 1957.
Forrest, A. D., R. H. Fraser, R. G. Priest: Environmental factors in depressive illness. Brit. J. Psychiat. 1965, 111, 243–253.
Frankenhäuser, M., P. Patkai: Catecholamine excretion and performance during stress, Perceptual Motor Skills 1964, 19, 13–14.
Frankl, V.: Theorie und Therapie der Neurosen, München, Reinhardt, [3]1970.

Frese, M.: Psychische Störungen bei Arbeitern, Salzburg, Müller 1977.
Freud, S.: Trauer und Melancholie (1917). In: Ges. Werke X, London, Imago, 1946.
Friedman, A. S.: Hostility factors and clinical improvement in depressed patients, Arch. Gen. Psychiat. 1970, 23, 524–537.
Friedman, A. S., B. Cowitz, H. W. Cohen, S. Granick: Syndromes and themes of depression, Arch. Gen. Psychiat. 1963, 9, 504–510.
Friedman, R. J., M. M. Katz: The psychology of depression; Contemporary theory and research, Washington, Winston, 1974.
Funkenstein, D. H.: Nor-epinephrine-like substance in relation to human behavior, J. Nerv. Ment. Dis. 1956, 124, 58–68.
Funkenstein, D. H., J. Meade: J. Nerv. Ment. Dis. 1954, 119 380. Zit. in: Schildkraut, J. J., S. S. Kety: Biogenic amines and emotion, Science 1967, 156, 509–522.

Gaylin, W.: The meaning of despair, New York, Aronson, 1968.
Geer, J. H.: The development of a scale to measure fear, Behav. Res. Ther. 1965, 3, 45–53.
Geis, H. J.: Rational – emotive therapy with a culturally deprived teenager. In: Ellis, 1971.
Gewirtz, J. L.: Potency of a social reinforcer as a function of satiation and recovery, Devel. Psychol. 1969, 1, 2–13.
Gibson, R. W.: Psychotherapy of manic-depressive states, Psychiat. Res. Rep. 1963, 17, 91–102.
Glanzer, M.: Stimulus satiation; An explanation of spontaneous alternation and related phenomena, Psychol. Rev. 1953, 60, 257–268.
Glass, D. C., J. E. Singer: Urban stress; Experiments on noise and social stressors, New York, Academic Press, 1972.
Glasser, W.: Realitätstherapie, Weinheim, Beltz, 1972.
Glassman, A.: Indoleamines and affective disorders, Psychosom. Med. 1969, 31, 107–114.
Glatzel, J.: Endogene Depressionen, Stuttgart, Thieme, 1973.
Glatzel, J.: Sozialpsychiatrische Aspekte zyklothymer Depression, Nervenarzt 1975, 46, 143–151.
Glatzel, J., E. Lungershausen: Phasen überdauernde Befindlichkeitsstörungen bei zyklothymen Depressionen, Arch. Psychiat. Nerv. 1970, 213, 388 bis 395.
Goldfried, M. R., E. T. Decenteceo, L. Weinberg: Systematic rational restructuring as a self-control technique, Behav. Ther. 1974, 5, 247–254.
Goldfried, M. R., R. N. Kent: Traditional versus behavioral personality assessment; A comparison of methodological and theoretical assumptions, Psychol. Bul. 1972, 77, 409–420.
Psychol. Bul. 1972, 77, 409–420.
Gray, J.: Angst und Streß, München, Kindler, 1971.
Grinker, R. R. Sr., J. Miller, M. Sabshin, R. Nunn, J. C. Nunnally: The phenomena of depression, New York, Harper & Row, 1961.

Grusec, J.: Some antecedents of self-criticism, J. Person. Soc. Psychol. 1966, 4, 244–252.
Gurland, B. J., J. L. Fleiss, J. E. Cooper, L. Sharpe, R. E. Kendell, P. Roberts: Cross-national study of diagnosis of mental disorders; Hospital diagnosis and hospital patients in New York and London, Comprehensive Psychiatry 1970, 11, 18–25.
Gwinn, G. T.: The effects of punishments on acts motivated by fear, J. Exp. Psychol. 1950, 39, 260–269.

Häfner, H., A. C. Cesarino, M. Cesarino-Krantz: Konstanz und Variabilität klinisch psychiatrischer Diagnosen über sechs Jahrzehnte, Sozialpsychiatrie 1967, 2, 14–25.
Hafner, R. J.: Physiological changes with stress in depression and obsessional neurosis, J. Psychosom. Res. 1974, 18, 175–179 (a).
Hafner, R. J.: Relationship between personality and autonomic nervous reactions to stress, J. Psychosom. Res. 1974, 18, 181–185 (b).
Hamilton, M.: Bewertungsskalen bei Depression. In: Kielholz, 1972.
Hamilton, M., J. White: Clinical syndromes in depressive states, J. Ment. Science 1959, 105, 485–498.
Hamilton, M.: Development of a rating scale for primary affective illness, Brit. J. Soc. Clin. Psychol. 1967, 6, 278–296.
Hamilton, M.: A Rating scale for depression, J. Neur. Neurosurg. Psychiat. 1960, 23, 56–62.
Harvey, O. J., D. E. Hunt, H. M. Schroder: Conceptual systems and personality organization, New York, Wiley, 1961.
Hauck, P. E.: A young woman with feelings of depressions. In: Ellis, 1971.
Hauri, P., D. Chernik, D. Hawkins, J. Mendels: Sleep of depressed patients in remission, Arch. Gen. Psychiat. 1974, 31, 386–391.
Haward, L. R. C.: Reduction in stress reactivity by autogenic training. In: Luthe, W. (Ed.): Correlationes psychosomaticae, Stuttgart, Thieme, 1965.
Heckhausen, H.: Leistungsmotivation. In: Thomae, H.: Handbuch der Psychologie, 2. Bd. Allgemeine Psychologie, II. Motivation, Göttingen, Hogrefe, ²1970.
Hedquist, R. Y., B. K. Weinhold: Behavioral group counseling with socially anxious and unassertive students, J. Couns. Psychol. 1970, 17, 237–242.
Hefferline, R. F., T. B. Perera: Proprioceptive discrimination of a covert operant without it's observation by the subject, Science 1963, 139, 834–835.
Heinrich, K.: Diskussion zu »Psychopathologie und Klinik des depressiven Syndroms«, III. In: Hippius, Selbach, 1969.
Hersen, M., R. M. Eisler, P. M. Miller: Effects of practice, instruction, and modeling on components of assertive behavior, Behav. Res. Ther. 1973, 11, 443–451.
Hilgard, E. R., G. H. Bower: Theorien des Lernens, I, Stuttgart, Klett, 1973.
Hill, W. F.: Learning theory and the acquisition of values, Psychol. Rev. 1960, 67, 317–331.
Hinchliffe, M., M. Lancashire, F. J. Roberts: A study of eye-contact chan-

ges in depressed and recovered psychiatric patients, Brit. J. Psychiat. 1971, 119, 213–215.
Hippius, H.: Zum Stand der Therapie der Depressionen. In: Kielholz, 1972.
Hippius, H., H. Selbach (Hrsg.): Das depressive Syndrom, München, Urban & Schwarzenberg, 1973.
Hippius, H., H. Selbach: Klinische und theoretische Aspekte der Pharmakotherapie des depressiven Syndroms, Wiener med. Wochenschr. 1960, 110, 264–268.
Hiroto, D. S.: Locus of control and learned helplessness, J. Exp. Psychol. 1974, 102, 187–193.
Hiroto, D. S., M. E. P. Seligman: Generality of learned helplessness in man, J. Person. Soc. Psychol. 1975, 31, 311–327.
Hoff, H., G. Hofmann: Die Bedeutung symptomfreier Momente für Manifestation und Verlauf von Schizophrenien und Zyklothymien. In: Huber, 1969.
Hoffmann, N., M. Linden: Zwischenbericht des Forschungsprojektes »Verhaltensbeobachtung bei Depressiven«, unveröffentl. Manus., Institut f. Psychol., Freie Univ. Berlin, 1975.
Hole, G., P. Graw: Somatische Symptome und Depressionstiefe bei depressiven Zustandsbildern, Nervenarzt 1973, 44, 136–142.
Hollingshead, A. B., F. C. Redlich: Social class and mental illness, New York, Wiley, 1958.
Holmes, T. H., R. H. Rahe: The social readjustment rating scale, J. Psychosom. Res. 1967, 11, 213–218.
Hoppe, F.: Erfolg und Mißerfolg, Psychol. Forschg. 1931, 14, 9–22.
Hordern, A., C. G. Burt, N. F. Holt: Depressive states. A pharmacotherapeutic study, Springfield/Ill., Thomas, 1965.
Horowitz, M. J., S. S. Becker: Cognitive response to stress and experimental demand, J. Abn. Psychol. 1971, 78, 86–92.
Huber, G. (Hrsg.): Schizophrenie und Zyklothymie; Ergebnisse und Probleme, Stuttgart, Thieme, 1969.
Hudgens, R. W., J. R. Morrison, R. G. Barchha: Life events and onset of primary affective disorders, Arch. Gen. Psychiat. 1967, 16, 134–145.
Hunnum, R. D., R. Rosellini, M. E. P. Seligman: Development of learned helplessness in the rat, unveröffentl. Manus.
Hunt, H. F., J. V. Brady: Some effects of punishment and intermittend anxiety on a simple operant, J. Comp. Physiol. Psychol. 1955, 48, 305–310.

Izard, C. E.: Patterns of emotions; A new analysis of anxiety and depression, New York, Academic Press, 1972.

Jackson, B.: Treatment of depression by self-reinforcement, Behav. Ther. 1972, 3, 298–307.
Jacobson, E.: Contribution to the metapsychology of cyclothymic depres-

sion. In: Greenacre, Ph. (Ed.): Affective disorders, New York, Intern. Univ. Press, 1953.
Jacobson, E.: Depressions; Comparative studies of normal, neurotic, and psychotic conditions, New York, Intern. Univ. Press, 1971.
Jacobson, E.: Progressive relaxation, Chicago, Univ. of Chicago Press, 1938.
Janis, I. L.: Stress and frustration, New York, Harcourt, 1971.
Janis, I. L., B. T. Kind: The influence of role playing on opinion change, J. Abn. Soc. Psychol. 1954, 49, 211–218.
Jaspers, K.: Allgemeine Psychopathologie, Berlin, Springer, 1946.

Kanfer, F. H., D. A. Goldfoot: Self-control and tolerance of noxious stimulation, Psychol. Rep. 1966, 18, 79–85.
Kanfer, F. H., G. Saslow: Behavioral diagnosis. In: Franks, C. M. (Ed.): Behavior therapy; Appraisal and status, New York, McGraw-Hill, 1969.
Kaufmann, A., A. Baron, R. E. Kopp: Some effects of instruction on human operant behavior, Psychon. Mon. Suppl. 1966, 1, 243–250.
Kendon, A.: Some functions of gaze-direction in social interaction, Acta Psychol. 1967, 26, 22–63.
Kerekjarto, M. v.: Hamburger Depressions-Skala, unveröffentlichter Fragebogen, Hamburg 1969.
Keupp, H.: Psychische Störungen als abweichendes Verhalten, München, Urban u. Schwarzenberg, 1972.
Kielholz, P.: Depressive Zustände; Erkennung, Bewertung, Behandlung, Bern, Huber, 1972.
Kielholz, P.: Diagnose und Therapie der Depressionen für den Praktiker, München, Lehmann, 1971.
Kielholz, P.: Klassifizierung der depressiven Verstimmungszustände. In: Hippius, Selbach, 1969.
Klerman, G. L.: Depression and adaption. In: Friedman, R. J., M. M. Katz, 1974.
Kornhuber, H.: Über Auslösung cyclothymer Depressionen durch seelische Erschütterungen, Arch. Psychiat. Z. Neur. 1955, 193, 391–.
Kraepelin, E.: Psychiatrie, Vol. III/2, 8. Aufl., Leipzig, Barth, 1913.
Kraines, S. H.: Mental depression and their treatment, New York, Macmillan, 1957.
Krech, D., R. S. Crutchfield: Grundlagen der Psychologie, Weinheim, Beltz, 1973.
Kurlander, H. M., W. R. Miller, M. E. P. Seligman: Learned helplessness, depression, and prisoner's dilemma, unveröffentlicht. Zit. in: Seligman, 1975.

Lacey, J. I., B. C. Lacey: Verification and extension of the principle of autonomic response stereotyp, Amer. J. Psychol. 1958, 71, 51–73.
Landau, R., J. L. Gewirtz: Differential satiation for a social reinforcing stimulus as a determinant of its efficacy in conditioning, J. Exp. Child Psychol. 1967, 6, 391–405.
Lang, P. J.: Die Anwendung psychophysiologischer Methoden in Psychotherapie und Verhaltensmodifikation. In: Birbaumer, N., 1973.

Lang, P. J.: Diskussionsbeitrag auf dem Jahreskongreß der EABT, London 1974.
Langen, D.: Gestufte Aktivhypnose, Stuttgart, Thieme, 1967.
Langner, T. S., S. T. Michael: Life stress and mental health, Glencoe 1963.
Lauter, H.: Phasenüberdauernder Persönlichkeitswandel und persistierende Symptome bei der endogenen Depression. In: H. Hippius, H. Selbach, 1969.
Lazarus, A. A.: Behavior therapy and beyond, New York, McGraw-Hill, 1971.
Lazarus, A. A.: Learning theory and the treatment of depression, Behav. Res. Ther. 1968, 6, 83–89.
Lazarus, A. A.: Multimodal behavior treatment of depression, Behav. Ther. 1974, 5, 549–554.
Lazarus, A. A.: On assertive behavior; A brief note, Behav. Ther. 1973, 4, 697–699.
Leary, T.: Interpersonal diagnosis of personality, New York, Ronald, 1957.
Leckie, E. V., R. F. J. Withers: A test of liability to depressive illness, Brit. J. Med. Psychol. 1967, 40, 273–282.
Lee, S. D.: Social class bias in the diagnosis of mental illness, Diss. Abstr. Intern. 1968, 28–11–B, 4758–4759.
Lefcourt, H. M.: Recent developments in the study of locus of control, In: Maher, 1972.
Leff, M. H., J. F. Roatch, W. E. Bunny: Environmental factors preceding the onset of severe depressions, Psychiatry 1970, 33, 293–331.
Legalos, Ch. N.: Biofeedback and psychotherapy. In: Birk, 1973.
Legewie, H., L. Nusselt (Hrsg): Biofeedback-Therapie, München, Urban & Schwarzenberg, 1975.
Lesse, S.: Psychoanalytisch orientierte Psychotherapie in Verbindung mit Antidepressiva in der Behandlung depressiver Patienten. In: Schulte, Mende, 1969.
Levi, L.: The urinary output of adrenaline and noradrenaline during pleasant and unpleasant emotional states, Psychosom. Med. 1965, 27, 80–85.
Levine, M.: Hypothesis theory and nonlearning despite ideal S-R-reinforcement contingencies, Psychol. Rev. 1971, 78, 130–140.
Levitt, E. E., B. Lubin: Depression, concepts, controversies, and some new facts, New York, Springer, 1975.
Lewinsohn, P. M.: A behavioral approach to depression. In: Friedman, Katz, 1974.
Lewinsohn, P. M.: The use of activity schedules in the treatment of depressed individuals, Minnes., Univ. of Oregon, 1972.
Lewinsohn, P. M., et al.: Manual of instruction for the behavior rating used for the observation of interpersonal behavior, unveröff. Manus., Univ. of Oregon, 1968.
Lewinsohn, P. M., G. E. Adwood: Depression; A clinical research approach, Psychotherapy 1969, 6, 166–171.
Lewinsohn, P. M., M. Graf: Pleasant activities and depression, unveröff. Manus., Univ. of Oregon, 1972.

Lewinsohn, P. M., J. Libet: Pleasant events, activity schedules, and depression, J. Abnorm. Psychol. 1972, 79, 291–295.
Lewinsohn, P. M., W. C. Lobitz, S. Wilson: »Sensitivity« of depressed individuals to aversive stimuli, J. Abn. Psychol. 1973, 81, 259–263.
Lewinsohn, P. M., M. Shaffer: The use of home observations as an integral part of the treatment of depression; Preliminary report and cases studies, J. Consult. Clin. Psychol. 1971, 37, 87–94.
Lewinsohn, P. M., M. S. Weinstein, A. T. Alper: A behaviorally oriented approach to the group treatment of depressed persons; A methodological contribution, J. Clin. Psychol. 1970, 4, 523–532.
Lewinsohn, P. M., M. S. Weinstein, D. A. Shaw: Depression; A clinical research approach. In: Rubin, Frank, 1969.
Lewinsohn, P. M., D. A. Shaw: Feedback about interpersonal behavior as an agent of behavior change; A case study in the treatment of depression, Psychother. Psychosom. 1969, 17, 82–88.
Liberman, R. P.: Suicide; Paper presented at the annual congress of the European Ass. Behav. Therapy, London, 1974.
Liberman, R. P., D. E. Rashkin: Depression; A behavioral formulation, Arch. Gen. Psychiat. 1971, 24, 512–523.
Libet, J. M., P. M. Lewinsohn: Concept of social skill, with special reference to the behavior of depressed persons, J. Consult. Clin. Psychol. 1973, 40, 304–312.
Lienert, G. A.: Testaufbau und Testkonstruktion, Weinheim, Beltz, 1961.
Linden, M.: Das autogene Training; Eine lerntheoretische Darstellung auf der Grundlage von Experimenten zum Verhalten des Kreislaufs und der Atmung, Dissertation, Mainz 1974.
Linden, M., N. Hoffmann: Überhöhter therapeutischer Anspruch und verschenkte therapeutische Chance: Kausale, kompensierende und korsettierende Therapie. In: Fiedler P. A., G. Hörmann (Hrsg.), 1976.
Linden, M.: Typologie von Therapiezielen, unveröffentl. Manus., Berlin 1975.
Loeb, A., A. T. Beck, J. Diggory: Differential effects of success and failure on depressed and nondepressed patients, J. Nerv. Ment. Diss. 1971, 152, 106–114.
Loeb, A., S. Feshbach, A. T. Beck, A. Wolf: Some effects of reward upon the social perception and motivation of psychiatric patients varying in depression, J. Abn. Soc. Psychol. 1964, 68, 609–616.
Lubin, G.: Adjective checklists for the measurement of depression, Arch. Gen. Psychiat. 1965, 17, 183–186.
Luborsky, L., J. P. Docherty, S. Penick: Onset conditions for psychosomatic symptoms; A comparative review of immediate observation with retrospectiv research, Psychosom. Med. 1973, 35, 187–204.
Luchins, A. S.: Experimental attempts to minimize the impact of first impressions. In: Hovland, C. I. et al., The order of presentation in persuasion, New Haven, Yale Univ. Press, 1957.
Luchins, A. S., E. H. Luchins: New experimental attempts at preventing mechanization in problem solving, J. Gen. Psychol. 1950, 42, 279–297.
Luchins, A. S., E. H. Luchins: Rigidity of behavior, Eugene, Univ. of Oregon, 1959.

Maccoby, E. E.: Role-taking in childhood and its consequences for social learning, Child Devel. 1959, 30, 239–252.
MacPhillamy, D. J., P. M. Lewinsohn: Studies of the measurement of pleasant events and the relationship between reported and desired pleasure and depression, unveröffentl. Manus., Univ. of Oregon, 1972.
Maher, B. A. (Ed.): Progress in experimental personality research, New York, Academic Press, 1964.
Maier, N. R. F.: Frustration, the study of behavior without a goal, New York, McGraw-Hill, 1949.
Maier, N. R. F.: Frustration theory; Restatement and extension, Psychol. Rev. 1956, 63, 370–388.
Maier, N. R. F., P. Ellen: The integrative value of concepts in frustration theory, J. Consult. Psychol. 1959, 23, 195–206.
Maier, S. F.: Failure to escape traumatic shock; Incompatible skeletal motor responses or learned hellessness? Learning and Motivation 1970, 1, 157–170.
Maier, S. F., M. E. Seligman, R. L. Solomon: Pavlovian fear conditioning and learned helplessness. In: Campbell, B. A., R. M. Church (Eds.): Punishment and aversive behavior, New York, Appleton, 1969.
Malmquist, C. P.: Depression and object loss in acute psychiatric admission, Amer. J. Psychiat. 1970, 126, 1782–1787.
Mandler, G.: Interruption of behavior. In: Levine, D. (Ed.): Nebraska symposium on motivation, Lincoln, University of Nebraska Press, 1964.
Mandler, G., D. L. Watson: Anxiety and the interruption of behavior. In: Spielberger, D. C. (Ed.): Anxiety and behavior, New York, Academic Press, 1966.
Marañon, G.: Contribution à l'étude de l'action émotive de l'adrenaline, Rev. Franc. Endocr. 1924, 2, 301–325.
Marris, P.: Widows and their families, London, Routledge & Kegan, 1958.
Mason, J. W., G. Mangan, J. V. Brady, D. Conrad, D. Rioch: Psychosom. Med. 1961, 23, 344. Zit. in: Schildkraut, J. J., S. S. Kety: Biogenic amines and emotion, Science 1967, 156, 509–522.
Matussek, N.: Die Catecholamin- und Serotoninhypothese der Depression. In: Hippius, Selbach, 1969.
Mattusek, P., A. Halbach, U. Troeger: Endogene Depression, München, Urban & Schwarzenberg, 1965.
McClelland, D. C., J. W. Atkinson, R. A. Clark, E. L. Lowell: The achievement motive, New York, Appleton, 1953.
McLean, P. D., K. Ogston, L. Grauer: A behavioral approach to the treatment of depression, J. Behav. Ther. Exp. Psychiat. 1973, 4, 323–330.
Mednick, S. A., P. H. Oward, E. Loftus: Psychologie des Lernens, München, Juventa, 1975.
Meichenbaum, D. H.: Kognitive Faktoren bei der Verhaltensmodifikation; Veränderung der Selbstgespräche von Klienten. In: Hartig, M. (Hrsg.): Selbstkontrolle, München, Urban & Schwarzenberg, 1973.
Mendels, J.: Concepts of depression, New York, Wiley, 1970.
Mendels, J.: Urinary 17-ketosteroid fractionation in depression, Brit. J. Psychiat. 1969, 115, 581–585.

Mendels, J., A. Frazer: Brain biogenic amine depletion and mood, Arch. Gen. Psychiat. 1974, 30, 447–451.
Mendels, J., D. R. Hawkins: Sleep studies in depression. In: Proceedings of the symposium on recent advances in the psychobiology of affective disorders, Bethesda Mad., Nat. Inst. of Mental Health, 1970.
Mendels, J., J. L. Stinnett, D. Burns, A. Frazer: A mine precursors and depression, Arch. Gen. Psychiat. 1975, 32, 22–30.
Merton, R., A. Kitt: Contributions to the theory of reference group behavior. In: Merton, R., P. Lazarsfeld (Eds.): Continuities in social research; Studies in the scope and method of the American soldier. New York, Free Press, 1950.
Miller, G. A., E. Galanter, K. H. Pribram: Plans and structure of behavior, New York, Holt-Rinehart & Winston, 1960 (deutsch: Strategien des Handelns, Stuttgart, Klett, 1974).
Miller, J. B.: Waking and dream conceptualization in depression. In: Masserman, J. H. (Ed.): Depression, theories and therapies, New York, Grune & Stratton, 1970.
Miller, N. E.: Interaction between learned and physical factors in mental illness, Sem. in Psychiat. 1972, 4, 645–668.
Miller, N. E.: Learning resistance to pain and fear; Effects of over learning, exposure, and rewarded exposure in context, J. Exp. Psychol. 1960, 60, 137–145.
Miller, N. E.: Learning of visceral and glandulars responses, Science, 1969, 163, 434–445.
Miller, W. R.: Psychological deficit in depression, Psychol. Bull. 1975, 82, 238-260.
Miller, W. R., M. E. P. Seligman: Depression and the perception of reinforcement, J. Abnorm. Psychol. 1973, 82, 62–73.
Miller, W. R., M. E. P. Seligman: Depression, learned helplessness and the perception of reinforcement, unveröffentl. Manus., 1974.
Miller, W. R., M. E. P. Seligman: Depression and learned helplessness in man, J. Abnorm. Psychol. 1975, 84, 228–238.
Miller, W. R., M. E. P. Seligman, H. M. Kurlander: Learned helplessness, depression and anxiety, unveröffentl. Manus., 1974.
Millon, T. (Ed.): Theories of psychopathology, Philadelphia, Saunders, 1967.
Minkoff, K., E. Bergman, A. T. Beck, R. Beck: Hopelessness, depression and attempted suicide, Amer. J. Psychiat. 1973, 130, 455–459.
Mowrer, O. H., P. Viek: An experimental analogue of fear from a sense of helplessness, J. Abnorm. Soc. Psychol. 1949, 43, 193–200.
Muhr, C.: Depressionen, Köln, Kiepenheuer & Witsch, 1974.

Naboisek, H.: Validation of a method for predicting role expectations in group therapy, unpubl. doct. dissert., Univ. of California, 1953.
Natadze, R. G.: Experimental foundations of Uznadse's theory of set. In: Cole, M., I. Maltzmann (Eds.): A handbook of Soviet psychology, New York, Basic Books, 1969.

Neumann, D.: Using asertive training. In: Krumboltz, J. D., L. E. Thorensen (Eds.): Behavioral counseling; Cases and techniques, New York, Rinehart & Winston, 1969.
Nisbett, R. E., S. Schachter: Cognitive manipulations of pain, J. Exp. Soc. Psychol. 1966, 2, 227–236.
Noble, P. J., M. H. Lader: An EMG study of depressed patients. J. Psychosom. Res. 1971, 15, 233–239 (a).
Noble, P. J., M. H. Lader: Salivary secretion and depressive illness; A physiological and psychometric study, Psychol. Med. 1971, 1, 372–376 (b).

Offer, D., D. X. Freedman (Eds.): Clinical research in perspective; Essays in honor of Roy R. Grinker Sr., New York, Basic Books, 1970.
Oléron, P.: Die Einstellung im Denken. In: Graumann, C. F. (Hrsg.): Denken, Köln, Kiepenheuer & Witsch, [4]1969.
Overall, J. E., D. R. Gorham: The brief psychiatric rating scale, Psychol. Rep. 1962, 10, 799–812.
Overmier, J. B., M. E. P. Seligman: Effects of inescapable shock upon subsequent escape and avoidance responding, J. Comp. Physiol. Psychol. 1967, 63, 28–33.

Parkes, C.: Bereavement and mental illness, 1. – A clinical study of the grief of bereaved psychiatric patients, Brit. J. Med. Psychol. 1965, 38, 1–12.
Parkes, C. M.: Vereinsamung; Die Lebenskrise bei Partnerverlust, Reinbek b. Hamburg, Rowohlt, 1974.
Parkes, C. M., R. J. Brown: Health after bereavement; A controlled study of young Boston widows and widowers, Psychosom. Med. 1972, 34, 449–461.
Pátkai, P.: Catecholamine excretion in pleasant and unpleasant situations, Rep. Psychol. Lab. – Univ. Stockholm 1970, 294.
Pauleikoff, B.: Grundfragen der Provokation depressiver Psychosen. In: Walcher, 1971.
Paulson, G. W., G. Gottlieb: A longitudinal study of the electoencephalographic arousal response in depressed patients, J. Nerv. Ment. Dis. 1961, 524–528.
Pawlow, I. P.: Sämtliche Werke, Berlin (DDR), Akademie Verlag, 1953.
Paykel, E. S., J. K. Myers, M. N. Dienelt, G. L. Klerman, J. J. Lindenthal, M. P. Pepper: Live events and depression, Arch. Gen. Psychiat. 1969, 21, 753–760.
Paykel, E. S., B. A. Prusoff, E. H. Uhlenhuth: Scaling of life events, Arch. Gen. Psychiat. 1971, 25, 340–346.
Perrez, M., J. Otto (Hrsg.): Symptomsubstitution, in Vorb.
Peters, U. H., A. Glück: Die Persönlichkeit am Ende der depressiven Phase; Beobachtungen nach Ausklingen endogen depressiver Phasen, Nervenarzt 1973, 44, 14–18.
Peters, U. H., A. Glück: Die Problematik der ausklingenden depressiven Phase, Nervenarzt 1972, 43, 505–511.

Pfaff, D.: Parsimonious models of memory and reinforcement, Psychol. Rev. 1969, 70–81.

Pilowsky, I., D. Spalding: A method for measuring depression; Validity studies on a depression questionaire, Brit. J. Psychiat. 1972, 121, 411 bis 416.

Plutchik, R., S. R. Platman, R. Tilles, R. R. Fieve: Construction and evaluation of a test for measuring mania and depression. J. Clin. Psychol. 1970, 26, 499–503.

Pöldinger, W., P. Blaser, A. Gehring: Zur Quantifizierung psychopathischer und somatischer Symptome bei depressiven Verstimmungszuständen. In: Hippius, Selbach, 1969.

Rachman, S.: The effects of psychotherapy, Oxford, Pergamon, 1971.

Rado, S.: The problem of melancholia, Intern. J. Psychoanal. 1928, 9, 420–438.

Rapaport, P., M. E. P. Seligman: Uncontrollable trauma; Transmission of fear from mother to offspring, unveröff. Manus., 1974.

Raskin, A., J. C. Schulterbrandt, N. Reating, J. J. McKeon: Differential responses to chlorpromazine, imipramine, and placebo; A study of hospitalized depressed patients, Arch. Gen. Psychiat. 1970, 23, 164–174.

Rathus, S. A.: Instigation of assertive behavior through videotape-mediated assertive models and directed practice, Behav. Res. Ther. 1973, 11, 57–65.

Razran, G.: Mind in evolution, Boston, Houghton Mifflin, 1971.

Razran, G.: The observable unconscious and the inferable conscious in current Soviet psychophysiology, Psychol. Rev. 1961, 68, 81–147.

Redlich, F. C., D. X. Freedman: Theorie und Praxis der Psychiatrie, Frankfurt/M., Suhrkamp, 1974.

Redmond, D. E., J. W. Maas, A. Kling, H. D. Jian: Changes in primate social behavior after treatment with alpha-methyl-para-tyrosine, Psychosom. Med. 1971, 33, 97–113.

Regan, P. F.: Brief psychotherapy of depression, Amer. J. Psychiat. 1965, 122, 28–32.

Rehm, L. P., P. Plakosh: Preference for immediate reinforcement in depression, J. Behav. Ther. Exp. Psychiat. 1975, 6, 101–103.

Rennie, T. A. C.: Amer. J. Psychother. 1941/42, 98, 801. Zit. in: Mattusek, Halbach, Troeger, 1965.

Ress, F. C., M. Levine: Einstellung during simple discrimination learning, Psychonom. Science 1966, 4, 77–78.

Richter, H. E., D. Beckmann: Herzneurose, Stuttgart, Thieme, 1973.

Rimm, D. C., J. C. Masters: Behavior therapy, New York, Academic Press 1974.

Rimon, R., A. Stenback, E. Huhmar: Electromyographic findings in depressive patients, J. Psychosom. Res. 1966, 10, 159–170.

Ringel, E. (Hrsg.): Selbstmordverhütung, Bern, Huber, 1969.

Robertson, J.: Young children in hospital, London, Tavistock, 1958.

Rosellini, R. A., M. E. P. Seligman: Frustration and learned helplessness, J. Exp. Psychol. – Anim. Behav. Proc. 1975, 104, 149–157.

Rosen, A.: Development of MPI scales based on a reference group of psychiatric patients, Psychol. Monogr. 1962, 76, whole 527, 1–25.
Rotter, J. B.: Generalized expectancies for internal versus external control of reinforcement. In: Rotter, J. B., J. E. Chance, E. J. Phares: Application of social learning theory of personality, New York, Holt, Rinehart & Winston, 1972.
Rotter, J. B.: Social learning and clinical psychology, Englewood Cliffs, Prentice-Hall, 1954.
Rotter, J. B., S. Liverant, D. P. Crowne: The growth and extinction of expectancies in chance controlled and skilled tasks. J. Psychol. 1961, 52, 161–177.
Rubin, R. D., C. M. Frank (Eds.): Advances in behavior therapy 1968, New York, Academic Press, 1969.
Rutter, D. R.: Visual interaction in psychiatric patients; A review, Brit. J. Psychiat. 1973, 123, 193–202.

Sachar, E. J.: Corticosteroid responses to psychotherapy of depressions, Arch. Gen. Psychiat. 1967, 16, 461–470.
Salzman, L.: Depression; A clinical review, Science and Psychoanal. 1970, 17, 109–117.
Schachter, S., J. E. Singer: Cognitive, social, and physiological determinants of emotional state, Psychol. Rev. 1962, 69, 379–399.
Schachter, S.: The interaction of cognitive and physiological determinants of emotional state. In: Leiderman, P. H., D. Shapiro (Eds.): Psychobiological approaches to social behavior, Stanford/Cal., Stanford Univ. Press, 1964.
Schädrich, W., U. Schiller: Unterschiede in der sozialen Wahrnehmung in Abhängigkeit von Depression, unveröffentl. Diplomarbeit, Inst. f. Psychol., Freie Univ. Berlin, 1975.
Schafer, R.: Psychologische Testverfahren in der klinischen Psychiatrie. In: Redlich, Freedman, 1974.
Schildkraut, J. J., S. S. Kety: Biogenic amines and emotion, Science 1967, 156, 509–522.
Schildkraut, J. J.: The catecholamine hypothesis of affective disorders; A review of supporting evidence, Amer. J. Psychiat. 1965, 112, 509–522.
Schless, A. P., L. Schwartz, C. Goetz, J. Mendels: How depressives view the significance of life events, Brit. J. Psychiat. 1974, 125, 406–410.
Schmale, A. H.: Giving up as a final common pathway to changes in health, Adv. Psychosom. Med. 1972, 8, 20.
Schmeck, R. R., P. Clements: Resistance to set breaking as a function of frustrative error making, Psychonom. Science 1971, 24, 297–298.
Schneider, K.: Klinische Psychopathologie, Stuttgart, Thieme, [8]1968.
Schoenberg, B., A. C. Carr, D. Peretz, A. H. Kutscher: Loss and grief; Psychological management in medical practice, New York, Columbia Univ. Press, 1970.
Schulte, D.: Diagnostik in der Verhaltenstherapie, München, Urban & Schwarzenberg, 1974.

Schulte, D.: Der diagnostisch-therapeutische Prozeß in der Verhaltenstherapie. In: Brengelmann, J. C., W. Tunner (Hrsg.): Behavior Therapy/Verhaltenstherapie, München, Urban & Schwarzenberg, 1973.
Schulte W.: Zum Problem der protrahierten melancholischen Phase. In: Schulte, Mende, 1969.
Schulte, W.: Zum Problem der Provokation und Kupierung von melancholischen Phasen. In: Walcher, 1971.
Schulte, W., Mende, W. (Hrsg.): Melancholie in Forschung, Klinik und Behandlung, Stuttgart, Thieme, 1969.
Schulte, W., R. Tölle: Lehrbuch der Psychiatrie, Berlin, Springer, 1971.
Schultz, J. H.: Das autogene Training, Stuttgart, Thieme, 1970.
Schwab, J. J. et al.: Sociocultural aspects of depression in medical inpatients; I. – Frequency and social variables, Arch. Gen. Psychiat. 1967, 17, 533–538 (a).
Schwab, J. J. et al.: Sociocultural aspects of depression in medical inpatients; II. – Symptomatology and class, Arch. Gen. Psychiat. 1967, 17, 539–543 (b).
Schwartz, G. E., D. Shapiro, B. Tursky: Learned control of cardiovascular integration in man through operant conditioning, Psychosom. Med. 1971, 33, 57–62.
Scott, W. A.: Attitude change through reward of verbal behavior, J. Abn. Soc. Psychol. 1957, 55, 72–75.
Scott, W. A.: Research definitions of mental health and mental illness, Psychol. Bull. 1958, 55, 8–22.
Sears, R. R.: Identification as a form of behavioral development. In: Harris, D. B. (Ed.): The concept of development, Minnesota, Univ. of Minnesota Press, 1957.
Sears, R. R.: Relation of early socialization experience to aggression in middle childhood, J. Abn. Soc. Psychol. 1961, 63, 466–492.
Sears, R. R., E. E. Maccoby, H. Levin: Patterns of child rearing, New York, Harper & Row, 1957.
Seidner, M. L., F. H. Kanfer: Selfcontrol; Factors enhancing tolerance of noxious stimulation, J. Pers. Soc. Psychol. 1973, 25, 381–389.
Seitz, F. C.: Five pathological measures of neurotic depression; A correlational study, J. Clin. Psychol. 1970, 26, 504–505.
Seligman, M. E. P.: Depression and learned helplessness. In: Friedman, R. J., M. M. Katz, 1974.
Seligman, M. E. P.: Helplessness, San Francisco, Freemann, 1975.
Seligman, M. E. P.: Phobias and preparedness, Behav. Ther. 1971, 2, 307–320.
Seligman, M. E. P., G. Beagley: Learned helplessness in the rat, J. Comp. Physiol. Psychol. 1975, 88, 534–541.
Seligman, M. E. P., D. Groves: Non-transient learned helplessness, Psychonom. Science 1970, 19, 191–192.
Seligman, M. E. P., S. F. Maier: Failure to escape traumatic shock, J. Exp. Psychol. 1967, 74, 1–9.
Seligman, M. E. P., S. F. Maier, R. L. Solomon: Unpredictable and uncon-

trollable aversive events. In: Brush, F. R. (Ed.): Aversive conditioning and learning, New York, Academic Press, 1971.
Seligman, M. E. P., R. A. Rosellini, M. J. Kosak: Learned helplessness in the rat; time course, immunization, and reversibility, J. Comp. Physiol. Psychol. 1975, 68, 542–547.
Selye, H.: The physiology and pathology of response to stress, Montreal, Acta, 1950.
Selye, H.: Streß beherrscht unser Leben. Düsseldorf, Econ, 1957.
Shaffer, M., P. M. Lewinsohn: Interpersonal behavior in the home of depressed versus nondepressed psychiatric and normal controls; A test of several hypothesis, unveröffentl. Manus. Univ. of Oregon, 1971.
Shagass, C., M. Schwartz: Cerebral cortical reactivity in psychotic depressions, Arch. Gen. Psychiat. 1962, 6, 235–242.
Shaw, D. M.: Mineral metabolism, mania, and melancholia, Brit. Med. J. 1966, 2, 262–267.
Shipley, C. R., A. F. Fazio: Pilot study of a treatment for psychological depression, J. Abn. Psychol. 1973, 82, 372–376.
Shneidman, E. S.: Suicide, lethality and the psychological autopsy. In: Shneidman, E. S., M. J. Ortega (Eds.): Aspects of depression, Boston, Little, 1969.
Shrauger, S., J. Altrocci: The personality of the perceiver as a faktor in person perception, Psychol. Bul. 1964, 62, 289–308.
Sines, J. O., C. Cleeland, J. Adkins: The behavior of normal and stomach lesion susceptible rats in several learning situations, J. Gen. Psychol. 1963, 102, 91–94.
Skinner, B. F.: The behavior of organism, New York, Appleton, 1938.
Skinner, B. F.: Science and human behavior, New York, McMillan, 1953.
Skinner, B. F.: Verbal behavior, New York, Appleton, 1957.
Skinner, B. F.: What is psychotic behavior? In: Millon, 1967.
Skinner, B. F.: Kritik psychoanalytischer Begriffe und Theorien. In: Topitsch, 1967.
Smelser, W. T.: Dominance as a factor in achievement and perception in cooperative problem solving interactions. J. Abn. Soc. Psychol. 1961, 62, 535–542.
Smith, K.: The continuum of reinforcement and attenuation, Behaviorism 1974, 2, 124–145.
Snaith, R. P., S. N. Ahmed, S. Mehta, M. Hamilton: Assessment of the severity of primary depressiv illness; Wakefield Self-Assessment-Depression-Inventory, Psychol. Med. 1971, 1, 143–149.
Solomon, R. L.: Punishment, Amer. Psychol. 1964, 19, 239–252.
Solomon, R. L., J. D. Corbit: An opponent-process theory of motivation; I. Temporal dynamics of affect, Psychol. Rev. 1974, 81, 119–145.
Spielberg, U., B. Schirg, B. Betz: Syndromwechsel (syndrome shift) und Verstimmung, Nervenarzt 1970, 41, 73–77.
Spitz, R.: Anaclitic depression; Psychoanal. St. Child 1946, 2, 313–342.
Spitzer, R. L., J. L. Fleiss: A re-analysis of the reliability of psychiatric diagnosis, Brit. J. Psychiat. 1974, 125, 341–347.

Stanton, H. R., E. Litwak: Toward the development of a short form test of interpersonal competence. Am. Soc. Rev. 1955, 20, 668–674.
Stein, L.: Chemistry of reward and punishment. In: Effron, D. H. (Ed.): Psychopharmacology; A review of progress, Washington 1968.
Stenbach, A.: Object loss and depression, Arch. Gen. Psychiat. 1965, 12, 114–151.
Stewart, R. C.: The differential effect of positive and negative social reinforcement upon depressed and nondepressed subjects, unveröff. Master Thesis, Univ. of Oregon, 1968.
Stuart, R. B.: Behavioral contracting within the families of delinquents, J. Behav. Ther. Exp. Psychiat. 1971, 2, 1–11.
Susskind, D. J.: The idealized self-image (ISI); A new technique in confidence training, Behav. Ther. 1970, 1, 538–541.

Taulbee, E. S., H. W. Wright: A psycho-sociál-behavioral model of therapeutic intervention. In: Spielberger, C. D. (Ed.): Current topics in clinical and community psychology III, New York, Academic Press, 1971.
Tausch, R.: Gesprächspsychotherapie, Göttingen, Hogrefe, [4]1970.
Taylor, F. G.: Cognitive and behavioral approaches to the modification of depression, unpubl. Doct. Dissertation, Queens Univ., Ontario 1974.
Tellenbach, H.: Melancholie, Berlin, Springer, 1974.
Therapieteam »Depression«, unveröffentlichte Arbeitspapiere, Inst. f. Psychol., Freie Univ., Berlin, 1975.
Thibaut, J., H. Reicken: Autoritarianism, status, and the communication of aggression, Human Relations 1955, 8, 95–120.
Thomson, K. C., H. C. Hendrie: Environmental stress in primary depressive illness, Arch. Gen. Psychiat. 1972, 26, 130–132.
Thorne, F. E.: Psychological case handling; I. – Brandon, Clinical Psychology, 1968.
Thornton, J. W., G. D. Powell: Immunization to and alleviation of learned helplessness in man, Amer. J. Psychol. 1974, 87, 351–367.
Thornton, J. W., P. D. Jacobs: Learned helplessness in human subjects, J. Exp. Psychol. 1971, 87, 367–372.
Todd, F.: Coverant control of self-evaluative responses in the treatment of depression; A new use of an old principle, Behav. Ther. 1972, 3, 91–94.
Tolman, E. L.: A cognition motivation model, Psychol. Rev. 1952, 59, 389–400.
Topitsch, E. (Hrsg.): Logik der Sozialwissenschaften, Köln, Kiepenheuer & Witsch, 1967.

Uhlenhuth, E. H., E. S. Paykel: Symptom intensity and life events, Arch. Gen. Psychiat. 1973, 28, 473–477.
Uhlenhuth, E. H., K. Richels, S. Fisher, L. C. Park, R. S. Lipman, J. Mock: Drug, doctor's verbal attitude, and clinical setting in the symptomatic response to pharmacotherapy, Psychopharmacologica 1966, 9, 392–418.
Ullmann, L. R., L. Krasner (Eds.): Case studies in behavior modification, New York, Holt, Rinehart & Winston, 1965.

Ullmann, L. R., L. Krasner: A psychological approach to abnormal behavior, Englewood Cliffs, Prentice-Hall, 1969.
Ullmann, P., L. Krasner (Eds.): Research in behavior modification, New York, Holt, Rinehart & Winston, 1965.

Völkel, H.: Zur Anwendung des autogenen Trainings bei depressiven Verstimmungen. In: Luthe, W. (Hrsg.): Correlationes psychosomaticae, Stuttgart, Thieme, 1965.
Vogel-Sprott, M.: Partial-reward training for resistance to punishment and to subsequent extinction, J. Exp. Psychol. 1967, 75, 138–140.

Walcher, W.: Die larvierte Depression, Wien, Hollinek, 1969.
Walcher, W. (Hrsg.): Probleme der Provokation depressiver Psychosen, Intern. Symposion in Graz, Wien, Hollinek, 1971.
Wanderer, Z. W.: Severe depression treated by desensitization, J. Behav. Ther. Exp. Psychiat. 1972, 3, 111–116.
Wason, P. C.: »On the failure to eliminate hypothese ...« – a second look. In: Wason, P. C., P. N. Johnson-Laird (Eds.): Thinking and reasoning, Hammondsworth, Penguin, 1968.
Weiss, J. M.: Effects of coping response on stress, J. Comp. Physiol. Psychol. 1968, 65, 251–260.
Weiss, J. M., E. A. Stone, N. Harrell: Coping behavior and brain norepinephrine level in rats, J. Comp. Physiol. Psychol. 1970, 72, 153–160.
Weiss, R. L.: Operant conditioning techniques in psychological assessment, Palo Alto, Science and Behavior Books, 1968.
Weissman, M., K. Fox, G. Klerman: Hostility and depression associated with suicide attempts, Amer. J. Psychiat. 1973, 130, 450–455.
Weitbrecht, H. J.: Auslösung endogener Psychosen. In: Hippius, Selbach, 1969.
Whatmore, G. B., R. M. Ellis: Further neurophysiological aspects of depressed states; An electromyographic study, Arch. Gen. Psychiat. 1962, 8, 104–112.
Wieck, H. H.: Zur Lokalisation zyklothymer Mißempfindungen, Med. Welt 1965, 2452–2454.
Wiggins, J. S.: Personality and prediction; Principles of personality assessment, Reading, Addison-Wesley, 1973.
Wilcoxon, H. C.: »Abnormal fixation« and learning, J. Exp. Psychol. 1952, 44, 324–333.
Williams, R. B., H. B. Barlow, W. S. Agras: Behavioral measurement of severe depression, Arch. Gen. Psychiat. 1972, 27, 330–333.
Wilson, D. C.: Dynamics and psychotherapy of depression, J. Amer. Med. Ass. 1955, 158, 151–153.
Wohlleben, B.: Experimenteller Vergleich zweier therapeutischer Ansätze zur Behandlung von sozialen Ängsten bei Studenten, unveröff. Dipl.-Arbeit, Inst. f. Psychol., Freie Univ. Berlin, 1974.
Wolff, H. G.: Stress and diseases, Springfield/Ill., Thomas, 1953.
Wolpe, J.: Praxis der Verhaltenstherapie, Bern, Huber, 1972.

Wolpe, J.: Psychotherapy by reciprocal inhibition, Stanford, Stanford Univ. Press, 1958.

Wolpe, J.: Supervision transcript; V. – Mainly about assertive training, J. Behav. Ther. Exp. Psychiat. 1973, 4, 141–148.

Woodworth, R. S., H. Schlossberg: Experimental Psychology, London, Methuen, ²1954.

Woolley, D. W.: The biochemical bases of psychoses or the serotonin hypotheses about mental diseases, New York, Wiley, 1962.

World Health Organization (WHO): International classification of disease (ICD), Berlin, Springer, 1971.

Wyatt, R. J., B. Portnoy, D. C. Kupfer, F. Snyder, K. Engelman: Resting plasma catecholamine concetration in patients with depression and anxiety, Arch. Gen. Psychiat. 1971, 24, 65–70.

Yates, A. J.: Misconceptions about behavior therapy; A point of view, Behav. Ther. 1970, 1, 92–107.

Zerssen, D. v.: Beschwerdeskalen bei Depressionen, Therapiewochen 1973, 23, 1–9.

Zerssen, D. v., D.-M. Koeller, E. R. Rey: Die Befindlichkeitsskala (B-S); Ein einfaches Instrument zur Objektivierung von Befindlichkeitsstörungen, insbesonders im Rahmen von Längsschnittuntersuchungen, Arzneimittelforschung 1970, 20, 915–918.

Zimmer, D., P. A. Fiedler: Verhaltenstherapeutische Gruppen; Vortrag, gehalten auf dem 6. Verhaltenstherapie-Kongreß der CVT und des DBV in München 1974.

Zubin, J.: Classification of behavior disorders, Ann. Rev. Psychol. 1967, 18, 373–406.

Zung, W. W. K.: A self-rating depression scale, Arch. Gen. Psychiat. 1965, 12, 63–70.

PERSONENREGISTER

SACHREGISTER

INHALT

III KOGNITIVE ANSÄTZE IN DER DEPRESSIONSFORSCHUNG

Michael Frese und Rosi Schöfthaler-Rühl

IV DEPRESSION ALS AKTIVES VERHALTEN

Michael Linden

V SOMATISCHE ASPEKTE DER DEPRESSION: BEFUNDE UND PSYCHOLOGISCHE ERKLÄRUNGSMODELLE

Frank Rainer Krüger, Michael Linden und Elisabeth Weiss

VI DIAGNOSTIK BEI DEPRESSIVEN

Nicolas Hoffmann, Wolfgang Schädrich und Ursula Schiller